THE VEGETABLE

2021 暢銷增訂版

餐桌上的蔬菜百科

潘瑋翔 著

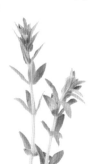
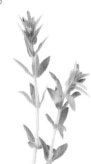

category 06

根莖類

C O N T E N T S

category 07

瓜果花類

目錄

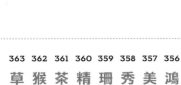

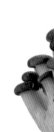

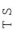

生活藝術中、孔夫子將飲食列位居首，然而在知知者求的領域中、「食譜」更是求其善的重要工具。

高興看到瑋翔的書又要再版新刷，這證明了讀者與市場對他的肯定，我這老乾爹由衷的與有榮焉！瑋翔畢業於台灣最優秀的國立高雄餐旅大學，實務與學術整合出來的基礎、奠定的比一般廚師要紮實得多。這本蔬菜百科的第三增訂版，乾爹期許他再接再厲地用功，為下本書做更好的準備與分享！

美食家　梁幼祥

潘師傅稱得上是料理界的百科全書，除了懂料理，更要懂各種食材。從他拍攝美國牛肉食譜的細微處都可見其用心，包括香料、食材擺盤，沒有一樣能難得倒他。在浩瀚的中西式菜領域裡，深深體會出潘師傅的謙虛和對食物的認真。這本蔬菜百科的介紹，對一般大眾來說，準確抓住蔬菜料理的製作方式，如何跟香料及肉類食材能完美呈現，是本很值得的參考書。很慶幸能看到他在食物的領域中更上一層樓。

美國肉類出口協會駐華辦事處
處長　吳秋衡

台灣是一個物產豐富的寶島，經過先人們的努力給予我們富饒的食材與環境，很驕傲的我誠摯推薦得意學生瑋翔，他非常用心去收集、整理、製作、呈現這麼多廣泛蔬菜的運用及介紹，其中囊括如此多種類蔬菜，從採購到整理，製作安排他用足功夫，遵循我所教導的廚藝技能與廚師修為，將每一道蔬菜料理精彩呈現，也呈現了許多實用的好方法，更能在此書中感受到基礎要穩固，才能有所創新。

本書不止可以看到精彩的蔬菜珍饌，更可以了解其使用方式及豐富的內容，大自然給予我們如此美好豐盛的物產，本應學習著珍惜與感恩的饋贈，體會食物帶給我們美味的佳餚，更讓我們置身生活真諦健康又充滿美味的人生。

國立高雄餐旅大學西餐廚藝系
主任　陳寬定

陳寬定　Eddie Che

瑋翔是我認識的廚師中，一位非常非常認真、並且不斷在廚藝上自我進修（一定要強調兩次非常），在教育與料理經驗上都有著不錯的成績，透過這本蔬菜百科的渲染，讓更多人能夠認識身旁的好蔬菜，每一種蔬菜都有這麼多的種類，且各具風味，蔬菜百科肯定能為愛做菜的朋友增添許多豐富的見識，掌握蔬菜料理的奧妙，也能為家人帶來一頓健康又美味的佳餚，這是一本值得好好品嚐的蔬菜字典！

台灣食神　施建發

施建發

西餐廚藝基底，瑋翔最讓人欣賞的，是他從不刻板執拗菜系壁壘分明。他將西餐調味擺盤之長，靈活運用於中餐食藝呈現。蔬食烹調變化難度素來高於葷食，菜根香的本色，透過瑋翔巧思，道道躍然於本書，習之無肉也歡。

美食家　胡天蘭

抓住每一個可能學習的機會，看得越多，經驗無止盡！瑋翔用心出發，詳細介紹了我們生活中的每一種蔬菜，並分享料理食譜，不但讓走在料理之路上的廚師與學生能增添更豐富的學識，更能應用於每個廚房當中，這真的是一本值得擁有的好書，真摯推薦給大家！

世界麵包冠軍　吳寶春

這是一本實用的圖鑑書，對於料理初學者，可快速尋找食材名稱，以及挑選食材及保存。

現在很多年輕人開始喜愛在網路上尋找烹飪食譜，也因而引發烹飪興趣。然而，實際到傳統市場，卻常會被琳瑯滿目的葉菜類弄得不知如何下手，又擔心讓賣菜老闆感覺到自己外行而被噱一筆，那這本就是你必備的食材工具書了！

Thomas Chien 法式餐廳
廚藝總監　簡天才

潘瑋翔是第一屆餐廚達人大賽冠軍！那時候還是高餐的學生。高餐西廚系畢業後，曾經在多個餐廳工作、回學校教書、上電視節目、寫書、寫專欄、並在遇到了很多志同道合的餐飲界朋友後，決定自己創業。在這段學習的過程裡，他開始接觸了一些媒體，也有機會認識許多台灣在地食材，並開始推廣台灣的農產品。

他曾經跟我說想要做一本蔬菜百科書，我跟他說：蔬菜是有生命、有色彩的，你要怎麼讓它們在餐桌上變成藝術品、味道、創意與呈現方式，是非常重要的。認識食材特性與懂得如何善用食材，才是你對讀者的貢獻：透過接觸而認識，觸碰而瞭解！

我很欣賞瑋翔多年來的努力學習、勇於思考與全心全意的投入餐飲服務行業。預祝瑋翔新著《餐桌上的蔬菜百科》成功大賣！

法國藍帶協會 副總裁　劉冠麟

別小看蔬菜能量，既健康又能帶來好體態，深入了解食材的特性、時令、配搭與瞭解其風味，都需要很長的時間專研，擁有會烹調的技能，就能為料理展現不一樣的靈魂，是件很幸福的事，有能量的料理人，越能接受不同食材間的撞擊與匯集，這就是瑋翔最擅長的事，總是分享多變的好料，《餐桌上的蔬菜百科》絕對是您值得擁有的一本好書。

資深料理人　林美慧

我從小在菜市場長大，選擇食材的方式跟烹調方式都是來自菜市場裡面的大爺、大娘教我，以最土味的方式來烹調擺在攤位上的蔬菜。

長大後，因為機緣巧合，能夠跟日本人合作，學習除了自己本土菜市場外的知識跟烹調模式，走進日本社會後才發現，自己真的學得太少，瞭解不夠，烹調方式更少，所以，只好在書局裡面尋找我所缺少的常識、知識，於是買日本的百科全書、日本食譜書就是我給自己必要的功課與學習。

後來，跨入電視節目，除了日本外，也開始到中國去表演，這時發現，當地的蔬菜、食材跟台灣更是大不同，種類更多，烹調方式更多，當然，我一樣要重新學習，一樣到書局尋找各類知識，瞭解當地特色，也更要走入當地菜市場，去瞭解更多不同的食材文化，這是一種樂趣，更是我能依賴的生存模式。

到了前些時間，潘老師出版了這本《餐桌上的蔬菜百科》，真心的開心，在台灣您就可以按圖所見，如何挑選，如何烹調，如何能夠當季當食。現在重新改版，更是增列到353種蔬菜食材！感謝您～感謝您跟出版社的用心。

並且推薦大家，一定要在家裡準備好這本蔬菜百科全書，也同時告訴你的家人，你的朋友，甚至是正在學習烹飪的同學們，一定要購買這本非常好的蔬菜百科全書。真心推薦給大家！

烹飪節目名料理人　柯俊年

職業婦女如我，為了節省採買時間，又或是前一陣子疫情期間不便出門的因素，我選購了蔬菜箱來豐富我家的一日三餐。然而面對各式各樣的時蔬該如何處理時，這時候就很需要來個料理小叮噹，可以變出料理魔法，此時瑋翔這本大作就像是小叮噹有求必應，是一本兼具實用、美觀、知性與美學，一本到位的好工具書，滿足你anytime、anywhere、any style的味蕾需求，書中處處可見瑋翔細膩與用心，是一本有溫度的好書，大推！

國立苗栗特殊教育學校

校長　周敦懿

周敦懿

喜見瑋翔《餐桌上的蔬菜百科》再次進化，在台灣餐飲相關著作當中極少有專研的書籍，假如餐飲科系能把這樣一本用心整理食材的專書列入基礎教材，對於學生或廚藝從業人員的素養與研發必定會有相當助益，領略食材的特性，方能拓展精彩的廚藝之路。

台北喜來登飯店

食材造型藝術中心 主廚　黃銘波

黃銘波

今年五月中台灣疫情突然爆發，我從每天到處出差上課的品油師，頓時變成每天宅在家煮三餐的家庭煮婦長達將近三個月。這才發現，採買食材，每天煮顏色豐富、營養均衡的料理給心愛的家人吃，其實是一大樂事。

沒吃到肉、海鮮會覺得自己好棒棒，但一餐沒吃到至少幾片蔬菜，莫名的罪惡感會延續到下一次吃到蔬菜！但葉菜類又是所有食材中最難處理、保存的！

潘老師的蔬菜百科，裡面充滿蔬菜的各種知識。自煮最健康！相信潘老師的蔬菜百科是您廚房，一輩子受用必備的工具書！

奧利塔橄欖油品牌大使　吳文玲

潘瑋翔，料理界的彼得潘！在許多的美食節目中，以創新，創意的料理手法，帶給大家不同的美味饗宴。

這本蔬菜百科新書，利用簡易且多元的角度，讓讀者能輕鬆上手，個個都能在家變身大廚。

就像蘇格蘭劇作家—詹姆斯·馬修·巴里筆下這個有魔法的小男孩，一同帶您進入這本蔬菜百科的奇幻旅程。

亞太十大名廚　黃景龍

飛行天際是人類的夢想，最終被萊特兄弟實現了。

對於喜歡做菜的人來說，能自在飛行於料理想像世界裡，也是件讓人開心的事，而這一點被Ｆｌｙ實現了。扎實的底蘊，多變靈巧的思維，應用在最日常必須的蔬菜水果上，不僅豐富了餐桌也美味了生活。

快跟著Ｆｌｙ飛進有趣的料理世界吧！

料理職人　周維民

曾與潘老師攜手合作餐桌上百科系列的書籍，深感榮幸！

在城邦文化麥浩斯出版的，餐桌上的百科系列，潘老師即包辦兩本，真可說是實力派的老師，這本蔬菜百科即是老師多年的心血結晶，在初上市即成為暢銷書籍，這次暢銷增訂版的蔬菜品項，更超過350種之多，可說是潘老師將蔬菜類食譜書籍，帶向另一個境界的成就！

說香人　盧俊欽

記憶中小時候吃的蔬菜，都是父母給予的，根本不知自己吃的是什麼蔬菜；長大後，我們還是照著小時的飲食習慣，吃著相同的蔬菜，直至蔬菜百科這本書誕生，詳細記錄著大自然的珍貴恩賜，讓我開始體驗蔬菜的美妙滋味。在書裡不但可以了解到每種蔬菜該怎麼用？怎麼挑？更讓你進一步認識台灣的各種在地蔬菜。推薦你一定要擁有。

世界麵包大師　王鵬傑

每次跟外國的朋友聊天，都會跟大家說台灣真的是個寶島。四面環海，有著豐富的海洋生態，也有高山、丘陵、平原、盆地，每個地方都散發著獨特的氣息。這也是台灣最迷人的地方。我身為一個廚師，能夠在一個這樣的環境裡面發揮是一件很幸福的事情。很開心能夠看到台灣有著像瑋翔這種重視在地食材，積極利用及推廣台灣食材的年輕料理人，一直打開更多的可能性。希望大家在看到這本書裡的各種在地蔬菜，能夠激發更多的靈感，也期待大家一起做出更多令人感動的料理。

MMHG創辦人／主廚　林泉

前一陣子很驚訝的發現，原來在台灣有90％以上的人蔬菜攝取量不足，真心覺得應該好好的認識這些蔬菜們，跟他們好好做朋友，這本《餐桌上的蔬菜百科》就是最好的工具，詳盡分析各種蔬菜的出產季節、挑選技巧、料理方式，是每個廚房裡都應該要有一本的好書。

知名主持人　張鳳書

瑋翔跟我說，當時支持與幫助過這本書的人，這次都要一一再謝一次，絲絲姐我好感動！所以當他邀我推薦《餐桌上的蔬菜百科》〔2021暢銷增訂版〕，二話不說當然支持！

2013年5月，我為瑋翔主持這本書在誠品書店的新書料理分享會，熱鬧、美味的畫面歷歷在目，當年現場料理並分享現場讀者品嚐的「焗烤蔬菜蛋派」、「紅鳳菜豬肝炒飯」，至今看來都還是非常有創意，且營養加分的好料理啊！

增訂版無疑是本超級實用的蔬菜百科工具書，八年過去，增修為三百多種蔬果介紹，內容更豐富與專業；如今我也從賣書人轉職為餐旅業，我們的品牌核心對於本就主張以風土食材、質佳蔬果為主的食藝美學概念非常契合，再次閱讀此書，也更有感覺與認同了！

瑋翔是料理的夢想家，這本對他很重要的作品，也是支持他持續料理夢想的具體實現。

The One文化長暨The One生活塾主理人　李絲絲

煮菜其實非常有趣！我從還沒結婚開始就常常煮飯給昌明吃，而他也總是吃個碗底朝天，因為從國中開始我就代替媽媽煮飯、幫弟弟妹妹做便當，儘管昌明一直很捧場地誇獎我做的菜好吃，直到潘師傅給我指導，讓我真正將色香味全部融合到菜餚當中，才能端出一道有靈魂的菜，甚至更進一步取得了中、西餐證照，將一般家裡面的餐廳昇華成五星級飯店的等級！

很多人常問我如何可以讓煮飯變得輕鬆又快樂?!其實只要掌握到一點訣竅、一點熱情、還有一點樂趣。

更重要的是要能夠認識很多食材的特性和用法，每個人都可以變神廚，這本書就是橋樑，也許你不認識它們，但是可以直接將潘師傅這輩子的精華帶回家，輕鬆享受烹飪的樂趣！

藝能名人　曾雅蘭

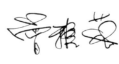

蔬菜是來自大地的恩惠。現代人生活忙碌，大部分的人都成了外食族，這樣的飲食狀態容易造成營養不均衡，所以了解蔬菜的搭配食用方式，正是現代飲食生活的王道。

瑋翔把豐富的蔬菜知識整理成這本蔬菜寶典，輕鬆上手的內容，適合各種需求的閱讀，誠心推薦！

丸莊食品 副總經理　莊偉中

蔬菜，富含的可溶性以及不可溶性纖維，對於促進排便、改善代謝、防止腸癌、促進身體排毒都有相當的效益，而其它營養素如各種維生素、礦物質、植化素等，也都是抗氧化以及抗發炎的重要關鍵，所以蔬菜絕對是餐桌上必須的食物。不過，您是否經常在菜市場看到許多蔬菜卻叫不出名字，或是看到名廚在介紹料理之後，很想複製，但是蔬菜處理時的刀工技巧以及烹煮方式還是不知如何下手。讀者不用擔心，我的好朋友料理夢想家－潘瑋翔在這本《餐桌上的蔬菜百科》裡頭都有詳盡的介紹解說，擁有這本書，不但為您的食材知識加分許多，也是您邁向健康人生的重要平安書。

營養醫學專家　劉博仁醫師

劉博仁

現代都市人跟過去不一樣：吃過不少豬肉，卻不見得看過豬走路。尤其像我這種「遠庖廚」的文人更是糟糕，吃過一堆蔬菜，卻時常叫不出餐桌上的菜名。身為兒科醫師，對病人嘮叨「多吃青菜」是基於醫學的專業，但要進一步了解每一種蔬菜的「底細」，這本工具書就是我的秘密武器。相信不論是煮婦還是食客，看完本書後，將來不只是懂得煮，懂得吃，還能成為更專業的「蔬菜通」！

黃瑽寧醫師健康講堂　黃瑽寧

教孩子料理的近二十年，最常遇到的就是「老師，我不喜歡吃青椒、茄子好可怕、紅蘿蔔好噁心⋯」等等之類的問題。但是，在從認識原型食材開始，孩子們越來越了解蔬菜的可愛。瑋翔的《餐桌上的蔬菜百科》，一直都是我上課中很重要的參考書籍，藉由了解蔬菜開始愛上蔬菜。

親子烹飪教養家　林家岑

蔬菜是台灣人生活飲食中最重要的食材！卻也是最被忽略的食物，因為從選購到烹煮，如果你能了解它的特性那會更加美味，經過本書精細的整理，蔬菜也能搖身一變成主角，作者為了讓蔬菜的知識能更詳細，跑遍各地，不放過任何的小細節，與我創立永心鳳茶時的精神，十分相似！為了找到更好的茶，更特別的茶具，我們是長途跋涉，精挑細選只希望呈現給消費者更獨特風格的茶館，很開心讀了這本書也讓我之後在菜色研發上，可以更得心應手地找到合適的蔬菜搭配，以及提醒我台灣其實有很多好蔬菜呢！

永心鳳茶執行長　薛舜迪

大部分民眾可能和我一樣，被教育著「要多吃蔬菜喔」，然而，我們真的懂蔬菜嗎？蔬菜含有什麼營養？對我們身體有何益處？該怎麼烹調？如何搭配？都是一大學問！

有幸在因緣際會之下認識知名廚師Fly哥，外型是個幽默風趣、和藹大方的大哥哥，竟藏著對料理無人能及的熱忱！熟稔於無論是西式、中式、義式佳餚，以對各項食材的深入解析，用最簡單、最適合食材的烹調方式，將食物的原味提升至新的層次！

初次嚐到Fly哥的手作料理，即便只是家常菜，仍令我內心感動不已，我嚐到的不僅是美味，還有廚師對食材表現出充分的尊重與熱情。

現代人時常攝取過多加工食品，蔬菜的攝取來源也偏向單一，導致營養素攝取不足等問題，人如其食，我們吃進什麼，反映在我們的身體，也透露出我們的價值觀，在蔬食風潮的席捲下，是時候，讓我們再一次的好好認識《餐桌上的蔬菜百科》！

人氣健身作家／Youtuber　劉雨涵May

與餐桌上的蔬菜們，
一起走過的那些年

這是《餐桌上的蔬菜百科》第三次增訂版！一本書，真的就像自己的小孩一樣，一路細心呵護，距離初版已有八年之遙，這次集結了更多蔬菜品項與延伸種類，看著內容逐漸長大，著實感動。

美麗台灣寶島，有著琳瑯滿目的蔬菜種類，但你認識幾種呢？有的常見，有些似曾相識卻叫不出名字，或是其實有著不一樣的別稱；各式蔬菜又對身體有什麼樣的益處呢？而蔬菜的入菜形式，也會直接影響料理的風味，書中將各種蔬菜的刀工與烹飪技法都做了詳盡的分享，這次更增加介紹了許多東南亞的香料蔬菜，期盼透過這本書，能讓讀者們重新認識所有蔬菜迷人的模樣。

這是本屬於蔬菜們的全記錄，希望盡可能將市面上每一種蔬菜納入書中，接近十年的累積，重新以更直覺的方式分類，介紹了約莫353種蔬菜，從挑選、保存、清洗、常見切法與料理，皆鉅細彌遺地與大家分享所知。想當年，一開始成書的那段時間，常常就是想盡辦法得要採買

到每一種蔬菜，至今我仍記憶猶新，從產地到餐桌的知識蒐集、菜販經驗談、料理試做、拍攝到深夜……雖然過程艱辛，但看到這本蔬菜鉅作慢慢成形，真的只能用萬分值得來註解這些歷程了。

還記得因為要試吃辣椒喝了好多杯水、買不到越瓜而失眠，紅鳳菜炒飯真香、採買山藥太重閃到腰、生菜怎麼長得都好像……蔬菜的魅力實在為我帶來太多趣事。蔬菜是我們生活中不可或缺的食物，誠摯希望透過《餐桌上的蔬菜百科》，讓更多人明白蔬菜的選擇，重新演繹蔬菜料理，也更加增添健康的飲食生活。

料理如同生活裡的伴侶，每一餐攜手共度，蔬菜雖然常是綠葉而不是紅花，但可以擔綱主角亦能扮演配角，不同的蔬菜個性，便能烹調出迥異的風采，期待那美味蔬菜在餐桌上閃耀登場的那一刻吧！

我是料理夢想家—潘瑋翔，《餐桌上的蔬菜百科》與您一同享用！

作者　潘瑋翔

葉菜類

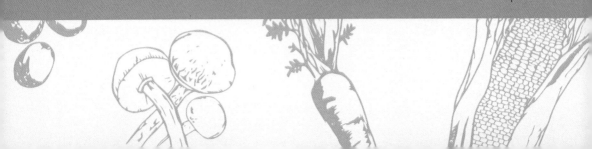

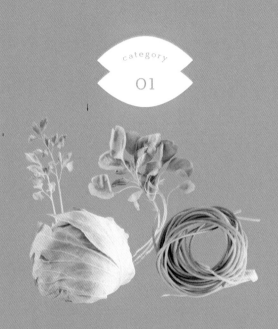

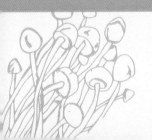

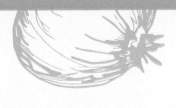

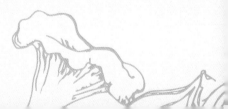

Spinach | 菠菜 | 葉菜類

菠菜含有蛋白質、食物纖維、維生素Ａ、Ｂ、Ｃ、Ｋ以及β-胡蘿蔔素，能做為保眼食材。大力水手以菠菜補充體力，雖然有些誇張，但也說明了菠菜營養價值之高。味道甘甜、價格便宜，再加上碧綠色的討喜外型，以及變化多端的烹煮方式，實為餐桌上不可缺少之一品。

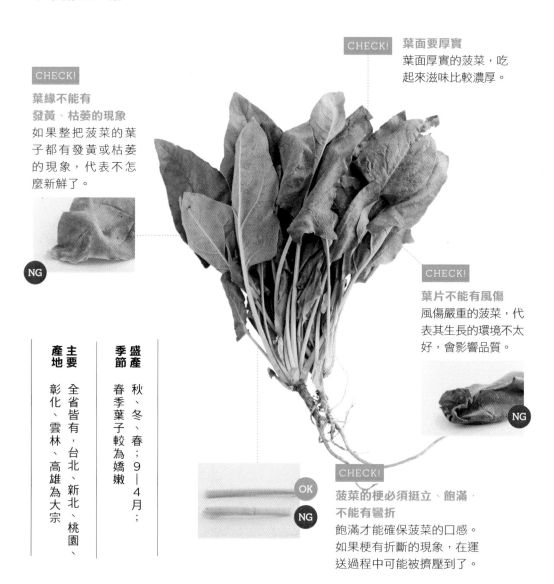

CHECK!

葉面要厚實
葉面厚實的菠菜，吃起來滋味比較濃厚。

CHECK!

葉緣不能有發黃、枯萎的現象
如果整把菠菜的葉子都有發黃或枯萎的現象，代表不怎麼新鮮了。

NG

CHECK!

葉片不能有風傷
風傷嚴重的菠菜，代表其生長的環境不太好，會影響品質。

NG

主要產地
全省皆有，台北、新北、桃園、彰化、雲林、高雄為大宗

盛產季節
秋、冬、春；9－4月；春季葉子較為嬌嫩

OK

NG

CHECK!

菠菜的梗必須挺立、飽滿，不能有彎折
飽滿才能確保菠菜的口感。如果梗有折斷的現象，在運送過程中可能被擠壓到了。

前製及料理訣竅

烹調建議	保存方法

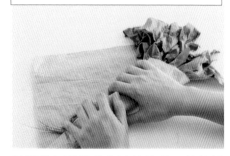

菠菜的根部含有豐富的營養成分,也是營養價值最高的地方。可以用刀子刮除表皮,連根汆燙食用。

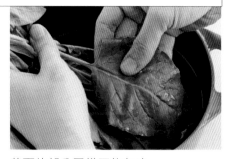

以紙袋包覆後放入冰箱冷藏,並趁新鮮食用。

處理要訣

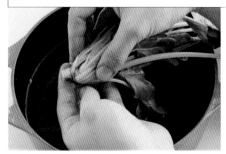

菠菜非常容易堆積泥沙,如果要整把(不切開)使用,切記要將根莖部仔細清洗乾淨。

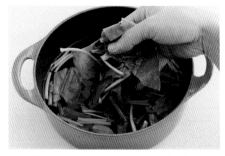

葉面的部分同樣不能忽略。

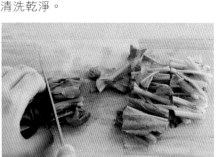

如果要切開使用,略微清洗後將菠菜切成適口大小。

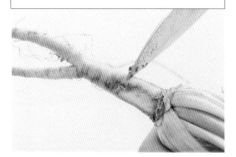

浸泡約30分鐘,以去除泥沙與農藥。

梨山菠菜

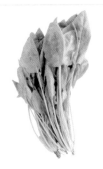

冬天本來就是適合菠菜生長的季節,梨山菠菜又生長在高山上,完整保留了原有的甘美。而以輪作式配合田地覆蓋,又能減少蟲害,進而減少農藥使用,在市場上很受到歡迎。

南部菠菜

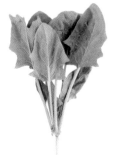

南部菠菜的個頭會比梨山菠菜大一些。也因為產地的關係,會比梨山菠菜晚上市。

澳洲菠菜

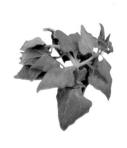

不是菠菜屬的菠菜,是番杏屬,由日本人帶來台灣,又稱夏波菜、洋菠菜等,比一般菠菜厚實許多,取嫩葉食用為主,在台東也有原生種,更有台灣冰花的美稱,汆燙,炒製都很適合。

小菠菜

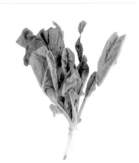

小菠菜吃起來口感細嫩,香氣充足,較常用於沙拉或生吃。烤點心派、炒菜當然也可以,不過就有點可惜了原本細膩的質地。

沙拉菠菜

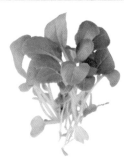

生食等級的菠菜苗芽,擁有最滑嫩的口感,洗淨瀝乾後,沾取醬汁或者增添少許海鹽、橄欖油拌合即可享用。

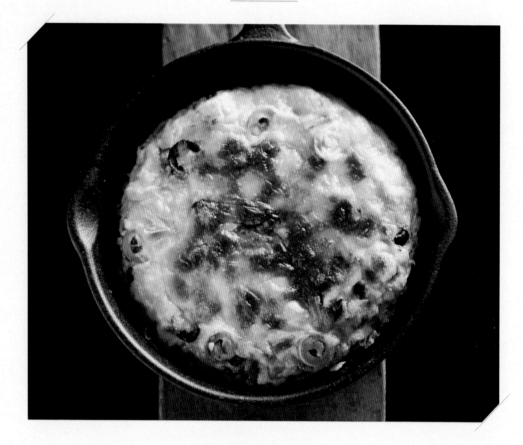

焗烤菠菜派

材料

菠菜80g、雞蛋5顆、鮮奶油60g、洋蔥30g、蒜頭2顆、紅蔥頭2顆、馬鈴薯30g、小番茄3顆、黑橄欖2顆、綠橄欖2顆、起司粉20g、起司絲40g、奶油40g

調味料

鹽巴1小匙、胡椒1小匙、綜合香料粉1小匙

作法

1. 菠菜洗淨，連葉切小段，洋蔥、蒜頭、紅蔥頭切碎，馬鈴薯、小番茄切丁，黑橄欖、綠橄欖切片備用。
2. 雞蛋加鮮奶油打散，並加入鹽巴、胡椒、綜合香料攪打均勻備用。
3. 乾鍋放入奶油融化，加入洋蔥、蒜頭、紅蔥頭炒至香軟後，再加其餘材料與香料粉一起拌炒，最後加入菠菜炒軟，倒入蛋液攪炒至半凝固狀，撒上起司粉與起司絲，放入烤箱內以160度將表面烤至融化上色即可。

Watercress | 西洋菜 | 葉菜類

如果你常看港片，一定聽過西洋菜。富含維生素 A、C、D 以及芥子油，除了能鞏固骨本之外，也能有適度的殺菌效果。如果能買到新鮮的西洋菜，可以清炒、做成沙拉或煮湯，是炎熱季節清涼解熱的好伙伴。曬乾的西洋菜則是煲湯的好材料。

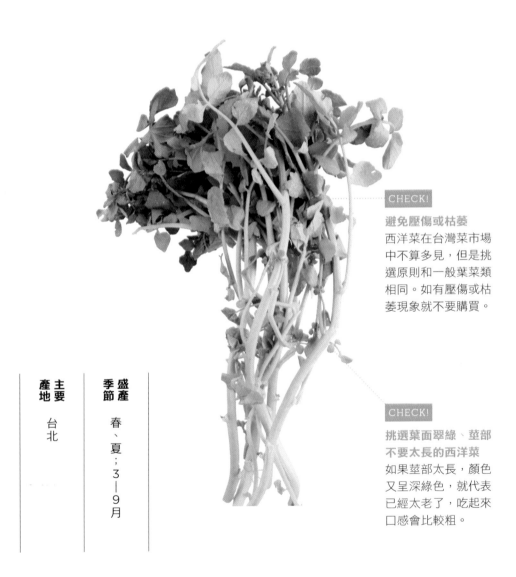

CHECK!

避免壓傷或枯萎
西洋菜在台灣菜市場中不算多見，但是挑選原則和一般葉菜類相同。如有壓傷或枯萎現象就不要購買。

CHECK!

挑選葉面翠綠、莖部不要太長的西洋菜
如果莖部太長，顏色又呈深綠色，就代表已經太老了，吃起來口感會比較粗。

主要產地
台北

盛產季節
春、夏；3—9月

前製及料理訣竅

處理要訣

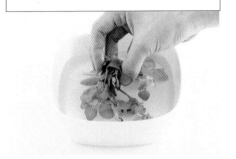

西洋菜屬水生，容易有微生物附著，需仔細清洗乾淨。

保存方法

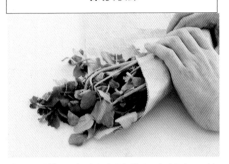

將西洋菜用報紙或紙袋包裹起來，放入冰箱冷藏。約可存放3至5天。

常見切法

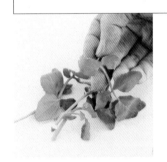

將葉子從梗上面摘下來。

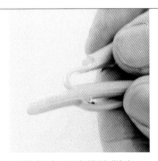

將菜梗上面的纖維撕去。

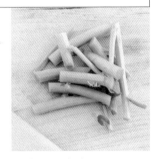

切成適口大小。

Let's Cook!

西洋菜排骨湯

材料
西洋菜1把、軟排骨300g
薑片2片、紅棗5顆、冷
開水2公升

調味料
鹽1小匙

作法
1. 軟排骨洗淨，用滾水汆燙後，洗淨肉渣再放入鍋中，加入冷開水、薑片、紅棗，將開火煮滾，待大滾後撈除多餘浮渣後轉小火燉煮30分鐘。
2. 西洋菜洗淨，放入作法1的排骨湯中，再繼續燉煮1小時，待湯水量縮減至1/3即可完成西洋菜排骨煲湯。

芹菜

葉菜類

多數人一提到芹菜，可能會想起丸子湯中一粒粒的芹菜珠，其實它不僅能當提味的配角，也適合搭配不同食材一起料理，像是芹菜炒花枝或魷魚，而且不只芹菜管，葉子部份也很美味喔！

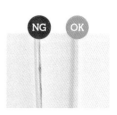

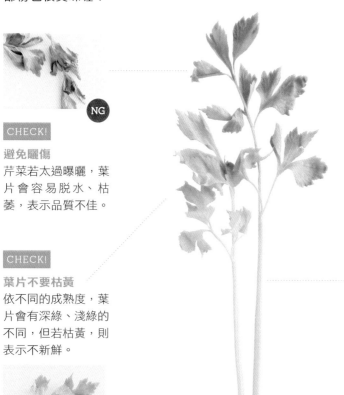

CHECK!

避免曬傷
芹菜若太過曝曬，葉片會容易脫水、枯萎，表示品質不佳。

CHECK!

葉片不要枯黃
依不同的成熟度，葉片會有深綠、淺綠的不同，但若枯黃，則表示不新鮮。

CHECK!

莖部挺直、呈現綠白光澤
要注意莖部有否損傷或變色。通常較嫩的芹菜莖部顏色較淺綠，越深表示越成熟。

CHECK!

盡量挑選帶根鬚的
連同根鬚的芹菜較能保存，如果已經切斷根部的芹菜，則要挑選芹菜莖管較含水分，沒有枯黃或破損的。

主要產地	盛產季節
雲林、彰化、高雄、屏東	秋、冬、春；10—4月

前製及料理訣竅

處理要訣

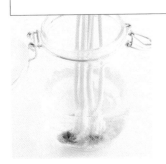

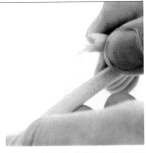

芹菜沒有馬上要煮或者莖部已經變軟，可先將根部泡水一會兒，這樣就能保持水分或恢復生氣。

通常靠近根部的地方較容易含沙，切除根部後，靠近底部的莖管要多加清洗。

若買到比較成熟的芹菜或不喜歡太多纖維質地的人，可以剝除莖部的纖維再食用。

常見切法

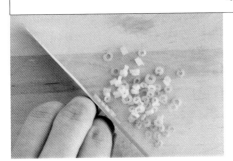

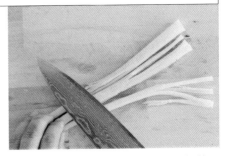

提味用途的芹菜，常見切成珠粒來搭配湯或醬料調味。

如果要搭配其他食材一起拌炒或勾芡，可先拍開莖部，再依需求切成長條，這樣芹菜會更容易吸附、融合料理的味道。

保存方法

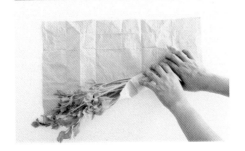

用牛皮紙包起來放入冷藏，盡可能在1～2天內食用完畢，若去掉葉子保留莖部儲藏，則可放大約3～5天。

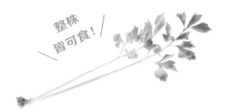

整株
皆可食！

山芹菜

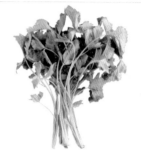

芹菜葉

可以剁碎成細絲，搭配煮湯或煎蛋，特有的香氣很入味。

芹菜莖

切成段搭配熱炒或細丁包入水餃，或撒在滷味上混合醬料，都很適合。

葉片形狀近似鴨掌，所以又被稱為「鴨兒芹」。它的莖葉部份味道有點像芹菜混合芫荽，相當特別，適合做成沙拉或搭配肉絲熱炒或清炒、裹粉油炸等。

芹菜管

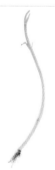

山蘿蔔葉

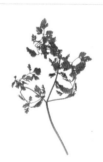

此為改良粗梗芹菜，粗細介於西洋芹和普通芹菜之間，纖維含量豐富，吃來甜且脆，口感與嫩度都不輸芹菜，十二月到翌年四月是收成期，天氣越冷越好吃。

具有高雅的芹菜香味，又稱「香葉芹」、「法國香菜」，與巴西利、蝦夷蔥、茵陳蒿並稱歐洲四大香草，細緻的外表，常為料理增添美感，亦能入菜強化風味。

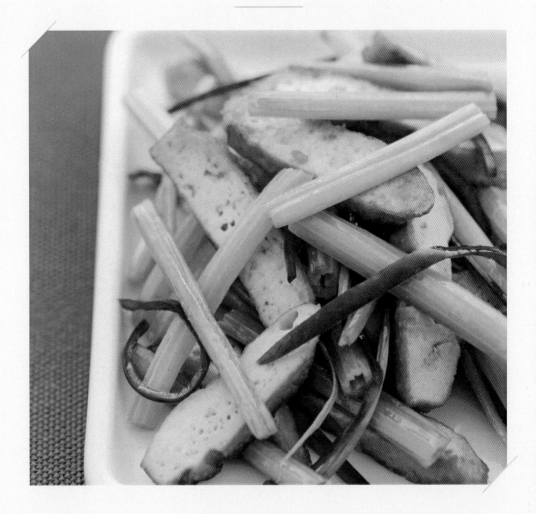

Let's Cook!

涼拌芹菜豆干

材料
中式芹菜80g、豆干3
片、辣椒1根、蒜頭1顆

調味料
香油2大匙、醬油膏1大
匙、白醋1大匙、胡椒
5g、白芝麻2g

作法
1 芹菜洗淨,用刀面略拍裂開後切段備用。
2 豆干切片、洗淨汆燙後撈出冷卻,芹菜段汆燙後取出,辣椒去籽切細絲、蒜頭切碎備用。
3 將所有調味料混合,加入作法2的全部材料拌勻,放置一下入味即可。

Celery 西洋芹

葉菜類

西洋芹含有豐富蛋白質、胡蘿蔔素、維生素B、C與膳食纖維。清甜的西洋芹可直接生食，味道比中芹清爽，多用來拌沙拉，或打成蔬果汁飲用；也是西餐料理中熬煮高湯不可或缺的材料。大多數人以為我們食用的西洋芹是莖部，其實是肥大的葉柄。

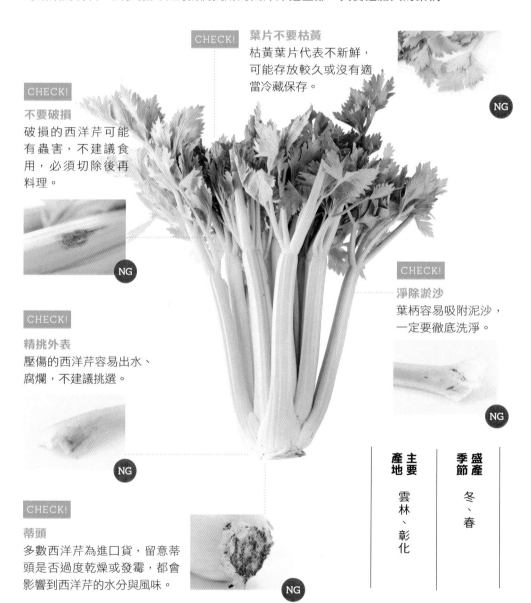

CHECK!

葉片不要枯黃
枯黃葉片代表不新鮮，可能存放較久或沒有適當冷藏保存。

NG

CHECK!

不要破損
破損的西洋芹可能有蟲害，不建議食用，必須切除後再料理。

NG

CHECK!

淨除淤沙
葉柄容易吸附泥沙，一定要徹底洗淨。

NG

CHECK!

精挑外表
壓傷的西洋芹容易出水、腐爛，不建議挑選。

NG

CHECK!

蒂頭
多數西洋芹為進口貨，留意蒂頭是否過度乾燥或發霉，都會影響到西洋芹的水分與風味。

NG

主要產地	盛產季節
雲林、彰化	冬、春

38

前製及料理訣竅

烹調建議	處理要訣

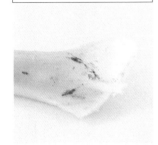

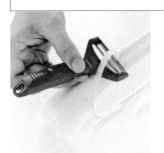

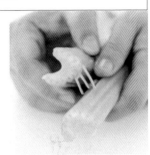

葉柄容易吸附泥沙，建議泡水3-5分鐘，徹底搓洗乾淨。

以削皮刀去除過粗表皮。

拉除纖維可增添口感。

常見切法

切絲適合涼拌，棒狀適合當成沙拉使用，斜片與切丁適合快炒。

Let's Cook!

西洋芹炒雞片

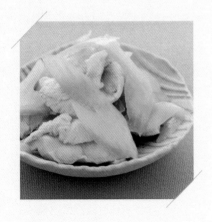

材料
西洋芹3支、雞胸肉1付、蒜片20g、橄欖油適量

調味料
鹽巴 2g、胡椒粉2g、柴魚粉2g

醃漬料
米酒50cc、開水50cc、香油1大匙、醬油1大匙、太白粉1大匙

作法
1 雞胸肉切成片狀，以醃漬料抓醃10分鐘。
2 西洋芹洗淨、去除多餘粗絲，切成斜片備用。
3 鍋內放入橄欖油，小火爆香蒜片至金黃，加入醃漬好的雞胸肉炒開。
4 待雞胸肉上色後，加入西洋芹、調味料一起拌炒，蓋上鍋蓋轉小火燜燒3分鐘後拌合取出。

紅鳳菜

Gynura Bicolor

葉菜類

除了紅紅的葉面之外，煮出來的菜汁也呈現鮮紅色，所以又被稱為「紅菜」。富含鐵質、鈣質、鉀和維生素A，可以幫助人體造血、去淤、去水腫、增強免疫力、保護眼睛等。

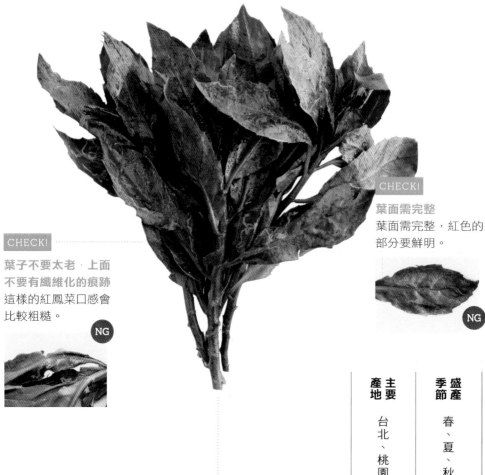

CHECK!
葉面需完整
葉面需完整，紅色的
部分要鮮明。

NG

CHECK!
**葉子不要太老，上面
不要有纖維化的痕跡**
這樣的紅鳳菜口感會
比較粗糙。

NG

梗挺直代表紅鳳菜
新鮮富含水分，如
果梗已經纖維化，
那這把菜就太老
了，吃起來不美味。

CHECK!
**梗的部分要挺直，不
能太過纖維化**

主要產地
台北、桃園、彰化

盛產季節
春、夏、秋；2—10月

前製及料理訣竅

處理要訣

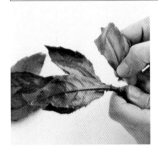 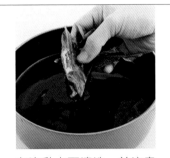 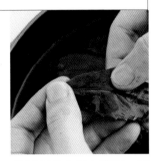

將葉子輕輕摘下來。　　在流動水下清洗，並注意葉片是否有潰爛（因為顏色很像，容易忽略）。　　葉脈部分容易卡髒污，可特別搓洗。

保存方法

買回來如果沒有立即食用，可以先把葉子摘下來裝入袋中放入冷藏，約可保存3天。

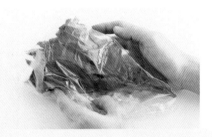

Let's Cook!

豬肝紅鳳菜炒飯

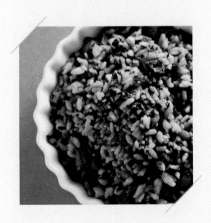

材料
白飯1碗、土雞蛋黃2顆、沙拉油2大匙、豬肝50g、紅鳳菜葉40g

調味料
薑末2小匙、蒜末1大匙、辣椒末1小匙、麻油1大匙、鹽巴1小匙、胡椒1小匙

作法
1. 土雞蛋黃加入鹽巴、胡椒調味，加入白飯與1大匙沙拉油拌均勻，豬肝切小細丁後以米酒醃漬，紅鳳菜切碎備用。
2. 取一不沾鍋，放入沙拉油，再放入拌好的蛋黃飯，翻炒成為黃金炒飯後取出。
3. 同鍋加入麻油，將豬肝小丁與薑末煎香，加入黃金炒飯翻炒，加紅鳳菜拌炒至香軟，再加蒜末、辣椒末拌炒，並以鹽巴、胡椒、麻油調味即可。

Chinese Leek | 韭菜 | 葉菜類

韭菜有股特殊的氣味，別稱起陽草，散瘀活血，被列為佛教五辛之一；也就是這股特殊味道，讓嗜食者不可自拔。富含胡蘿蔔素、膳食纖維、維生素B、C以及鋅等成分，可以養肝、保健、增強精力。無論汆燙、炒食、作為配菜或佐料，都能讓食物增添更多層次的風味。

CHECK!

葉子需挺直，顏色需翠綠

韭菜要好吃，其外型一定是挺直、翠綠。顏色不翠、變黃的韭菜營養度打折、味道也不佳，不宜購買。

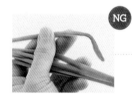

CHECK!

不能有壓傷或枯萎的現象

有壓傷現象，很快就會腐爛；有枯萎現象則表示韭菜不新鮮了。

CHECK!

切口需完整、保水度佳

從切口的完整及保水度也可看出韭菜的新鮮程度，越飽滿的表示越新鮮。

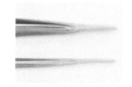

CHECK!

莖部的粗細影響口感

一般而言，莖部較細的韭菜，質地比較細緻。

主要產地

桃園、彰化、花蓮

盛產季節

全年；春天的當令韭菜較為美味

前製及料理訣竅

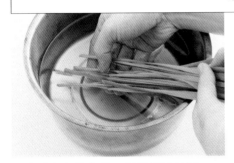

在流動水中將韭菜一根根搓洗乾淨。

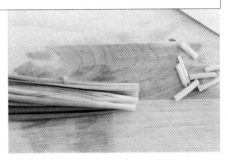

將下端纖維老化的部分切除，再依喜好切成合適大小。

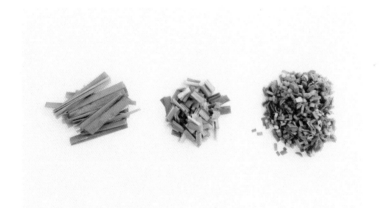

韭菜切段多用於炒食、煮湯；切短段多半撒在菜上或湯上提味；切碎則多用於醃製韭菜醬或放入水餃餡料。

保存方法

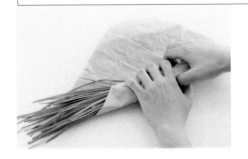

用紙包裹後放入冷藏，3~5日內食用。

烹調建議

韭菜及韭菜花可用於圍邊、盤飾或料理裝飾。
翠綠的桿兒在食材上打個結也很可愛。

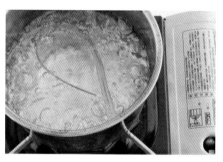

將韭菜花洗淨後，整根放入開水中略燙。

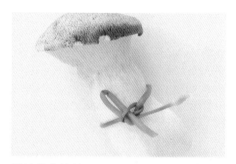

燙軟的韭菜花即可用於食材打結上。

常｜見
種｜類

韭菜花

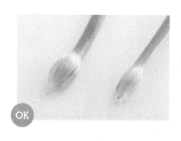

OK

韭菜花是韭菜的花苔，最美味的食用時機是含苞待放之時，待花開整個韭菜花的質地就會變粗。挑選時須注意花苔的完整性。

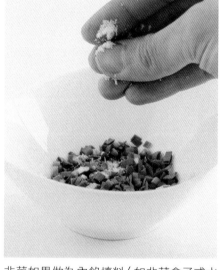

韭菜如果做為內餡填料（如韭菜盒子或水餃），需先將韭菜切碎並拌入食鹽，讓其脫水，較易於後續的製作程序，也能去除韭菜腥味。

Let's Cook!

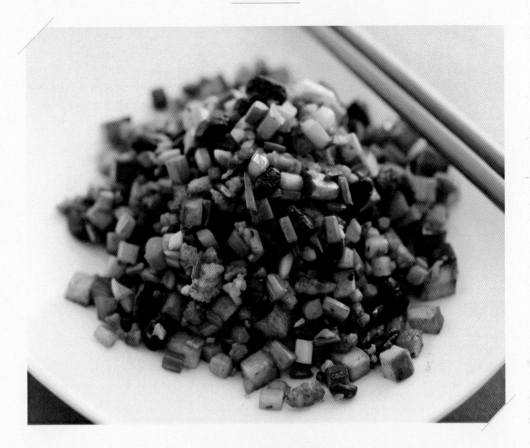

豆干蒼蠅頭

材料
韭菜花100g、乾豆豉10g、絞肉50g、豆干丁2塊、蒜碎2顆、辣椒碎15g

調味料
醬油1大匙、米酒2大匙、糖1小匙、沙拉油2大匙、香油2小匙

作法

1　韭菜花洗淨切小段，豆豉洗淨瀝乾，豆干切成小丁狀備用。

2　熱鍋加入沙拉油與香油，放入絞肉拌炒爆香，至表面呈現金黃後，加入豆豉翻炒。

3　接著依序放入豆干丁、蒜碎、辣椒碎爆香，等待香氣散發後，從鍋邊淋入醬油與米酒，再加入韭菜花小段，翻炒至顏色變深，並以糖調整鹹度，充分拌勻後起鍋即可。

Hotbed Chives | 韭黃

葉菜類

韭黃其實就是生長過程中沒有曬到太陽的韭菜，俗稱「白韭菜」。由於生產工序比較麻煩，在清朝咸豐皇帝時代還是敬上的貢品，被稱為「貢韭」。口感細滑、濃郁、甘甜，且富有彈性，富含蛋白質、碳水化合物以及硒化合物，具有抗老及抗癌的功效。

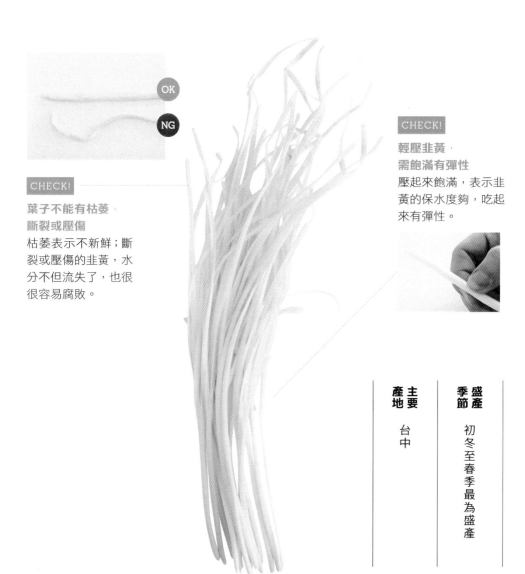

OK

NG

CHECK!

葉子不能有枯萎、斷裂或壓傷

枯萎表示不新鮮；斷裂或壓傷的韭黃，水分不但流失了，也很很容易腐敗。

CHECK!

輕壓韭黃，需飽滿有彈性

壓起來飽滿，表示韭黃的保水度夠，吃起來有彈性。

主要產地

台中

盛產季節

初冬至春季最為盛產

前製及料理訣竅

常見切法

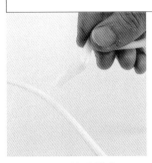

將韭黃上的薄膜撕去。

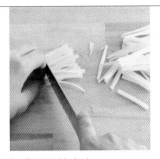

切成需要的大小。

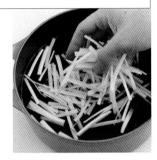

泡水10分鐘以去除農藥及髒污。

保存方法

連同原包裝放入冰箱冷藏,約可保存3天。韭黃容易凍傷,記得要避開出風口。

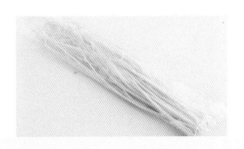

Let's Cook!

蛋酥白韭菜

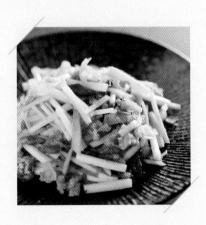

材料
韭黃1把、豬五花肉20g、蒜頭2顆、雞蛋1顆、辣椒1條

調味料
油炸油1小鍋、鹽巴1/2小匙、胡椒1/2小匙、米酒2大匙

作法
1 預熱油鍋備用,將雞蛋混合鹽巴、胡椒後打散,等待油溫上升約至170度後,快速倒入蛋液並攪拌油鍋至炸蛋花呈現金黃香酥後,撈出備用。
2 韭黃、辣椒切段,豬五花肉切成細絲、蒜頭切碎。
3 準備一炒鍋燒熱,加入1大匙沙拉油,接續放入豬五花肉煸炒至香味釋出,加入辣椒與蒜碎翻炒,再放入韭黃炒至顏色變深,加入炸好的蛋酥並淋上米酒增味,等待鍋內材料收汁即可。

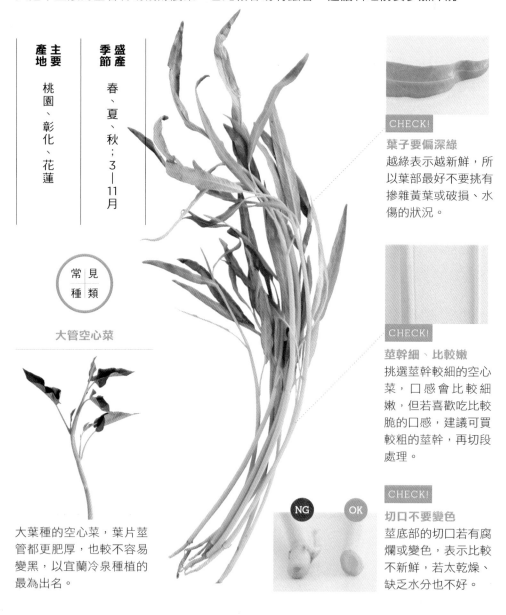

空心菜

Water Spinach

葉菜類

這是一種相當容易栽種且大眾化的菜種，台語稱為「蕹菜」。由於含有豐富的礦物質和維生素等成份，能促進腸道蠕動，加上屬於鹼性食物，所以也能調節體內酸鹼值；只是中空狀的莖管容易殘餘農藥，也比較容易有蟲害，建議料理前要多加沖洗。

主要產地
桃園、彰化、花蓮

盛產季節
春、夏、秋；3—11月

常見種類

大管空心菜

大葉種的空心菜，葉片莖管都更肥厚，也較不容易變黑，以宜蘭冷泉種植的最為出名。

CHECK!
葉子要偏深綠
越綠表示越新鮮，所以葉部最好不要挑有摻雜黃葉或破損、水傷的狀況。

CHECK!
莖幹細、比較嫩
挑選莖幹較細的空心菜，口感會比較細嫩，但若喜歡吃比較脆的口感，建議可買較粗的莖幹，再切段處理。

NG　OK

CHECK!
切口不要變色
莖底部的切口若有腐爛或變色，表示比較不新鮮，若太乾燥、缺乏水分也不好。

前製及料理訣竅

處理要訣

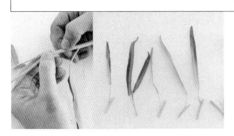 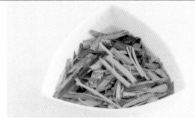

如果想吃到同時帶梗（莖）和葉的口感，可以一節一節摘取，雖然處理上比較費時，卻能吃到空心菜另一種美妙滋味。

通常空心菜農藥含量多，建議回家挑掉枯黃或腐爛的葉子後，先切段或摘取並用清水漂洗，這樣可以讓中空的莖充分得到清洗。

常見切法	保存方法

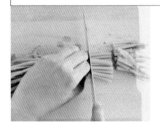 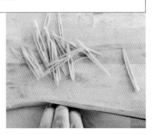 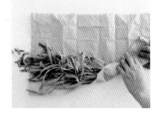

將根部切除後，依序切成段。

如果買到的空心菜莖梗太粗，可將莖和葉分開料理，莖部斜切成細片，可另外做成涼拌或搭配豆腐或其他食材料理。

如果買回來的空心菜外表還濕濕的，要先攤開晾乾後，再用牛皮紙包起來，放入冷藏，由於葉菜類不易保存，最好1～2天內盡快食用。

Let's Cook!

腐乳空心菜

材料
空心菜1把 、蒜頭2顆

調味料
豆腐乳15g、薄鹽醬油15cc、高湯50cc、砂糖5g、米酒50cc、沙拉油30cc

作法

1 空心菜去除爛葉後洗淨，切成約5公分段，泡水備用。

2 蒜頭洗淨去膜拍碎、豆腐乳、醬油、高湯、砂糖一起放入碗中攪拌均勻，備用。

3 熱鍋放入沙拉油，爆香蒜頭至金黃出味後，放入空心菜翻炒，加入米酒拌炒至空心菜軟化，再加入調好的豆腐乳醬汁，拌勻入味收汁即可。

野蓮

White Water Snowflake

（水蓮）

葉菜類

屬於水生植物，長條狀的身形相當特別，富含纖維又爽脆的口感，涼拌或熱炒皆宜，加上可以製造不同的視覺效果，也深受餐廳喜愛。以前它多長在湖裡或河水，漸漸獲得大眾青睞後，現已成為農民的耕作蔬菜之一了。

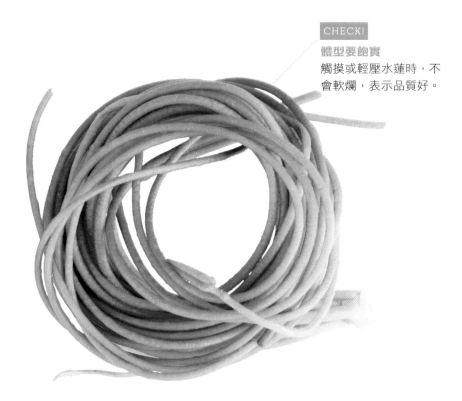

CHECK!

體型要飽實
觸摸或輕壓水蓮時，不會軟爛，表示品質好。

主要 產地	盛產 季節
高雄	夏；6—8月

CHECK!

不要枯萎
新鮮的水蓮應該是整條翠綠，若整捲裡頭有太多枯黃或爛掉的部份盡量不要挑選。

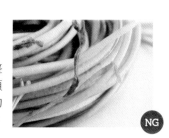

NG

前製及料理訣竅

處理要訣

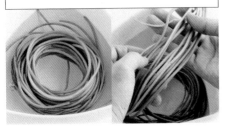

沖水後、稍微浸泡一下，釋放夾雜在水蓮中的沙。浸泡後，再順著水蓮的捲曲方向一根根搓洗，並順便挑出較枯萎的部份。

保存方法

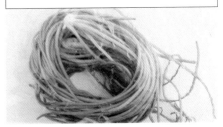

如果不是當天要料理，先讓水蓮保持乾燥並置入乾淨透氣的保鮮袋或塑膠袋，放在冷藏同時避免與其他食材擠壓，最好隔天就料理完畢。

常見切法

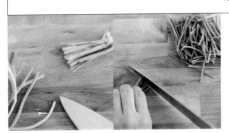

先切除根部，再依序切成小段；尾端若有枯黃、萎爛可丟棄。

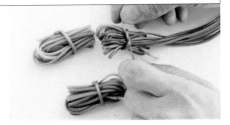

另外也可將水蓮捲成小段、打上結再烹調，可增加料理的口感和視覺美感。

Let's Cook!

刀粄野蓮

材料
野蓮1包、五花肉50g、蒜碎10g、辣椒絲5g

調味料
鹽巴1小匙、砂糖1小匙、米酒30cc、高湯50cc、沙拉油30cc

作法
1 野蓮沖洗，切成5公分段泡水洗淨後，瀝乾備用。
2 五花肉切細絲備用。
3 熱鍋加入沙拉油，放入五花肉絲煸炒至表面金黃，放入蒜碎與辣椒絲、野蓮拌炒，再加入調味料拌炒收汁即可。

Vegetable
Fern

過貓

（過溝菜蕨）

葉菜類

廣為人知的蕨類蔬菜，學名為「過溝菜蕨」，是原住民料理中的常見野菜之一。由於耐熱、耐雨又比較不容易有病蟲害，加上擁有豐富的維生素以及鐵、鋅、鉀等元素，很容易烹調，汆燙後調味或清炒皆合宜。

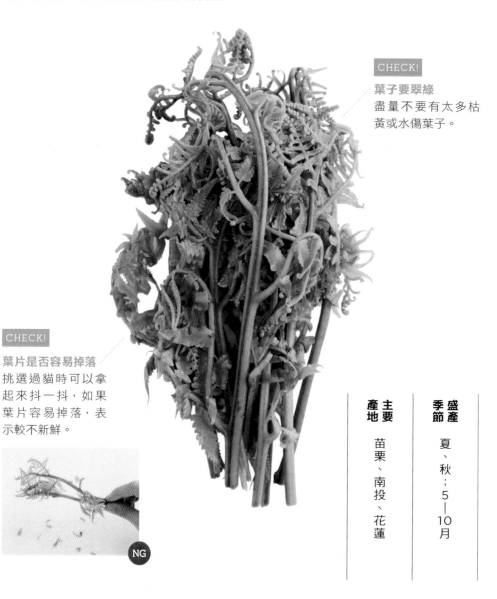

CHECK!

葉子要翠綠
盡量不要有太多枯黃或水傷葉子。

CHECK!

葉片是否容易掉落
挑選過貓時可以拿起來抖一抖，如果葉片容易掉落，表示較不新鮮。

NG

主要產地

苗栗、南投、花蓮

盛產季節

夏、秋；5—10月

前製及料理訣竅

處理要訣

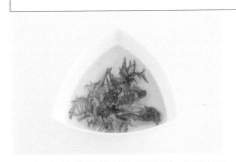

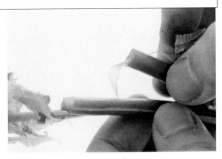

如果擔心捲曲的蕨葉洗不乾淨，可以切成小段後再漂洗，但不要浸泡太久，否則葉子會容易爛掉。

若希望口感細嫩一點，可一一從分梗處去除多餘纖維。

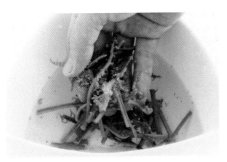

如果擔心過貓吃起來會咬舌，可以用鹽一起和水搓洗，吃起來會比較順口。

保存方法

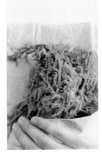

盡量當天食用，若一次沒辦法吃那麼多，可將另一部份新鮮的過貓稍微噴水，用牛皮紙袋包起來放入冷藏，並在1-2天內食用完畢。因為葉部很容易潰爛，所以要避免擠壓。

常見切法

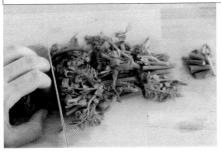

過貓通常是整把洗乾淨後，切除根部，再切段使用。

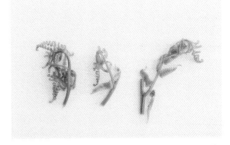

摘選細梗帶葉的部分雖然比較費工，但可以讓口感更協調。

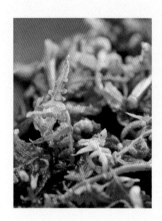

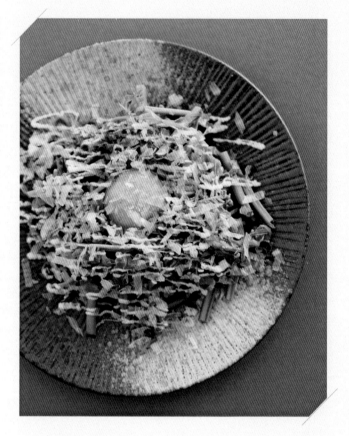

Point!

過貓表面有黏液,可加一點水,用油水炒。水可讓過貓吃起來更爽口,油會讓表面光滑油亮,視覺上更翠綠美味。

月見過貓

材料

過貓1把、土雞蛋1顆、柴魚片30g、美乃滋適量

調味料

柴魚醬油3大匙、水果醋1大匙、開水1大匙、鹽巴1大匙

作法

1 過貓洗淨,摘取嫩葉與嫩莖,粗莖部份去除厚纖維,切成小段。

2 滾水中加入些許鹽巴,將過貓放入燙熟後取出。

3 盆內放入所有調味料,加入作法2的過貓拌勻入味,取出放在盤上。

4 淋上美乃滋,打上一顆土雞蛋黃,再撒上柴魚片即可。

Bird's-Nest Fern

山蘇

葉菜類

台灣原生種蕨類，早期為原住民的常用蔬菜，清甜脆口，是大家接受度很高的山野菜。富含豐富粗纖維、粗蛋白、維生素C、鈣、鐵的山蘇，以其脆中帶黏性的特殊口感，成為蔬菜界中的明日之星。

CHECK!

尾端嫩葉以 2~3 吋為佳
這樣的山蘇入口最為滑嫩，要是太長，葉子已經老化。

OK

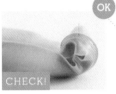

OK

CHECK!

葉子的前端越捲曲越好
山蘇屬蕨類植物的一種，生長方式是由前端不斷衍生出去。前端越捲曲，表示葉子的質地越鮮嫩。

CHECK!

葉子越肥厚越好
葉子肥厚的山蘇，吃起來比較脆口、飽足。

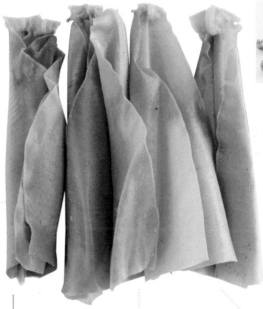

主要產地
台灣中低海拔的森林區多有其身影，花蓮縣為有機種植之產區

盛產季節
全年；夏秋葉子較嫩

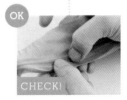

OK

CHECK!

用手指輕壓葉脈要能壓得下去
壓得下去的山蘇比較鮮嫩滑順。

CHECK!

避免買到浸過水或有脫水現象的山蘇
出現這類現象，就代表山蘇已經不怎麼新鮮了。

前製及料理訣竅

處理要訣

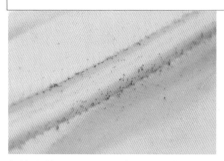

山蘇的葉脈很容易累積灰塵，清洗時須特別留意。

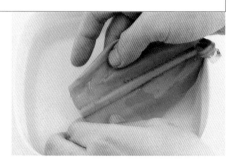

在流動水下仔細搓洗葉面。

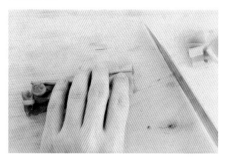

清洗之後，先去除下端老化的部份。

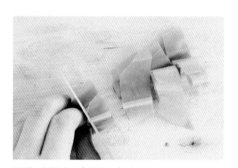

再依喜好切成適口大小。

烹調建議		保存方法

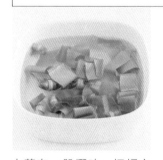

山蘇有一股澀味，切好之後可以先泡水（約20~30分鐘），並搭配口味較重的食材（如小魚乾、味噌等）一起烹煮，吃來比較順口。

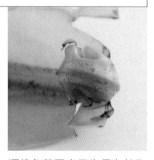

深綠色葉子表示生長在較為陰涼潮濕的地方，而這正是山蘇適合生長的環境，因此，顏色越深綠越好。上面如果有黑點或纖維化，吃起來口感就太老了。

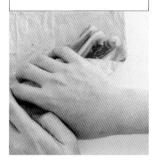

購回後需立刻裝入紙袋、或拿紙捲包起來冷藏；一週內食用完畢。

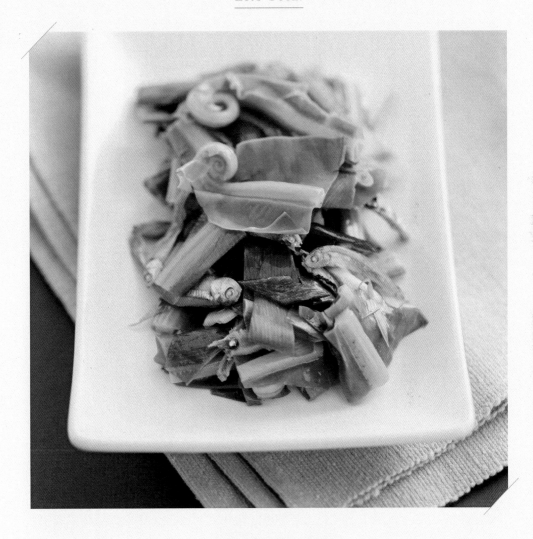

Let's Cook!

小魚乾炒山蘇

材料
山蘇1把、蒜頭3顆、辣
椒1條、小魚乾20g

調味料
鹽巴1小匙、糖1小匙、米
酒4大匙、沙拉油2大匙

作法
1 山蘇洗淨葉面上的泥沙，切小段再漂洗瀝乾，小魚乾洗
　淨備用。
2 蒜頭切成片、辣椒去籽切片。
3 燒乾炒鍋，放入沙拉油，先爆香蒜頭與小魚乾，再放入
　辣椒與米酒嗆香，接續放入山蘇翻炒至顏色變深，以鹽
　巴、糖調味並收汁即可。

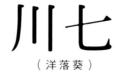

Madeira
Vine

川七
（洋落葵）

葉菜類

川七的葉子如同深綠色的愛心，煮熟後呈現黏滑口感。其含有維生素A、B、C、D、E以及豐富的鈣與鐵。水溶性纖維素可以幫助降低血糖、改善腸道問題及便秘，豐富的鉀離子則可以治療心血管疾病以及降低血壓。

CHECK!

蟲咬不能過度
略有蟲咬的川七是可以接受的，但如果蟲咬過度，那就是農地管理有問題了，不建議購買。

CHECK!

挑選葉面色澤深綠的川七
滑嫩的口感是川七迷人之處，不論葉片大小，只要新鮮度夠就很美味。

川七花

每年7-8月開花，可拿來沾裹薄麵糊酥炸，或當成食用花裝飾使用。

NG

CHECK!

葉面需完整，葉緣不能有損傷或變黑的狀況
有這種狀況的川七保存不易，很快就會壞掉。

主要產地
雲林、嘉義、台南、屏東

盛產季節
全年；夏、秋最盛產

前製及料理訣竅

| 處理要訣 | 保存方法 |

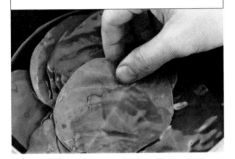

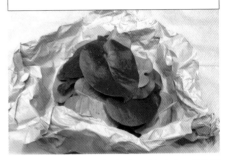

清洗時,將川七在流動的水中輕輕漂洗即可。如果家裡有放置較久、略呈脫水的川七,亦可泡水10分鐘使其「回春」,但一定要儘速食用以免變質。

川七買回後不須先清洗,並注意不要折到葉片,即可以紙袋裝起、冷藏保存。

Let's Cook!

麻油川七

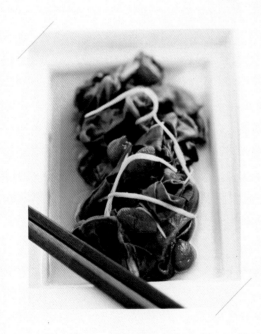

材料
川七葉200g、老薑絲30g、枸杞10g、麻油3大匙

調味料
素蠔油2大匙、米酒3大匙、糖1/2小匙

作法
1 仔細清洗葉片上的細沙,漂洗乾淨備用。
2 炒鍋燒乾,放入老薑絲煸炒出味,再加入麻油、枸杞與川七葉翻炒至顏色變深,加入所有調味料收汁即可。

龍鬚菜

葉菜類

嫩葉部份長得有點像龍的捲捲鬍鬚，因而得名，它是佛手瓜的幼藤，也是生命力極強的野菜。除了含有豐富的維生素，大量的膳食纖維還能幫助穩定血糖、降低膽固醇和增進腸胃蠕動；汆燙後涼拌或熱炒，簡單又美味！

CHECK!

龍鬚部份不要變色
捲捲的龍鬚應該是深綠或翠綠色，若已經轉黃或變咖啡色，表示不新鮮。

CHECK!

葉片要綠，不要有水傷
盡量挑選沒有帶黃葉、也沒有水傷的葉菜，這樣表示比較新鮮。

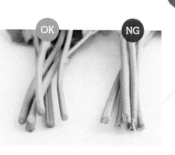

OK　NG

CHECK!

莖底部不要太乾
底部不乾燥表示菜的含水量足夠，吃起來口感會比較好。

主要產地
苗栗、南投、高雄、花蓮

盛產季節
春、夏、秋；4—10月

60

前製及料理訣竅

處理要訣

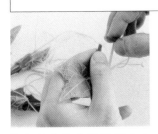

將上方葉片和鬚根摘成小段，並去除比較粗糙的莖段纖維。

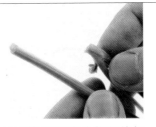

可切除吃起來會較硬的根部，保留的莖梗，再剝除纖維，吃起來比較不礙口。

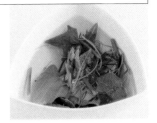

摘成小段、去掉粗纖維後再漂洗乾淨。

烹調建議

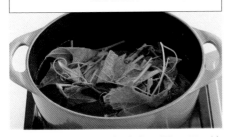

烹調龍鬚菜前，可先稍微氽燙一下，這樣可去澀味，吃起來也比較滑順。

保存方法

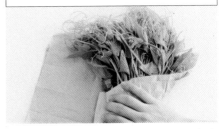

如果不馬上烹調，要保持乾燥，用牛皮紙包起來放入冷藏，最好3天內能料理完畢。

Let's Cook!

肉絲炒龍鬚菜

材料

龍鬚菜300g、細豬肉絲30g、薑絲20g、沙拉油30cc

調味料

醬油1大匙、高湯50cc、米酒20cc、鹽巴1小匙、糖1小匙

作法

1. 龍鬚菜洗淨切成段，放入滾水中氽燙30秒後取出。
2. 熱鍋加入沙拉油，爆香薑絲，再放入龍鬚菜拌炒，接續加入其他調味料，炒軟收汁即可。

Amaranth | # 莧菜 | 葉菜類

輕盈、口感滑嫩的莧菜，由於容易栽培，加上富含鐵質，又能促進造血以及腸胃蠕動，因此一直是深受台灣人家喜愛的蔬菜之一。市場上最常見的就是翠綠葉片的白莧菜，以及帶有些許紅斑的紅莧菜，有些人會與紅鳳菜搞混，其實是不同的菜種喔！

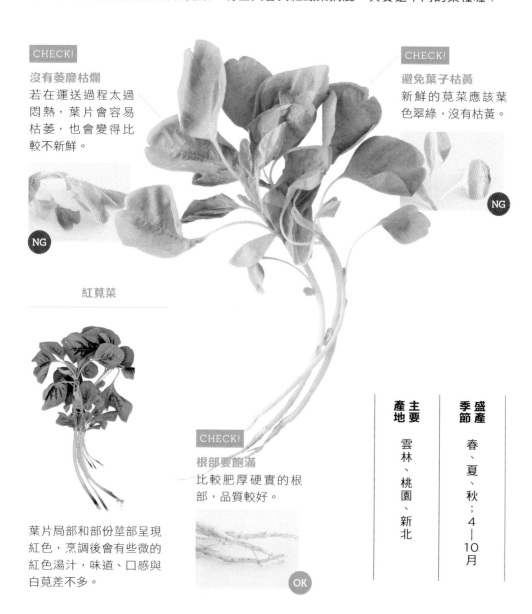

CHECK!

沒有萎靡枯爛
若在運送過程太過悶熱，葉片會容易枯萎，也會變得比較不新鮮。

NG

CHECK!

避免葉子枯黃
新鮮的莧菜應該葉色翠綠，沒有枯黃。

NG

紅莧菜

CHECK!

根部要飽滿
比較肥厚硬實的根部，品質較好。

OK

葉片局部和部份莖部呈現紅色，烹調後會有些微的紅色湯汁，味道、口感與白莧差不多。

主要產地	盛產季節
雲林、桃園、新北	春、夏、秋；4—10月

前製及料理訣竅

處理要訣

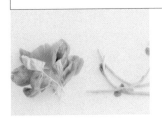

莧菜的葉片質感較嫩，建議可先將莖和葉分開再處理。

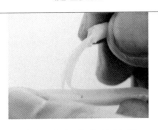

莖的部分表皮會比較粗，所以可以剝除纖維，吃起來會比較滑口。

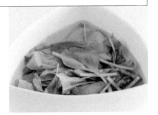

建議切成小段後再漂洗，因為莧菜的葉片較薄、質地軟，這樣比較不會洗爛葉面。

常見切法		保存方法

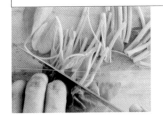

最一般的方法就是沿著莖部往上切成段。

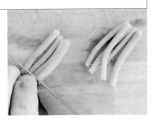

若已先將葉片部份分離，莖的部份通常也是切成段，再一起拌炒，或單獨汆燙做成涼拌。

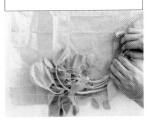

買回家的莧菜若不當天烹調，要先挑去枯黃的葉子，再用牛皮紙包起來冷藏，1-2天內須食用完畢。

Let's Cook!

小魚莧菜湯

材料
莧菜150g、小丁香魚30g、蒜碎1顆

調味料
高湯600cc、米酒50cc、鹽巴1小匙、
胡椒粉1小匙、香油15cc

作法
1 莧菜洗淨切成小段，丁香魚洗淨備用。
2 鍋內放入高湯、蒜碎、丁香魚煮滾，接續放入其餘調味料，轉小火再續煮5分鐘即可。

麻芛ㄇㄟˋ

mua-inn

（麻薏）

葉菜類

黃麻的嫩葉，當黃麻的梗皮做成麻布袋或麻繩時，嫩葉和嫩芽就被惜物的農民做為農家菜，是中部地區的特產，尤以台中南屯為主要產區。因麻芛吃來有苦味，在北部市場看到的常是改良後的甜麻芛，含豐富的維生素B1、B2、鉀、鈣、磷、鐵和葉紅素。麻芛不但是台中的特產食材，麻芛湯也成為極富台中特色的古早味之一。

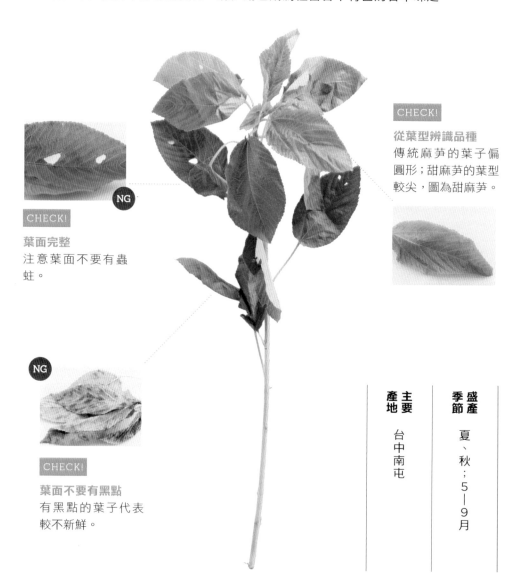

CHECK!
從葉型辨識品種
傳統麻芛的葉子偏圓形；甜麻芛的葉型較尖，圖為甜麻芛。

NG

CHECK!
葉面完整
注意葉面不要有蟲蛀。

NG

CHECK!
葉面不要有黑點
有黑點的葉子代表較不新鮮。

主要產地

台中南屯

盛產季節

夏、秋；5─9月

前製及料理訣竅

處理要訣

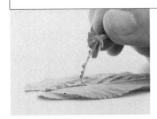

烹煮前,要先從葉子的下端,將莖和葉脈撕下

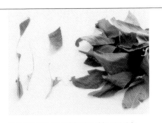

將撕下的莖與葉脈放一旁,麻芛的葉子撕小片。

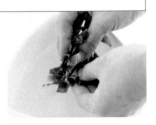

將麻芛用水清洗乾淨。

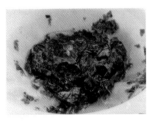

架一個網子(或放入洗衣袋裡)用手搓洗麻芛,搓出白泡沫並洗出苦水。

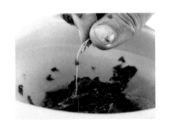

搓洗時如還有發現葉脈或莖,可挑起。將洗好的麻芛揉成團後即可準備煮湯!

保存方法

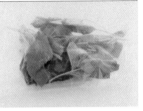

保持乾燥,包在塑膠袋內,放入冰箱冷藏可放2天。

Let's Cook!

甜麻芛甘薯湯

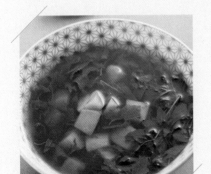

材料
地瓜100g、麻芛200g、開水800cc、鹽巴1小匙、冰糖1小匙

作法

1 甜麻芛洗淨,剝除粗糙的葉脈部份,取出細嫩的葉片,放在瀝水網中用力搓洗,搓出白泡沫並洗出苦水後揉成團備用。

2 地瓜切成約1公分丁狀,與開水一起煮滾,煮至地瓜熟透,再加入搓洗好的甜麻芛,續煮5分鐘,直至湯品呈現黏稠細緻狀,加入調味料拌合即可。(傳統葷食也會加入魚乾一起搭配)

Chinese Cabbage | 大白菜 | 葉菜類

大白菜的纖維含量高達百分之九十，可以促進腸胃蠕動，預防腸癌。再加上它又有豐富的維生素C、E，是一道低熱量又能養顏、滋補的蔬菜。如果想要進行體重控制，不妨多多食用。無論滷、燴、炒、煮湯、醃漬，大白菜本身的甘甜，能讓料理呈現不一樣的好味道。

CHECK!
整體越沈越好
葉子的緊密度高，代表整顆植株的發育比較完全，較能嘗出白菜真正的風味。

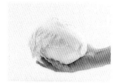

CHECK!
葉緣需翠綠
葉緣翠綠的大白菜風味較佳。

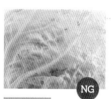

NG

CHECK!
葉面需完整，不能有腐爛、軟垂或水傷的現象
上述的現象，都會使白菜的滋味大打折扣。

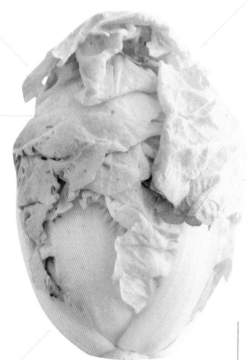

CHECK!
挑選球體緊密不鬆散的白菜
如果大白菜的葉子呈散開狀，代表已經採收一段時間，新鮮度已經打折。

CHECK!
葉莖需白而挺
這樣表示大白菜的含水量足夠，吃起來比較鮮脆。

CHECK!
底部需堅實
白菜底部堅實，表示這個白菜的含水量充足。

盛產季節	主要產地
冬、春、夏；11—8月	彰化、雲林、宜蘭、屏東；夏季是來自梨山、南山等地區的高冷地蔬菜

前製及料理訣竅

常見切法

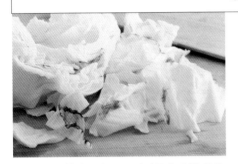

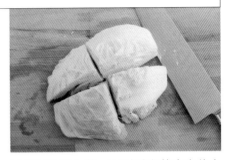

有些大白菜表面無異，切開時才發現內部潰爛，此為受到病菌感染的癥兆，買到這樣的白菜不宜食用。

如果想做滷白菜，可以看白菜本身的大小，洗淨後一開四，或整顆放下去滷，較能吃到完整的葉菜，口感會更濃郁。

烹調建議

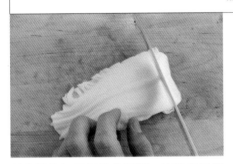

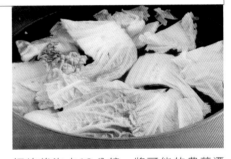

逆著纖維切可把纖維切斷，比較容易煮爛，燜煮也較易吸附湯汁，快炒也會比較脆口。或是以斜切，剖面積較大，較容易入味。

切塊後泡水10分鐘，將可能的農藥漂洗乾淨。

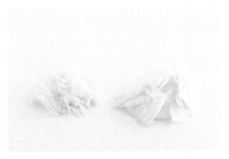

切絲或切塊，再進行後續料理程序。

保存方法

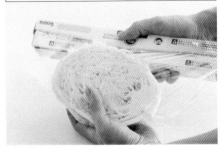

大白菜放在陰涼處，可保存約一個星期。沒吃完的部分，用保鮮膜包裹之後放入冷藏。

山東大白菜

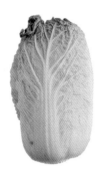

體型較之一般白菜來得「高大」。如果想做韓式泡菜，山東大白菜的葉莖大而爽脆、水分充足，醃漬之後更能釋放出甘味。有些酸菜白肉鍋的醃白菜，也是使用山東大白菜加上發酵的洗米水醃製而成。

天津大白菜

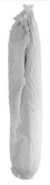

天津大白菜的梗比較薄，葉色翠綠，吃起來略帶甘甜，纖維也很細緻。一般常用於煮湯、燉肉。

高山娃娃菜（抱子芥菜）

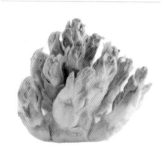

雖然也稱娃娃菜，但其實是芥菜的品種之一，口感細嫩甘甜，炒、燒、燉、煮皆宜。

娃娃菜

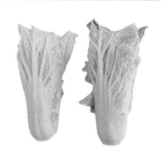

娃娃菜吃起來的菜質比大白菜更為柔軟，味道清甜。快炒或煮火鍋都不錯。

Let's Cook!

千層奶油白菜

材料
大白菜1/4顆、乳酪絲50g

牛奶白醬
牛奶350g、奶油30g、
麵粉30g

調味料
鹽巴2小匙、胡椒2小匙

作法
1　大白菜洗淨剝成片狀，放入滾水中汆燙熟透後取出。
2　鍋內放入奶油，加入麵粉攪炒均勻成為油糊，再慢慢加入牛奶加熱，以打蛋器攪打成為白醬，並以鹽巴、胡椒調味後備用。
3　焗皿內先鋪上大白菜，淋上白醬，撒上起司絲，再繼續重複動作三次，將鋪好的千層白菜放入烤箱，以160度烤8分鐘至表面上色即可。

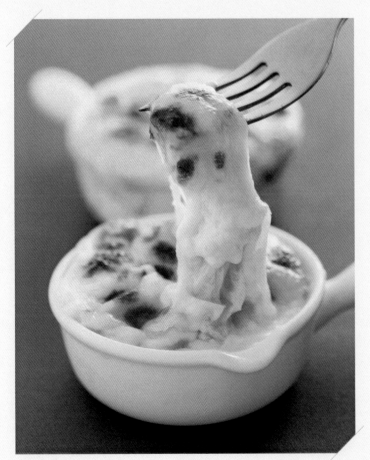

Point!

如果要節省時間，也可用濃湯粉與微波爐來製作簡易白醬。
把白菜切成長段一層層放入碗裡，加水約八分滿，放入市售濃湯粉。
將碗放進低功率微波爐5分鐘，烘烤過程中白菜會出水將濃湯粉溶解，如此即完成簡易白醬。

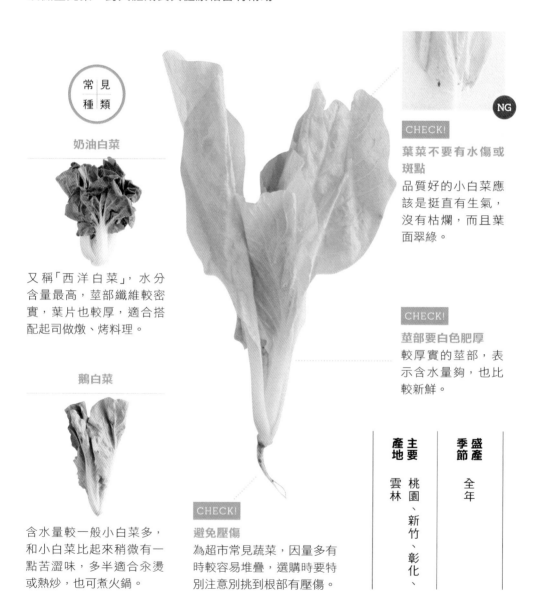

Pak Choi | 小白菜 | 葉菜類

小白菜從播種到收成只要3至4星期,可說是生長相當快速的菜種,它本身清甜的味道通常最適合用來煮湯,或稍微氽燙、搭配少許調味料。其擁有豐富的鈣質、纖維以及微量元素,對人體成長與健康相當有幫助。

常見種類

奶油白菜

又稱「西洋白菜」,水分含量最高,莖部纖維較密實,葉片也較厚,適合搭配起司做燉、烤料理。

鵝白菜

含水量較一般小白菜多,和小白菜比起來稍微有一點苦澀味,多半適合氽燙或熱炒,也可煮火鍋。

NG

CHECK!
葉菜不要有水傷或斑點
品質好的小白菜應該是挺直有生氣,沒有枯爛,而且葉面翠綠。

CHECK!
莖部要白色肥厚
較厚實的莖部,表示含水量夠,也比較新鮮。

CHECK!
避免壓傷
為超市常見蔬菜,因量多有時較容易堆疊,選購時要特別注意別挑到根部有壓傷。

主要產地	盛產季節
桃園、新竹、彰化、雲林	全年

前製及料理訣竅

常見切法

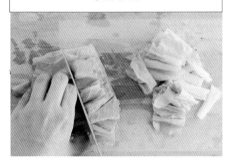

小白菜洗乾淨後，通常都是切成段，切段後再漂洗，之後再依個人喜好汆燙或快炒、煮湯。

處理要訣

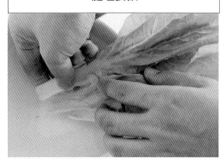

小白菜根部含沙量較多，切除根鬚後，要多加清洗將葉縫裡的細沙去除乾淨。

保存方法

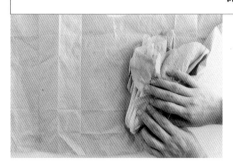

若根部有點腐爛的小白菜，建議先將根部切斷，洗乾淨後再用牛皮紙包起來冷藏，否則會影響小白菜的莖和葉；若根部沒有腐壞，即可直接用牛皮紙包起來冷藏，且最好在1-2天內食用完畢。

Let's Cook!

蘑菇培根小白菜

材料
小白菜1把、培根2片、蘑菇6顆、蒜頭1顆

調味料
橄欖油2大匙、高湯30cc、鹽1/2小匙、胡椒1/2小匙

作法
1 小白菜充分洗淨，切小段泡水瀝乾備用。
2 培根切成粗條片、蘑菇切厚片、蒜頭切片。
3 鍋內放入橄欖油，再放入培根煸炒至香味出現，再加入蒜片與蘑菇，等待蘑菇表面出水後，加入高湯與小白菜拌炒，並加入鹽與胡椒調味後收汁即可。

Rape | 油菜

葉菜類

古早的台灣人很喜歡說女孩子是油菜籽命，扔到哪就長在哪。油菜是農民眼中最好的綠肥，蟲害少、不畏寒且易生長，含有維生素Ａ、Ｂ、Ｃ，並富含鈣質、胡蘿蔔素及纖維質。而另一種常見的小松菜又稱日本油菜，則同為十字花科芸薹屬家族的蔬菜。

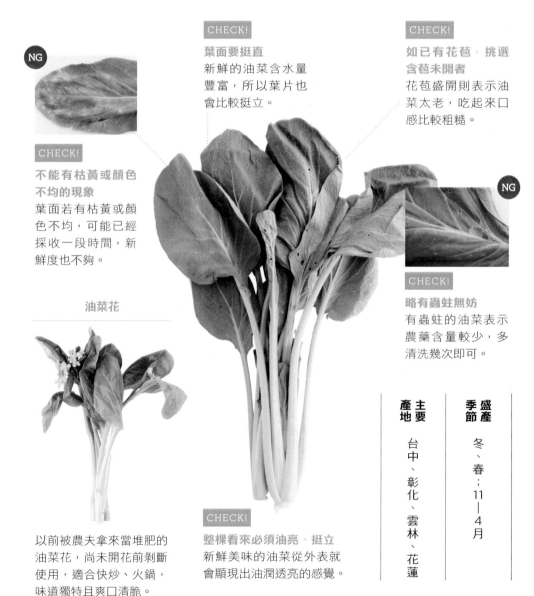

CHECK!
葉面要挺直
新鮮的油菜含水量豐富，所以葉片也會比較挺立。

CHECK!
如已有花苞，挑選含苞未開者
花苞盛開則表示油菜太老，吃起來口感比較粗糙。

NG

CHECK!
不能有枯黃或顏色不均的現象
葉面若有枯黃或顏色不均，可能已經採收一段時間，新鮮度也不夠。

NG

CHECK!
略有蟲蛀無妨
有蟲蛀的油菜表示農藥含量較少，多清洗幾次即可。

油菜花

以前被農夫拿來當堆肥的油菜花，尚未開花前剝斷使用，適合快炒、火鍋，味道獨特且爽口清脆。

CHECK!
整棵看來必須油亮、挺立
新鮮美味的油菜從外表就會顯現出油潤透亮的感覺。

主要產地	盛產季節
台中、彰化、雲林、花蓮	冬、春；11—4月

前製及料理訣竅

處理要訣

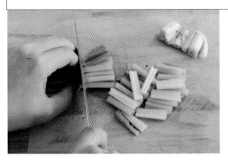

清洗後切除根部，將油菜葉切成適當大小。

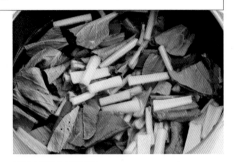

切好後略加漂洗。

烹調建議

如果以清炒方式料理，先下油菜梗拌炒，等梗半熟之後，再放入油菜葉，如此可避免生熟不均的狀況。

保存方法

裝入紙袋或塑膠袋中，放入冷藏。約可存放一個星期。

Let's Cook!

叉燒油菜

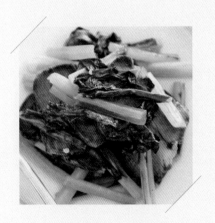

材料
油菜1把、叉燒50g、蒜頭1顆、辣椒1/2條、米酒1大匙、開水100cc、沙拉油1大匙

調味料
鹽1小匙

作法
1 油菜洗淨切段、蒜頭去皮切片、辣椒切片、叉燒切片備用。
2 炒鍋加熱燒乾放入沙拉油，爆香蒜片與辣椒片至釋出香氣，放入叉燒煸炒，再加入米酒與開水煮滾加鹽調味，最後放入油菜翻炒至收汁即可。

Leaf Mustard

芥菜

（包心芥菜）

葉菜類

俗稱刈菜、長年菜，微苦中回甘，是芥菜最迷人的滋味；也因為豐富多層次的味道，不論燉湯或單純炒食都很美味。含有維生素Ａ、Ｂ、鈣質、胡蘿蔔素與煙鹼酸，可以抗癌，治療感冒、咳嗽及促進新陳代謝。可醃製成酸菜及福菜，常見於客家菜系中。

CHECK!

整顆芥菜看來不能太鬆散
如果看起來鬆鬆垂垂，表示新鮮度不足或生長狀態不好。生長狀態良好的芥菜，看起來應該是茂盛且向上，而葉片之間又有空隙可以呼吸。這種芥菜比較甜，風味較好。

CHECK!

挑選莖部肥大、富含水分、有光澤的芥菜
芥菜主要食用莖部，所以挑選莖部肥大、水分充足的，可食用的部分較多，吃來也比較甜。

CHECK!

芥菜的葉脈要完整
葉脈反映了生長狀態，越完整的芥菜生長狀況就越好。

OK

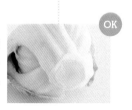

NG

CHECK!

根部要緊實
購買芥菜可先觀察根部，根部越緊實，芥菜就越甘美好吃。

OK

主要產地	盛產季節
新北、桃園、新竹、彰化、雲林、嘉義、台南	冬、春；11—4月

前製及料理訣竅

常見切法

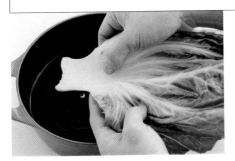

將芥菜葉一片片剝下來,並清洗乾淨。

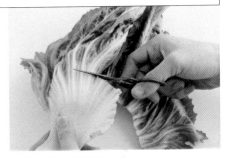

用剪刀剪去葉子的部分。

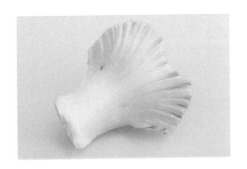

再依需要切成各種形狀。條狀、薄片狀適合炒食;塊狀或厚片適合燉湯;葉子切成碎屑可以炒食或醃漬。

烹調建議

一般人料理多使用芥菜的莖部,但其實芥菜葉也可以吃。將纖維化的芥菜葉剔除後,較為鮮嫩的部分,可以像一般的葉菜類炒來吃。

保存方法

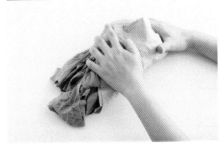

將芥菜用紙包好,放入冷藏,約可保存一週。

芥塊

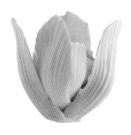

芥塊就是除去葉子只剩莖部的芥菜,由於剔除了「不要」的部分,價格會比芥菜略貴些。

小芥菜

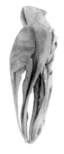

小芥菜是芥菜的一種變種,江浙館子中常見到的雪裡紅就是以小芥菜醃製而成。吃來香氣、水分都很充足,苦味較芥菜為低,卻一樣能回甘,是很受歡迎的開胃小菜。

梅干菜

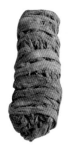

酸菜、福菜剪下的菜葉尾端或掉落的葉片,曝曬至完全乾燥,就是梅干菜。使用前必須充分洗淨,用來蒸製使風味濃厚,梅干扣肉就是最好的代表。

福菜

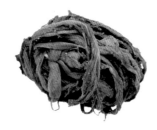

酸菜清洗後、反覆曝曬乾燥至1/3,裝桶倒覆發酵約3個月即為覆菜(即福菜)。可用於炒菜或熬湯。

酸菜

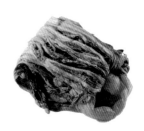

芥菜採收後先曝曬2-3天再醃漬一星期,即為酸菜。用途廣泛,多用來增添料理的風味層次,如常見的炒酸菜、酸菜鴨湯。

Let's Cook!

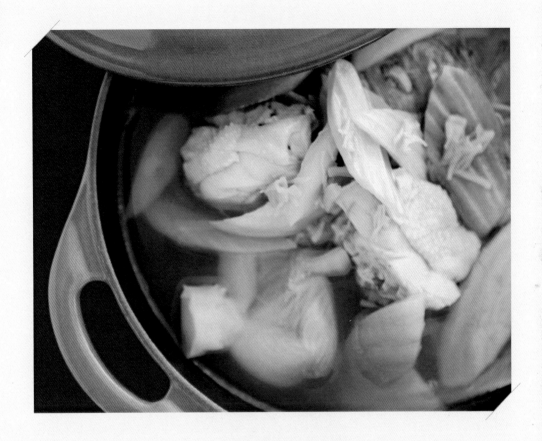

芥菜干貝雞

材料
土雞切塊半隻、芥菜1顆、
乾干貝80g、薑片3片、
米酒30cc

調味料
鹽1大匙

作法
1 雞肉切塊後汆燙撈出，干貝洗淨泡水備用。
2 芥菜剝開成片，將葉片中的沙土沖洗乾淨，切成適當形狀備用。
3 燙過的土雞肉塊與薑片、干貝一起放入燉鍋中燉煮30分鐘，至湯頭出味，再放入芥菜一起燉煮10分鐘並調味即可。

Point! 芥菜會苦會變色，汆燙後立刻冰鎮，或冰鎮時加一點雪碧或糖。雪碧裡的小蘇打成分可以維持芥菜的清脆色澤，也可去除芥菜的苦味。通常兩公升的冰水會加一瓶鋁罐冰雪碧，冰鎮約3分鐘葉子冷卻後，就可以進行後續的料理了！

Garland Chrysanthemum

茼蒿

葉菜類

茼蒿香氣迷人，是冬天時煮火鍋、湯圓的良伴。富含水分，煮熟後體積縮小很多，感覺像是煮菜的人偷吃了，故有「打某菜」趣稱。含有維生素 B、C、鈣、鐵以及纖維，特殊的香氣可以幫助消化，緩解咳嗽現象；也能幫助排水及降低血壓。

CHECK!

葉片厚實
挑選葉片厚實、莖部粗細適中的，吃起來口感會比較細滑。

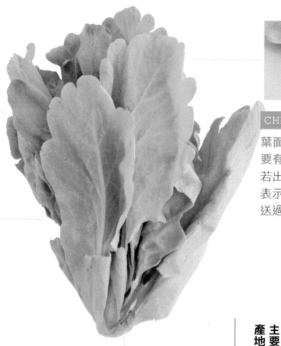

NG

CHECK!

葉面需完整，最好不要有斷裂現象
若出現這樣的狀況，表示可能在產地或運送過程中有所損傷。

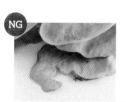

NG

CHECK!

葉緣不能變色或發色
茼蒿是比較脆弱的植物，儲存上也不容易。在挑選時盡量避免挑到葉緣發黑或變色、變黃的。

CHECK!

根部完整飽滿
挑選根部飽滿、完整的茼蒿，吃起來比較美味。

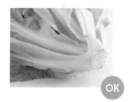

OK

主要產地	盛產季節
新北、桃園、雲林、高雄	秋、冬、春；10—4月

前製及料理訣竅

處理要訣

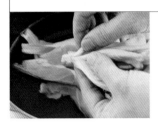

茼蒿由於容易夾帶泥沙，在清洗上需多多費心。先將茼蒿的葉子一片片剝下來。

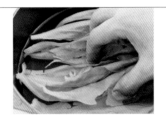

以流動水多清洗幾次。

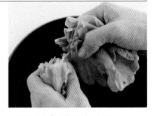

用手撕成所需大小即可。

保存方法

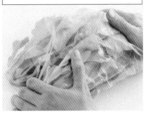

茼蒿很容易壓傷，所以放入冷藏時須小心，不要太擠。儘速食用為宜。

常見種類

鋸葉種茼蒿（山茼蒿）

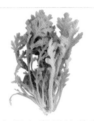

一般市場上常見的茼蒿是大葉種茼蒿，鋸葉種茼蒿又稱日本茼蒿，香氣比一般茼蒿更為濃烈，口感上也粗了那麼一些些，具有「野性」的魅力。

水茼蒿

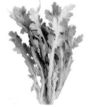

水茼蒿的維生素C含量極高，早期在歐洲做為治療敗血病的醫材。經汆燙後依然爽脆的口感，是火鍋的好搭檔。

Let's Cook!

開陽茼蒿

材料
茼蒿300g、開陽(蝦米)10g、蒜碎10g、橄欖油 30cc

調味料
米酒 30cc、高湯 50cc、鹽巴1小匙、砂糖 1小匙

作法
1 茼蒿充分洗除殘沙，切段後泡水漂洗。
2 乾鍋放入橄欖油，爆香蝦米、蒜碎，再放入茼蒿拌炒，以米酒嗆鍋後，加入高湯與調味料拌勻收汁即可。

Cabbage | 高麗菜 | 葉菜類

台灣人的餐桌上少不了高麗菜，滋味甘甜，富含纖維質、礦物質、碳水化合物和維生素B、C、K、U，光以蒜頭清炒就很美味，還能變化出多種料理方式。高麗菜屬十字花科，大量食用可防癌抗氧化。

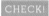

CHECK!

不能有水傷或碰傷
若出現這樣的狀況，表示可能在產地或運送過程中有所損傷。

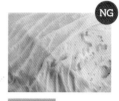 NG

CHECK!

葉面需完整，不能有過多蟲咬的痕跡
適度的蟲咬可被接受，但是如果蟲咬過多，菜葉本身的質地也會受損。

CHECK!

拿起來惦惦重量，感覺手沉才是好吃的高麗菜
好吃的高麗菜會有一定的重量，拿起來太「虛」的滋味都不會太好。

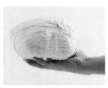

CHECK!

葉片與葉片間需緊密包覆
如果太過鬆散，此顆高麗菜的生長狀況並不好。

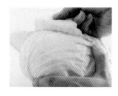

CHECK!

用眼睛觀察，外層的葉子需翠綠，葉緣不能有泛黃
如果高麗菜外層的葉子還留著，挑選顏色翠綠的比較新鮮。如果外層的葉子已經割掉了，那就觀察內層葉子的葉緣，不要選到已經泛黃的高麗菜。

主要產地	盛產季節
桃園、新竹、南投、雲林、宜蘭	全年；12—3月是盛產期

前製及料理訣竅

常見切法

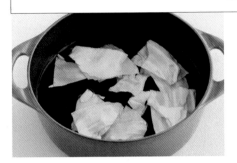

如果需要片狀高麗菜，用手剝下所需要的份量並切成適口大小，浸泡10至20分鐘即可。

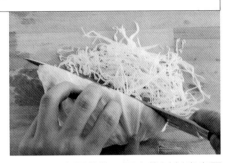

如果需要高麗菜絲，可直接以剖半高麗菜切絲。

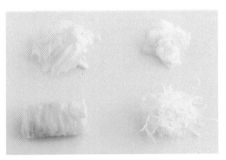

切絲適合搭配肉類生食。切塊適合炒食，也可以把大片的高麗菜葉當成「外衣」，製作菜捲。

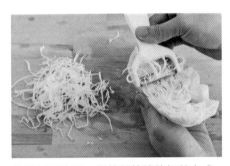

使用刨刀也是一種簡單快速的切絲方式。

保存方法

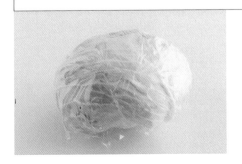

以保鮮膜包裹後放入冰箱冷藏，可存放約一個星期。

烹調建議

高麗菜的味道甘甜，再加上大大的葉面，很適合製作菜捲。製作的方式如下：

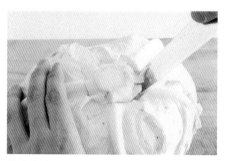

從底部將高麗菜的根部切除取出，注意不要割斷葉面。

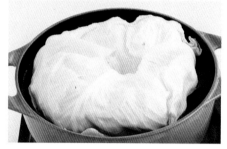

將整顆高麗菜放入熱水中汆燙至軟。

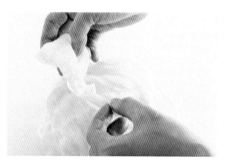

撈起後將高麗菜葉一葉葉小心剝下來。

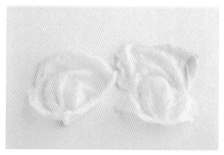

待涼後就可以包入內餡，製作各式高麗菜捲了。

常見種類

頂尖甘藍菜

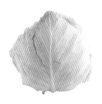

也是甘藍菜的一種，看到照片就能明白為什麼要叫「頂尖」。滋味和一般高麗菜相去不遠。

梨山高麗菜

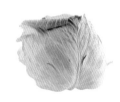

梨山高麗菜個頭比一般高麗菜來得「壯碩」，也因為高山的種植環境不同於平地，早晚溫差大，種植出來的高麗菜吃起來更為甘甜脆口。

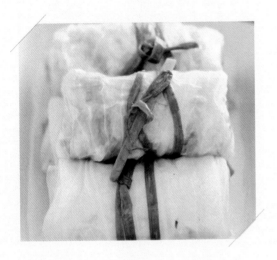

蔬香高麗菜捲

作法

1 高麗菜去心，整顆用熱水燙過，或直接剝開外葉氽燙後，修除多餘邊緣部份，整理成一片一片的高麗菜葉，並將切整下來的高麗菜切細絲當成內餡備用。

2 乾香菇泡水後切成細絲，豆芽菜洗淨，紅蘿蔔、豆干切成細絲。

3 取一鍋，放入些許橄欖油，依序放入紅蘿蔔絲、香菇絲、豆干、豆芽菜炒至香軟，再加入調味料調味，拌勻後冷卻。

4 蒜苗葉燙過，切成細長條狀，取高麗菜葉皮，放上一口大小的蔬菜絲餡料，捲起後以蒜苗葉長條打結，待全部完成後，放入蒸鍋內蒸煮5分鐘即可。

材料

高麗菜150g、乾香菇3朵、豆芽菜50g、紅蘿蔔20g、豆干2塊、蒜苗葉2長條、橄欖油30cc

材料

五香粉少許、鹽1小匙、胡椒1小匙、醬油2小匙、香油20cc

高麗菜心（甘藍芽、小甘藍）

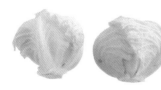

高麗菜心算是高麗菜的「副產品」。高麗菜收割之後，根部會再長出小小的芽，讓它生長一小段時間再行摘採，就是高麗菜芽了。其口感較高麗菜來的硬，甘甜度略低，但是香氣很足。炒食、氽燙或燉湯都很美味。

紫甘藍菜（紫包心）

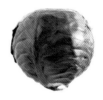

紫甘藍的色澤豔麗，除了有著紫色植物都有的抗氧化成分OPC（原花青素），還有豐富的維生素C與纖維質，是很棒的美容保健食品。適合醃漬、燉煮或做成甜點料理，其鮮豔的色澤也可打汁混入麵糰中，做為天然的染色劑。

Brussels Sprout 抱子甘藍

葉菜類

原產於地中海，別名芽甘藍、子持甘藍，有別於大家對於甘藍種植在地上的印象，完株呈現像是狼牙棒般的結果樹狀，富含蛋白質、維生素與葉酸，位居甘藍類蔬菜之首，味道略微苦澀，更是不為人知的「助孕食物」，它富含的「葉酸」是提升男女性生育力的關鍵營養素。

CHECK!

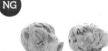

不要黃葉、破損
逾期囤放、保存不當使葉片變黃破損，甚至內部可能損壞，不建議購買。

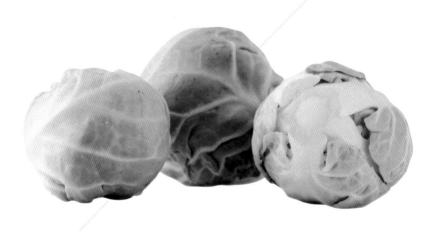

CHECK!

結實渾厚口感佳
夠新鮮的抱子甘藍很硬實，代表水分足夠，料理起來也會比較鮮甜可口。

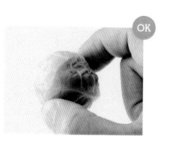

盛產季節｜台灣於夏季種植、冬季採收；全年供應多為運輸進口

主要產地｜宜蘭、台中、南投，高冷地區適合種植

84

前製及料理訣竅

常見切法

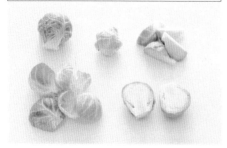

整顆可以烤焙、油炸食用,切割後可以快炒、乾煎都很合適,高級餐廳裡更會運用精緻葉片烹調後作為配菜盤飾。

皺葉甘藍

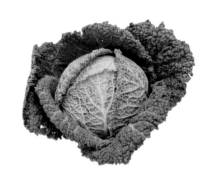

源自歐洲的品種,味道濃郁,整體口感較為硬實,且營養價值很高,剝葉充分洗淨瀝乾可生食,特殊的皺褶容易吸附醬汁,適合與油脂豐富的食材結合,作為湯品、菜捲、燉、炒都十分推薦。

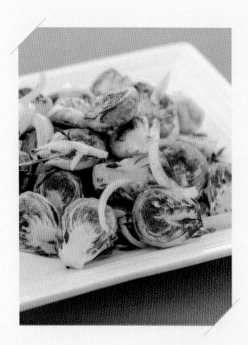

Let's Cook!

香料子甘藍

材料
抱子甘藍 200g、百里香5g、洋蔥絲20g、橄欖油50cc

調味料
海鹽8g、現磨胡椒5g

作法
1 抱子甘藍洗淨,去除多餘外皮後切半,擦乾備用。
2 鍋內小火加熱橄欖油,放入百里香使油脂充滿香氣。
3 放入切半的抱子甘藍,煎至兩面金黃,起鍋前撒上海鹽、胡椒即可。

京水菜

葉菜類

京水菜又稱水菜，原本是日本「京野菜」的一種；近年來風行全日本，也逐漸傳到了台灣。含有豐富胡蘿蔔素、維生素Ａ、Ｃ，以及鈣、鐵、鎂等微量礦物元素。京水菜的口感細膩清脆，再加上味道非常清淡、帶著微微的苦，可以和各種調味及烹飪方式完美搭配。

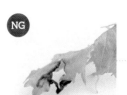

CHECK!

葉面需完整，不能有腐爛或變黑的狀況
不要有水傷或壓到，吃起來口感較好。

CHECK!

認明安全蔬菜的標章
京水菜在台灣的種植並不算普及，多屬有機精緻種植，認清標章即可放心購買。

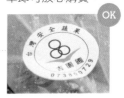

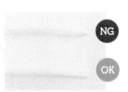

CHECK!

梗不能有壓傷
有壓傷現象的京水菜很快就會腐爛，最好不要買。

主要產地

桃園、台南

盛產季節

全年；12—3月是盛產期

前製及料理訣竅

處理要訣
將根部切除，在流動水中輕輕漂洗乾淨即可。

烹調建議
京水菜質地細嫩，富含水分，如果要放入火鍋或壽喜燒中，略微氽燙即可撈起食用，才能享受清脆的口感。

保存方法

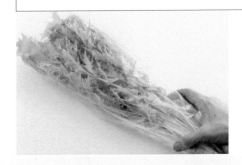

連同原包裝袋放入冰箱，並儘速食用。

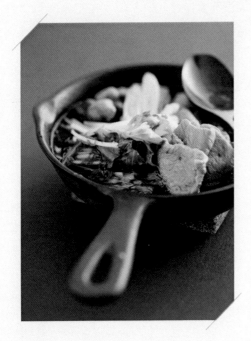

Let's Cook!

壽喜京水菜

材料
京水菜1把、霜降牛肉片6片、五花豬肉片6片、洋菇4朵、蒜苗片1小段、小玉米筍2條、涓豆腐1塊

材料
市售壽喜燒醬100cc、高湯200cc

作法
1 京水菜與蔬菜洗淨後切成小段備用。
2 將壽喜燒醬與高湯混合均勻後放入鍋內煮滾。
3 依序放入涓豆腐、洋菇、小玉米筍、蒜苗片煮至熟透。
4 最後再放入肉片與京水菜燙熟即可。

Pea Sprout | 大豆苗 | 葉菜類

大豆苗即為葉用豌豆苗，含有豐富的葉綠素、維生素 B、C、氨基酸和 β-胡蘿蔔素，口感細緻、顏色翠綠而討喜，不論以清炒、用上湯調味，或做為盤飾、飾底都很合適。也有清熱及消水腫的功能，如果擔心每日的飲食不夠均衡，可以多多食用大豆苗，能收去火之效。

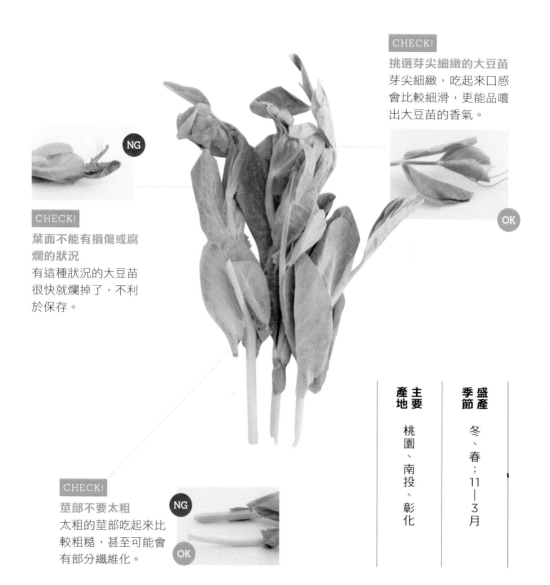

CHECK!
挑選芽尖細緻的大豆苗
芽尖細緻，吃起來口感會比較細滑，更能品嚐出大豆苗的香氣。

OK

NG

CHECK!
葉面不能有損傷或腐爛的狀況
有這種狀況的大豆苗很快就爛掉了，不利於保存。

CHECK!
莖部不要太粗
太粗的莖部吃起來比較粗糙，甚至可能會有部分纖維化。

NG

OK

主要產地 桃園、南投、彰化

盛產季節 冬、春；11—3月

前製及料理訣竅

常見切法

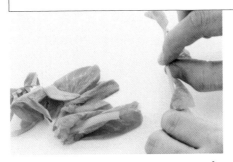 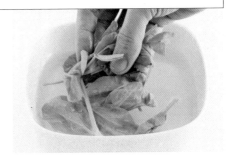

摘取大豆苗質地細嫩的部分，並把不好的葉子剔除即可。

處理好的大豆苗建議用水反覆漂洗數次，即可進行後續料理。

保存方法

連同原包裝袋放入冰箱，並儘速食用。

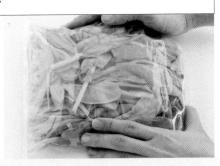

Let's Cook!

蘑菇豆苗

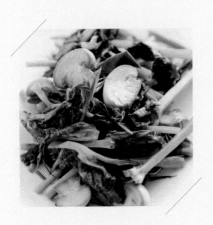

材料
大豆苗1包、蘑菇6顆、蒜片30g、橄欖油30cc

調味料
鹽巴1小匙、胡椒1小匙、米酒30cc、高湯30cc

作法
1 大豆苗洗淨，切段、蘑菇切厚片備用。
2 乾鍋放入橄欖油，爆香蒜片，放入蘑菇片焗炒至金黃，再放入大豆苗拌炒，加入米酒嗆鍋，接續放入高湯，以鹽、胡椒調味拌勻即可

Sweet Potato Leaves

地瓜葉

葉菜類

地瓜葉又稱番薯葉，極富營養價值，富含維生素A、C、β-胡蘿蔔素、膳食纖維、葉酸與鉀、鈣、鐵等；能幫助抗氧化、讓排便更通暢、改善皮膚粗糙、保護視力以及改善心血管疾病。

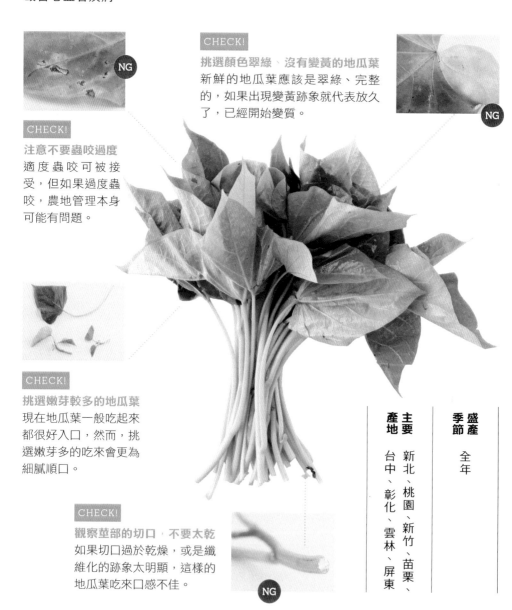

CHECK!
挑選顏色翠綠、沒有變黃的地瓜葉
新鮮的地瓜葉應該是翠綠、完整的，如果出現變黃跡象就代表放久了，已經開始變質。

CHECK!
注意不要蟲咬過度
適度蟲咬可被接受，但如果過度蟲咬，農地管理本身可能有問題。

CHECK!
挑選嫩芽較多的地瓜葉
現在地瓜葉一般吃起來都很好入口，然而，挑選嫩芽多的吃來會更為細膩順口。

CHECK!
觀察莖部的切口，不要太乾
如果切口過於乾燥，或是纖維化的跡象太明顯，這樣的地瓜葉吃來口感不佳。

盛產季節	主要產地
全年	新北、桃園、新竹、苗栗、台中、彰化、雲林、屏東

前製及料理訣竅

常見切法

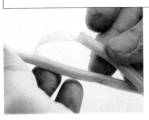

將地瓜葉梗部的厚皮纖維撕下來，葉片也摘下來。

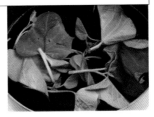

將切好的梗和葉片沖洗乾淨後泡水，約泡半小時。

烹調建議

地瓜葉如果採汆燙方式，不要燙過久，以免營養流失。含有脂溶性 β 胡蘿蔔素，用炒的方式更能釋放出營養。

保存方法

將地瓜葉用紙包起來放入冰箱冷藏，可保存3至5天。

常見種類

槭葉地瓜葉

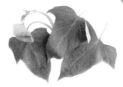

葉型長得像槭樹葉，但吃起來略為乾澀。

紅地瓜葉

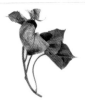

含有花青素且多酚含量高，可抗氧化、提高免疫力，是另一種好選擇。

Let's Cook!

地瓜葉水餃

材料

地瓜葉汁120cc（地瓜葉汆燙後冰鎮，加入適量開水攪打後過濾成汁）、麵粉200g、鹽巴1/3小匙

調味料

地瓜葉80g、豆干2片、冬粉50g、蝦米5g、香油1大匙、鹽巴1小匙、胡椒1小匙、糖1/2小匙

作法

1. 混合餃皮材料，充分揉合成麵團（若太濕潤可適量增加麵粉調整）。
2. 內餡用的地瓜葉汆燙後瀝乾，切成末狀備用。
3. 豆干、冬粉、蝦米剁成細末與地瓜葉末混合，並以香油、鹽巴、胡椒、糖調味，攪打成為內餡料。
4. 將地瓜葉麵團分切成小糰（約15g），擀成圓片狀，包入地瓜葉內餡。
5. 煮一鍋滾水，放入地瓜葉水餃，等待水二次沸騰後，加入一碗冷水，再度煮至水餃浮上水面即可撈出享用。

芥藍

葉菜類

別名又稱芥蘭菜、格蘭菜；好像塗有一層蠟且帶有粉質的葉片是芥藍菜的特色，所以清洗時不需要刻意刷除那層粉蠟；它具有一種人體無法自行合成的黃體素，對眼睛保健相當有幫助，而且富含維生素與多種礦物質和纖維，對人體新陳代謝和清血也有助益。

CHECK!
葉片濃綠厚實
日照充足且新鮮的芥藍，葉片不會枯黃。

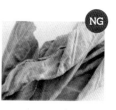

NG

CHECK!
葉面不要枯爛或凍傷
萎縮的葉片鮮度比較不好，也會影響口感。

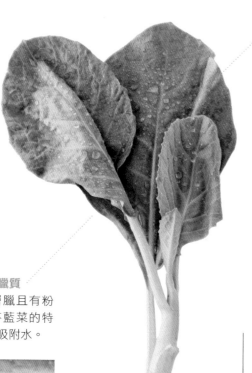

CHECK!
葉片帶粉、有臘質
好像塗有一層臘且有粉質的葉片是芥藍菜的特色，而且不易吸附水。

OK

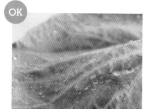

主要產地　新北、桃園、雲林、台南

盛產季節　全年

前製及料理訣竅

常見切法

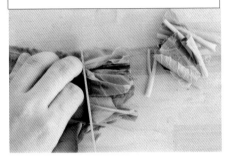

芥藍除了整根下去汆燙,最常見的就是切成一段一段,洗淨後,下鍋快炒。

保存方法

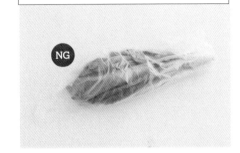

NG

用牛皮紙包好放入冷藏,不要用塑膠袋,因為芥藍容易釋放水氣,悶住會有異味。

處理要訣

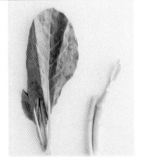

由於粗大的莖纖維比較老,建議先將葉子和莖分開,以便清洗和單獨處理莖部。

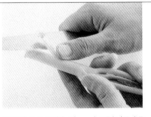

建議用刀輔助,切除根部後,從底部往上去除外皮纖維。

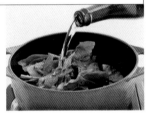

芥藍菜天生有微微的苦甘味,如果不喜歡這種味道,可以在水滾後,加入少許米酒(大約水量的1/5),再放入芥藍菜汆燙約3分鐘即可。

整株皆可食!

Tips!

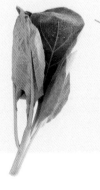

芥藍菜葉片
除了汆燙或熱炒,還可將葉片切成細絲拌入鹹粥、湯品,或搭配港式煲仔飯。

芥藍菜的莖部
去除外皮粗厚纖維、切成細塊後,可做成醃菜,當作早餐或開胃小菜。

白花芥藍

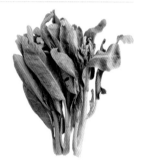

顏色較深綠，長得較矮短，花蕾偏白綠色，適合熱炒。

黃花芥藍

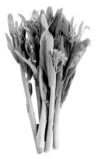

葉片顏色偏黃綠色，身形較修長，花蕾為黃色，汆燙、熱炒都合宜。

Let's Cook!

清炒牛肉芥蘭

材料
芥藍菜1把、牛肉片50g、辣椒1/2根、蒜頭2顆

牛肉醃料
醬油1大匙、米酒1大匙、香油1小匙、太白粉10g

材料
蠔油2大匙、高湯100cc、米酒2大匙、沙拉油30g

作法
1 芥藍菜洗淨，切成小段，辣椒、蒜頭切片，牛肉片以醃料醃製備用。
2 乾鍋內放入沙拉油，加入醃好的牛肉片炒至變色，放入辣椒與蒜片焗香，最後放入芥藍菜翻炒，並加入調味料拌炒收汁即可。

Point!

醃肉時加點香油或沙拉油，吃起來口感會比較滑順。炒的時候記得用溫油，牛肉吃起來會特別順口喔。

A菜
（本島萵苣）

Taiwanese Lettuce

葉菜類

又稱「台灣萵苣」，為菊科植物，和一般萵苣類一樣，帶有微微苦底與香氣，含 β-胡蘿蔔素、維生素B、C、菸鹼酸等，能幫助發育、消水腫、促進乳汁分泌。

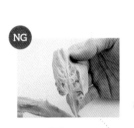

NG

CHECK!

葉子不要有乾燥、枯黃或風傷的現象
有這些現象都影響A菜的風味，最好不要購買。

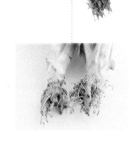

NG

CHECK!

A菜的莖部必須挺立，葉子不能垂下來
這樣的A菜已經脫水也不新鮮了。

主要產地 新北、彰化、雲林

盛產季節 全年

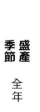

CHECK!

根部帶泥的比較新鮮
可以觀察A菜的根部，如果根部強健而且帶著泥沙，就會是好吃的A菜。

前製及料理訣竅

處理要訣

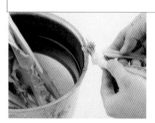

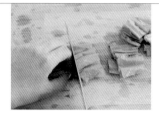

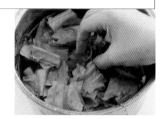

將不好的葉子先挑除，然後一片片剝開，先把藏在葉片中的泥沙及髒污沖洗乾淨。

將A菜切成段。

切段之後泡水15分鐘左右，再進行烹飪。

烹調建議		保存方法

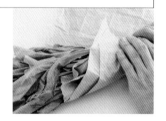

如果要將A菜炒來吃，下油量要多一點，並且以大火快炒，口感會比較脆，葉綠素也比較不會被破壞。

將A菜用紙包裹起來，直立放入冰箱中冷藏，可保存3至5天。

常見 ｜ 種類

尖A（白尖A菜）

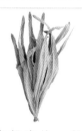

尖A吃起來比一般A菜甜，苦味不會那麼重，葉子也比較飽滿。不過價格也因此會比較高一點。

A菜心（萵筍）

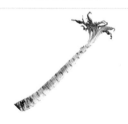

又稱萵筍。口感很脆，通常會用來製作醃漬小菜、涼拌或快炒。

水耕A菜

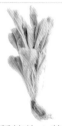

以水耕種植的A菜，菜味較土耕清淡，但嫩度和脆度都很不錯，烹調方式和一般A菜無異。

Let's Cook!

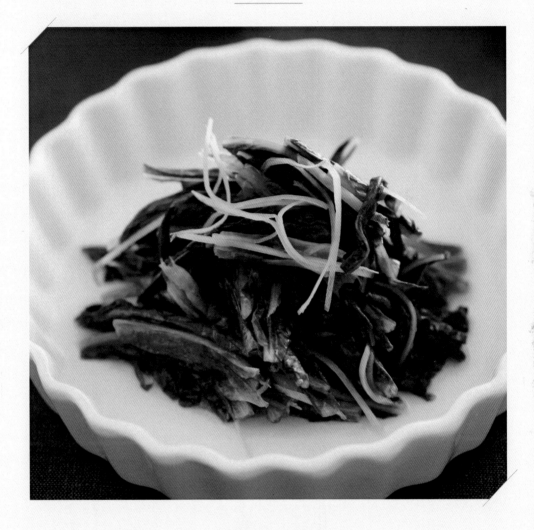

薑絲A菜

材料
A菜1把、薑絲15g

調味料
米酒1大匙、開水2大匙、
鹽巴2小匙

作法
1 A菜洗淨切段，放入水盆內漂洗多次，去除爛葉與沙土後瀝乾。
2 鍋內放入少許沙拉油，放入薑絲爆香出味，再放入A菜拌炒，加入米酒嗆鍋增加香氣，再加一些開水翻炒將菜煮熟，起鍋前以鹽巴調味即可。

青江菜

Pak Choy | 青江菜 | 葉菜類

又稱湯匙菜，得名自圓潤而寬大的莖部。富含維生素 A、C，以及蛋白質、醣類、鈣質與鐵質，再加上幾乎全年都可以生產，是台灣菜蔬中價廉物美的首選。清炒、煮湯固然美味，就算是燜久了，一樣有迷人的香氣。著名的上海菜飯，如果少了青江菜，味道也就不對了！

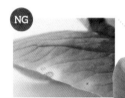

NG

CHECK!
葉子必須是青綠色，不能有變黃或枯萎
如果葉面變黃，表示已經放太久了。

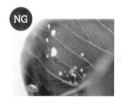

NG

CHECK!
適度的蟲咬可以接受
有蟲咬是可以接受的，但是如果蟲咬過度，葉子本身的滋味跟養分也有毀損。

CHECK!
整個植株要挺、要緊實
這樣的青江菜除了新鮮之外，口感也會比較脆而甜美。

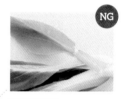

NG

CHECK!
莖不能有斷裂的現象
莖如果有斷裂現象，可能在運送過程中有碰撞或擠壓。

CHECK!
接近根部的莖要寬大
莖部寬大的青江菜，其滋味比較濃郁，保水度也夠。

主要產地	盛產季節
桃園、高雄、屏東、彰化、南投	全年；秋冬營養價值高

前製及料理訣竅

處理要訣

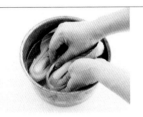

青江菜很容易夾藏泥沙，清洗時先將整顆青江菜放入水中甩動。

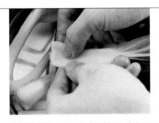

從根部一片片把葉子剝下來，並仔細沖洗。

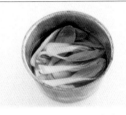

把剝下來的葉子放入水中浸泡10分鐘，以去除農藥。

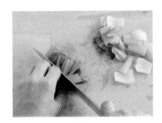

切成適口大小。

烹調建議

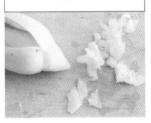

將根部削尖，汆燙後冰鎮，整顆或切半使用，即是餐廳常見的裝飾蔬菜。

保存方法

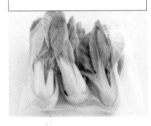

把青江菜裝入袋中，放入冰箱直立冷藏，可存放3至5天。小心不要塞得太緊密，以免壓壞了葉子。

Let's Cook!

翡翠蛋炒飯

材料
青江菜2顆、雞蛋1顆、白米飯1碗、蒜末5g、沙拉油30cc

調味料
鹽巴2小匙、白胡椒粉1小匙、香油5cc

作法

1 青江菜洗淨，一片一片剝乾淨，仔細沖去頭部的泥沙，泡水漂洗。

2 將青江菜放入滾水中汆燙後取出，冷卻後剁成末備用。

3 雞蛋以少許鹽巴、胡椒調味成蛋液備用。

4 乾鍋內，放入沙拉油加熱，倒入蛋液快速炒拌成碎蛋，再加入白米飯翻炒鬆散，接續放入青江菜末、蒜末充分翻炒，再加調味料炒鬆拌勻即可。

塔菇菜

Tatsoi

（塌棵菜、塌菜）

葉菜類

塔菇菜屬於十字花科的青菜，富含維生素C和鈣質，吃起來味道有點像青江菜，上海人常拿它來做料理。用來當餃子、包子的餡料或煮湯也都很適合。

CHECK!
葉片不要破損或枯黃
盡量挑選深綠、沒有破損的葉片，這樣比較新鮮。

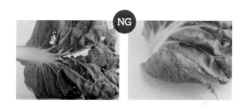

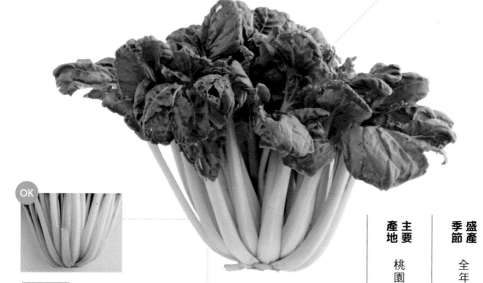

OK

CHECK!
莖梗要厚實
白色部分的莖梗要比較厚實，吃起來口感會比較脆。

主要 產地	盛產 季節
桃園	全年

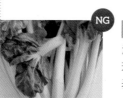

CHECK!
沒有折損
若莖、葉出現折損，表示品質比較差。

前製及料理訣竅

處理要訣

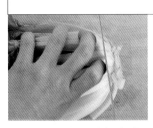 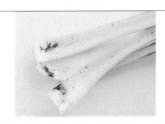 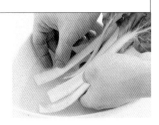

塔菇菜靠近根部的梗含沙量較多，料理前要先切開底部，一根一根仔細清洗乾淨。

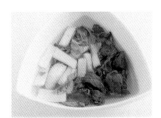

| 常見切法 |
| 保存方法 |

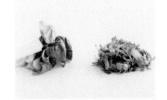 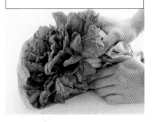

也可切成小段後，再放入水中浸泡一下，以確保乾淨。

通常會切成細末一起炒飯，也可切小段清炒或搭配肉絲，味道也不錯。

沒有即刻要料理的塔菇菜，可先用牛皮紙包起來放入冷藏，並於2~3天內烹調食用。

Let's Cook!

臘腸塔菇菜飯

材料
塔菇菜80g、臘腸2條、薑5g、白米200g、高湯230cc、橄欖油 30cc

調味料
薄鹽醬油50cc、蠔油15g、鹽巴5g、胡椒5g

作法
1　塔菇菜洗淨，切成小段、薑切成片、白米泡水後瀝乾備用。
2　將白米、薑片、高湯放入煮飯鍋內備用。
3　臘腸切斜片，以橄欖油煸炒臘腸上色，與塔菇菜一起加到作法2的煮飯鍋中，拌勻後壓下開關，將飯煮熟，開關跳起先不要急著開蓋，要讓飯燜一下比較好吃。
4　打開煮飯鍋，再將所有調味料拌入至塔菇飯中即可。

皇宮菜
（落葵）

Malabar Spinach

葉菜類

俗稱龍鳳菜，有股特殊的泥土氣味，有些人因此對它敬而遠之。然而，它含有豐富的蛋白質、鈣質、鐵質以及多醣體，營養豐富又能抗癌。再加上植株強健，幾乎不需要噴灑農藥就能成功栽種，非常具有食用價值。

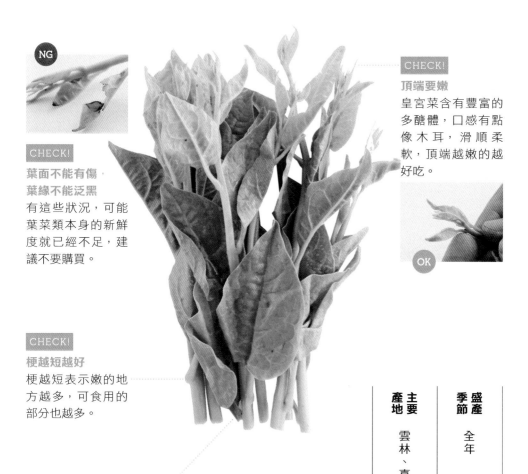

CHECK!
頂端要嫩
皇宮菜含有豐富的多醣體，口感有點像木耳，滑順柔軟，頂端越嫩的越好吃。

CHECK!
葉面不能有傷，葉緣不能泛黑
有這些狀況，可能葉菜類本身的新鮮度就已經不足，建議不要購買。

CHECK!
梗越短越好
梗越短表示嫩的地方越多，可食用的部分也越多。

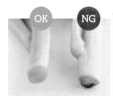

CHECK!
底部需鮮嫩，水分充足
纖維化的梗吃來口感不佳，在挑選時要多加留意。

主要產地	盛產季節
雲林、嘉義	全年

前製及料理訣竅

常見切法

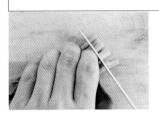

先把底部已經纖維化的梗切除。

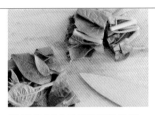

然後依個人喜好切段食用。

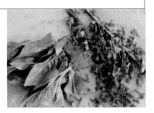

皇宮菜口感柔滑,也可以切碎了和肉類一同煮成羹湯,或是蒸蛋。

保存方法

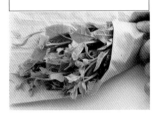

若沒有打算當天烹調,可以放入塑膠袋或紙袋,再直立放入冰箱冷藏;可保存約3天。

烹調建議

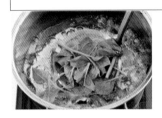

因為皇宮菜有股特殊的氣味,在烹調之前可先以開水燙過;或和大蒜、辣椒、蠔油等共炒,可以降低氣味。搭配麻油共炒,則是一道屬性溫和的坐月子美食。

Let's Cook!

皇宮菜蒸蛋

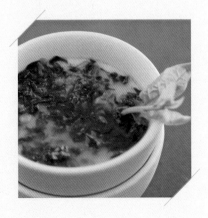

材料

皇宮菜50g、雞蛋2顆、高湯200cc、鹽巴1小匙、糖1/2小匙

作法

1. 皇宮菜洗淨,去除老化纖維部分,汆燙去除澀味後瀝乾,切碎備用。
2. 以1:1.5的比例,混合蛋和高湯,加上鹽巴並打散(可用蛋殼作容器,1顆蛋對上1.5蛋殼的高湯),再將蛋液過篩備用。
3. 將蛋液與作法1的皇宮菜碎混合,並倒入碗中。
4. 蒸鍋加熱至出現蒸氣,放入作法3的蒸蛋液,蓋上蓋子(需留約0.5公分的空隙,使熱度不會過度,蒸出來的蛋才會漂亮),蒸約10分鐘後取出。
5. 取剩餘高湯與皇宮菜一起煮,淋在皇宮菜蒸蛋上即可。

珍珠菜
（角菜）

Lysimachia

葉菜類

葉片帶有特殊香氣的珍珠菜，具有維生素Ａ、Ｂ、Ｃ、蛋白質及鐵質等，是精力湯裡常用的蔬菜之一。鮮嫩芳香的嫩莖和葉片，特別適合切細煮湯，喝起來格外清香退火。

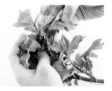

CHECK!

觀察葉面和梗，需鮮嫩不能過度纖維化
太老的珍珠菜吃來口感比較粗，選取時可多加留意。

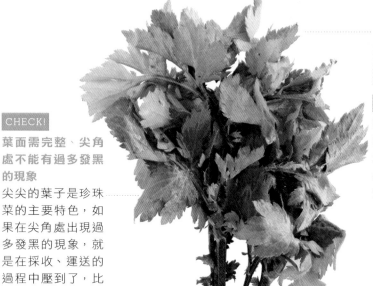

CHECK!

葉面需完整、尖角處不能有過多發黑的現象
尖尖的葉子是珍珠菜的主要特色，如果在尖角處出現過多發黑的現象，就是在採收、運送的過程中壓到了，比較容易壞掉。

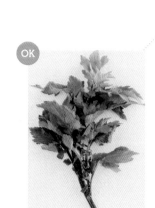

OK

CHECK!

整個植株看來需挺立、富含水分
這樣的珍珠菜比較新鮮，吃起來的口感也會比較好。

主要產地	盛產季節
新竹、苗栗	全年

前製及料理訣竅

常見切法

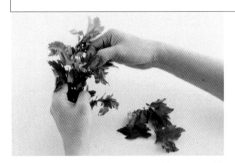 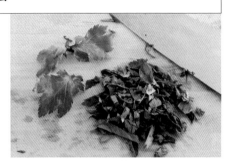

在流動水下漂洗乾淨後,將葉子與嫩莖輕輕摘下來。

珍珠菜也很適合剁碎後做成餡料或是拌入肉丸子中,可增加香氣與口感。

烹調建議

保存方法

珍珠菜可以煮湯、加蒜頭熱炒或剁碎做餡料。其獨特的氣味,也可以做成香料使用。

將珍珠菜用紙包起來放入冷藏,約可保存3天。

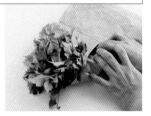

Let's Cook!

珍珠菜炒蛋

材料
珍珠菜1把、土雞蛋1顆、蒜碎20g、沙拉油30cc

調味料
高湯50cc、鹽巴2小匙、胡椒2小匙、香油10cc

作法
1 珍珠菜洗淨、切段,泡水漂洗。
2 土雞蛋加入1/3鹽巴、1/3胡椒調味後打散。
3 乾鍋熱鍋,加入沙拉油燒熱,加入作法2的蛋液,快速攪炒散開成碎蛋花,加入蒜碎,與作法1的珍珠菜拌炒,接續放入高湯與其餘調味料燒煮,融合蛋香與蒜香,待珍珠菜收汁即可。

石蓮花

葉菜類

微酸帶點甘味的石蓮花，含有豐富的膳食纖維、礦物質和微量元素，是平衡體內酸鹼值的健康食材，中醫也認為它具有解毒、利尿、降壓的效果，可以改善口臭和便秘；不過若直接生食，低血壓和孕婦不適合多吃。

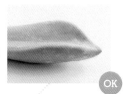

NG

CHECK!
要厚實
花瓣比較厚表示水分充足，也比較新鮮，吃起來口感較好。

OK

CHECK!
沒有蟲蛀或風傷
石蓮花瓣是直接煮食入口的部份，盡量不要挑選有蟲咬或風傷的。

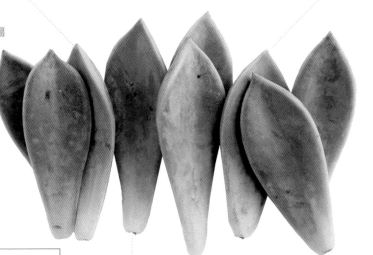

保存方法

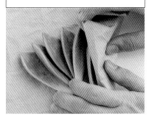

還沒打算料理的石蓮花，要保持乾燥，用牛皮紙包起來放入冷藏、避免擠壓，並在5天內食用完畢。

CHECK!
要完整沒有裂開
若有裂開或出水的狀況，表示可能存放時間過久，有腐壞的可能。

主要產地	盛產季節
嘉義	春；3—5月

前製及料理訣竅

處理建議

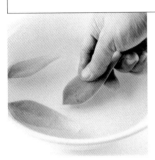 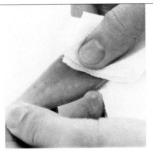 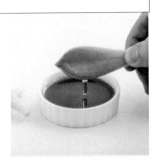

若要直接食用，可用鹽水清洗乾淨並擦乾，沾蜂蜜、梅粉或醬油膏一起吃。

可切對半或細條狀，搭配排骨燉湯或
肉絲熱炒，口感和風味也不錯。

Let's Cook!

雙鮮石蓮花

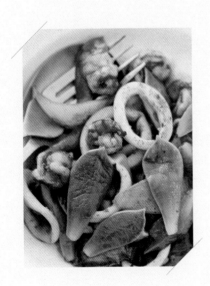

材料
石蓮花100g、中卷1/2隻、草蝦8隻、洋蔥1/4
顆、薑片15g、蒜頭2顆、香油30cc

調味料
薄鹽醬油30cc、高湯50cc、米酒15cc、七味粉2
小匙、鹽巴1小匙、糖2小匙

作法
1. 石蓮花洗淨、中卷清除內臟，切成約1公分寬
   段、草蝦去殼，開背去腸泥、洋蔥切片備用。
2. 乾鍋以香油熱油，放入蒜頭與薑片爆香，再放入
   中卷段與草蝦煎香，加入所有調味料一起拌炒出
   味，待水分略收後，放入石蓮花拌炒，翻拌裹上
   調味料即可。

調味蔬菜

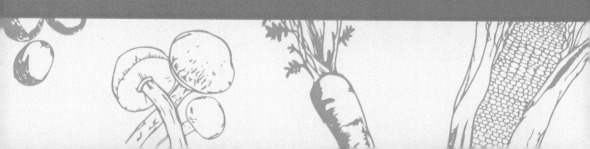

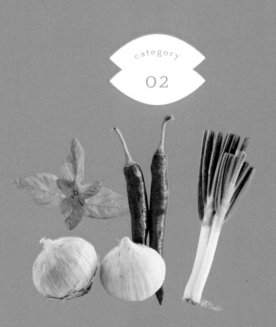

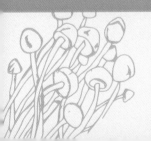

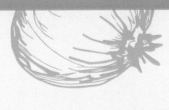

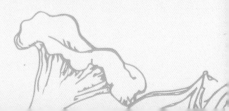

Green Onion | 青蔥 | 調味蔬菜

蔥是料理中非常重要的調味蔬菜，不管是爆香、鋪底、切絲生吃，都能為食物增添香氣、甜味以及微微的辣度。含有維生素B、C、胡蘿蔔素、微量元素硒以及辣素，可以殺菌並促進消化液的分泌。蔥葉中的黏液含有多醣體與纖維素，可以提升人體免疫力。

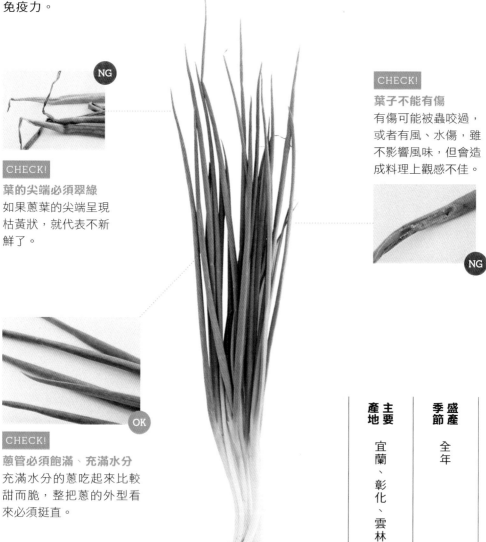

NG

CHECK!
葉的尖端必須翠綠
如果蔥葉的尖端呈現枯黃狀，就代表不新鮮了。

CHECK!
葉子不能有傷
有傷可能被蟲咬過，或者有風、水傷，雖不影響風味，但會造成料理上觀感不佳。

NG

OK

CHECK!
蔥管必須飽滿、充滿水分
充滿水分的蔥吃起來比較甜而脆，整把蔥的外型看來必須挺直。

主要產地
宜蘭、彰化、雲林

盛產季節
全年

前製及料理訣竅

處理要訣

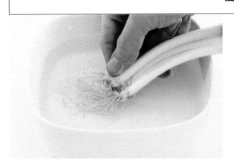

清洗時須特別注意莖部，容易夾雜泥沙。

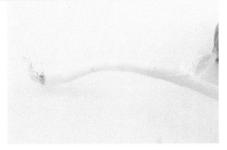

將外部較為粗糙的表皮撕去。

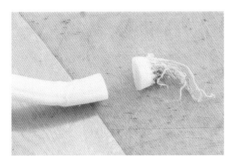

把根部切掉。

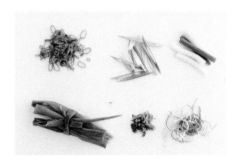

依照料理需求，蔥有許多不同的切法。切段或斜切適合炒；切絲適合蒸；切環或切碎適合撒在料理上或調製沾醬；紮成蔥束適合滷、燉。

保存方法

用白報紙裹好之後，放入冰箱冷藏，約可保存3至5天。

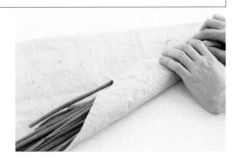

日本大蔥

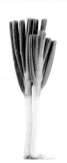

外型比一般蔥粗壯許多，又名「東京蔥」，別名「甜蔥」，耐煮且白胖水甜，適合煮火鍋及燉煮料理。

蝦夷蔥（細香蔥）

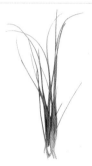

蝦夷蔥的個頭雖然較青蔥小，但蔥味強烈，甚至帶點韭菜的味道。辣度較低，少量使用就可以改變料理風味。西式或日式料理較常使用，多切成細末為料理增添香氣。

紅蔥頭苗

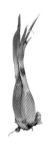

具有特殊氣味，天然忌避昆蟲，只要有陽光與水分即可自己種植，長大成型即是常見的珠蔥。

珠蔥

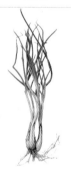

多了淡雅香氣而少了蔥嗆的美味蔥品，用來爆香或單炒都好吃，其實前身就是紅蔥頭，因為成長後的種株會褪成粉白色，所以大家都會以為是不一樣的蔥種。

三星蔥

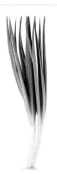

蔥香滿溢，口感鮮嫩，蔥白長且纖維細緻，可謂高級蔥代表，餐廳級料理首選。

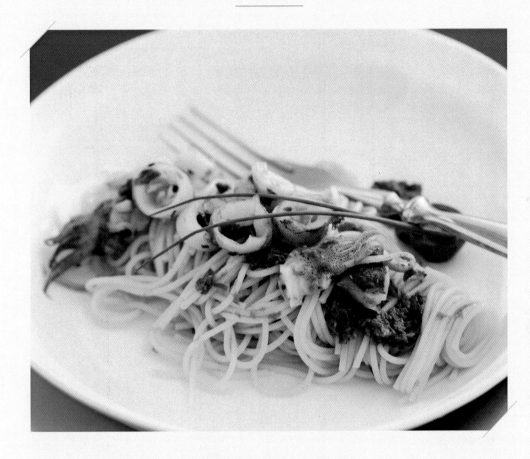

蔥醬小卷天使麵

材料
天使麵100g、小卷1隻、洋
蔥碎2大匙、白酒2大匙、
橄欖油2大匙

蔥醬材料
青蔥葉200g、蒜頭2顆、初
榨橄欖油200cc、鹽巴1大
匙、胡椒1大匙、糖1小匙

作法
1 青蔥葉汆燙後冰鎮，取出擠乾水分，與蔥醬其餘
   材料放入果汁機中，充分打碎成為蔥醬。
2 小卷切成小段備用。
3 天使麵放入滾水中煮3分鐘後撈出備用。
4 乾鍋放入橄欖油，爆香洋蔥碎，再放入小卷煎香
   熟透，加入白酒收汁，再放入蔥醬與天使麵拌炒
   即可。

Asian Basil | 九層塔 | 調味蔬菜

九層塔香氣迷人，非常適合搭配油炸物或海鮮，含有蛋白質、醣類、鈣、鐵、維生素 B、C，能幫助消化、促進血液循環，不但可舒筋活血，也可用於產後調理身體，麻油煎九層塔蛋就是一道很好的滋補料理。

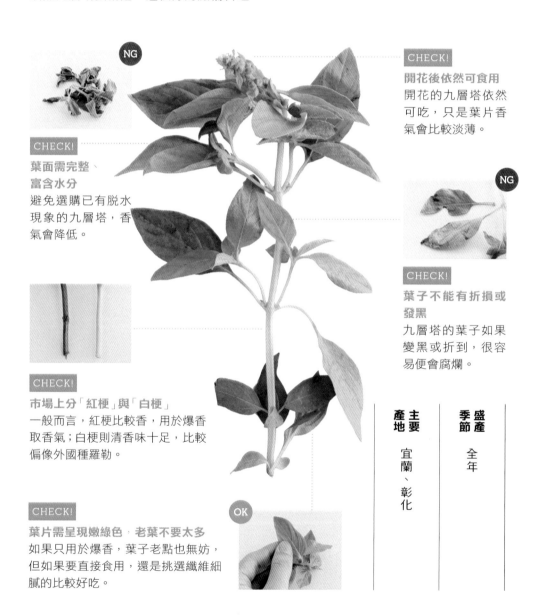

CHECK!
葉面需完整、富含水分
避免選購已有脫水現象的九層塔，香氣會降低。

CHECK!
市場上分「紅梗」與「白梗」
一般而言，紅梗比較香，用於爆香取香氣；白梗則清香味十足，比較偏像外國種羅勒。

CHECK!
葉片需呈現嫩綠色，老葉不要太多
如果只用於爆香，葉子老點也無妨，但如果要直接食用，還是挑選纖維細膩的比較好吃。

CHECK!
開花後依然可食用
開花的九層塔依然可吃，只是葉片香氣會比較淡薄。

CHECK!
葉子不能有折損或發黑
九層塔的葉子如果變黑或折到，很容易便會腐爛。

主要產地	盛產季節
宜蘭、彰化	全年

114

前製及料理訣竅

處理建議	保存方法

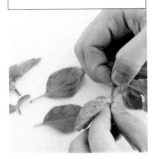

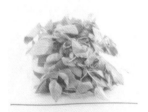

將葉子與嫩莖輕輕摘下來，在流動水下漂洗乾淨即可。

將九層塔裝入袋中放入冷藏，約可保存3天。注意需避開出風口，否則葉子容易凍傷。

常見
種類

甜羅勒

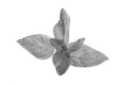

有香草之王的美稱，為歐洲品種，綠葉橢圓光滑、色澤柔和、氣味溫潤、口感細緻，伴隨花朵、薄荷與茴芹，是義式料理製作青醬的主要材料。

Let's Cook!

九層塔起司蛋餅

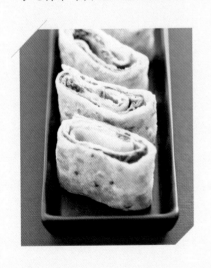

材料
九層塔葉10g、雞蛋1顆、起司片1片、蛋餅皮1片、沙拉油30cc

調味料
鹽巴1小匙、胡椒1小匙

作法
1　九層塔洗淨瀝乾、雞蛋加入調味料打散備用。
2　平底鍋燒乾，倒入沙拉油，放入蛋液，趁蛋還沒熟時放上九層塔葉並蓋上蛋餅皮。
3　煎約2分鐘後翻面，再放上起司片後捲起即可。

Tips!　**整株皆可食！**

一般吃九層塔是吃葉子，不過莖和桿的味道依然很濃郁，在炒海鮮的時候可以一起下鍋取其香氣，上桌前再把九層塔桿挑掉即可。

Cilantro | 香菜
（芫荽）

調味蔬菜

無論切碎或調成沾醬，少量的香菜就能散發出濃郁香氣，提升食慾。許多料理若少了香菜，整個味道就不對了。富含維生素B、C、胡蘿蔔素，可以幫助代謝，與魚、肉類同炒也很合適。

CHECK!
盡量挑葉子完整翠綠
不要挑選葉片有壓爛或發黑、枯萎的香菜。

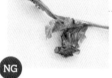

NG

OK

NG

CHECK!
水分充足、香氣也會比較濃郁
新鮮香菜光看外型就可以分辨，應該挺立而水分飽滿。若夾雜了悶壞的香菜，聞起來會有很重的臭腥味。

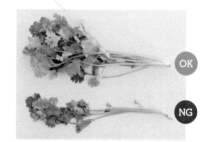

產地 主要　彰化

季節 盛產　全年；9│3月盛產

CHECK!
香菜莖也富含香氣
除了葉片，香氣十足的莖部也常用於料理，比方「香根炒牛肉」。

116

前製及料理訣竅

處理建議

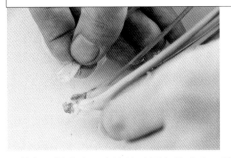 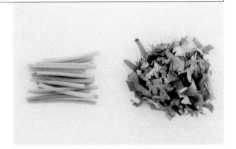

香菜多用於生食,在清洗時需多花功夫。將根部切除後,一一沖洗乾淨,切成需要的大小。

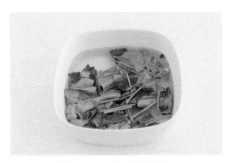

泡水30分鐘,以去除農藥殘留。

保存方法

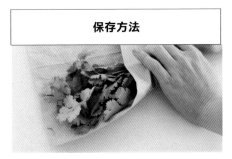

用紙將香菜捲起來並放入冷藏,約可保存3至5天。

Let's Cook!

皮蛋芫荽鯛魚湯

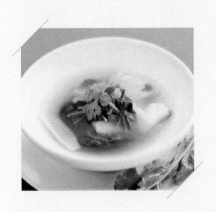

材料
香菜50g、鯛魚片100g、皮蛋1顆、薑片2片、高湯600cc

調味料
鹽巴1小匙、胡椒1/2小匙、米酒3小匙、太白粉少許

作法
1 香菜洗淨、取出葉子與莖部,皮蛋蒸熟去殼切半備用。
2 鯛魚片切成薄片,以調味料醃漬備用。
3 湯鍋內加入高湯,放入薑片與香菜莖,煮約3分鐘後,放入皮蛋再煮3分鐘,接續放入醃漬過的鯛魚片,起鍋前淋上米酒並撒上香菜葉即可。

Garlic | 蒜頭 | 調味蔬菜

令人愛恨分明的調味蔬菜，在各國料理中皆扮演著不可或缺的角色。富含鈣、磷、硒、蛋白質、維生素Ａ、Ｂ、Ｃ、Ｄ以及大蒜素，能夠殺菌、增強免疫力、強化體力等，但因刺激性較重，不宜過食，胃腸不好的人也不要多吃。

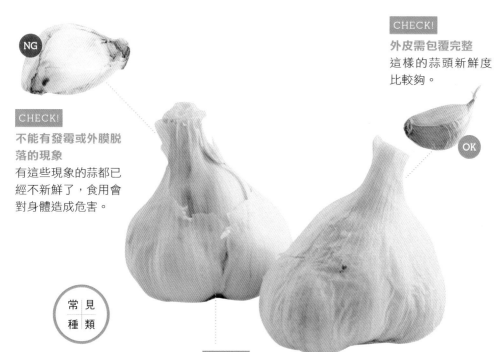

CHECK!
外皮需包覆完整
這樣的蒜頭新鮮度
比較夠。

OK

NG

CHECK!
不能有發霉或外膜脫落的現象
有這些現象的蒜都已經不新鮮了，食用會對身體造成危害。

常見
種類

獨蒜

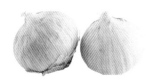

一般蒜頭都是一瓣瓣剝下來使用，獨蒜則是一整個，外型圓潤可愛，可做為盤飾、燉菜或醃製使用。吃起來和一般蒜頭的味道差不多。

CHECK!
不能變色或變黃
新鮮的蒜頭，其外膜應該呈現淡淡的銀白色，如果變成黃色或紅褐、甚至還帶著出水的狀況，就是變質了。

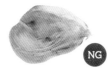

NG

主要產地	盛產季節
雲林、台南、彰化	旺季 冬、春；11—3月是生產

118

前製及料理訣竅

保存方法	常見切法

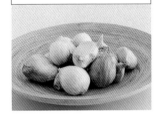

把蒜頭放在陰涼、通風乾燥的地方保存即可。

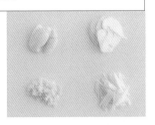

去除蒜頭外面的膜。可以用手搓揉剝開，或是用刀背將蒜拍裂，就可輕易地撕除外膜。

蒜頭運用廣泛，切法可依料理需求來變化。

Let's Cook!

焦糖蒜片牛排

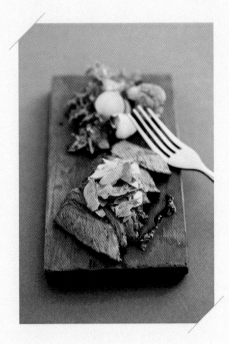

材料
蒜頭10顆、牛排1塊、鹽巴1小匙、胡椒1小匙、奶油30g

調味料
砂糖2大匙、紅酒50cc、醬油3大匙、開水2大匙

作法

1 將蒜頭全部切成薄片，放入150度油鍋內溫炸至變色後取出（一變色馬上就要取出，太焦化反而造成苦味）。

2 以鹽巴、胡椒塗抹牛排表面，醃漬5分鐘備用。

3 平底鍋內放入奶油融化，再加入砂糖煮至融化變色，放入牛排煎上色，加入紅酒等待收汁，再放入醬油與開水燴煮牛排至收汁，先不取出牛排，等待約3分鐘後再取出（此目的是為了讓牛排自體吸收肉汁，讓肉汁留在組織當中）。

4 取出牛排切片，並撒上炸酥的蒜片即可。

Garlic Sprouts | 蒜苗

調味蔬菜

蒜苗是蒜頭發出來的芽，味道辣中帶甘，搭配重鹹的食材如臘肉、烏魚子、烤鴨等都很合適。含有膳食纖維、維生素 A、C、辣素、胡蘿蔔素等，能夠降血脂與殺菌，不過在烹煮時須注意，加熱時間不宜過長，以免破壞養分及清脆口感。

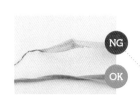

CHECK!

葉子的部分盡量不要有枯黃
枯黃越少，表示蒜苗越新鮮。

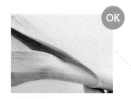

CHECK!

葉面和主莖之間需密合，不能有脫落現象
如果葉面已經開始脫落，不但不新鮮，味道也會打折。

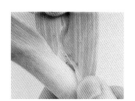

CHECK!

葉面和莖之間很容易夾雜泥沙
在清洗時須特別注意。

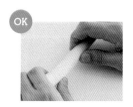

CHECK!

蒜苗的莖部要挺、要富含水分
這樣的蒜苗吃起來味道才會濃郁，甜味跟辣度也更鮮明。

盛產季節	主要產地
冬季；12—4月	宜蘭、雲林、彰化、南投

前製及料理訣竅

常見切法

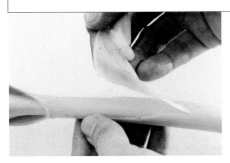

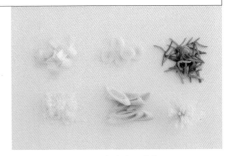

將蒜苗已經纖維化的皮撕掉之後仔細清洗，主莖與葉片之間縫隙容易夾雜沙土，需特別注意洗淨。

再依料理需要切成各種形狀。

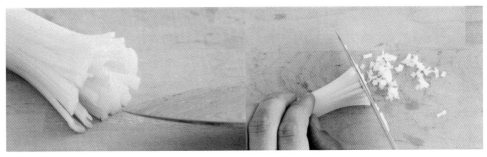

如需切碎，先將蒜苗縱切，但不切斷成細絲（如左圖），再橫切成碎。

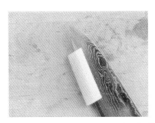

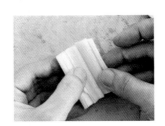

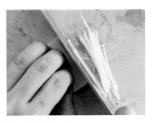

如需切絲，先將蒜苗剖半（不要完全切斷），攤平後即可輕鬆地縱切成絲。

常見 | 種類 | 蒜薹

大蒜地下部由蒜瓣集合成的蒜球，俗稱為蒜頭，莖葉萌發柔嫩時稱為青蒜或蒜苗，等到青蒜長出花梗，花苞未開，連著纖細修長的花莖，即稱為蒜薹（苔）。很常用來快炒或煮湯。

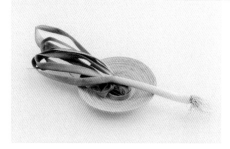

放在陰涼乾燥處，可存放約3至5天。

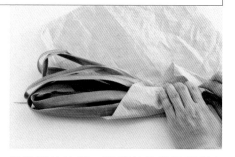

如果要放冷藏，將蒜苗的葉子折起來後，用紙包起來放入冰箱，約可保存一個星期。

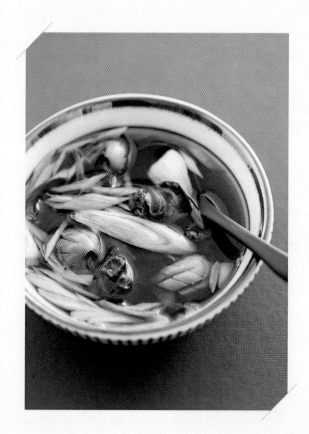

Let's Cook!

魷魚螺肉蒜

材料
螺肉罐頭1罐、蒜苗2支、乾魷魚50g（泡發）、開水500cc

作法
1 鍋內放入開水，加入螺肉罐頭煮滾。
2 魷魚洗淨切成花刀，放入作法1的螺肉湯中，並撈除多餘雜質。
3 蒜苗切成斜片，加入魷魚螺肉湯裡煮滾兩、三分鐘即可。

紅辣椒

調味蔬菜

辣椒特有的味道總是令人又愛又怕，其實只要適量食用，不但可以促進人體新陳代謝、增加腸胃蠕動，而且其中的抗氧化物質還有預防癌症的功能。目前市場上的辣椒種類頗多，也不全都是辣的，只要搭配得宜，就能做出不同層次的美味好料喔！

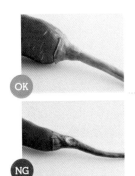

OK

NG

CHECK!
蒂頭要翠綠
品質好的辣椒，蒂頭部位會呈現翠綠且沒有脫水、乾燥的樣子，而且也不會有蛀洞或損傷的狀況。

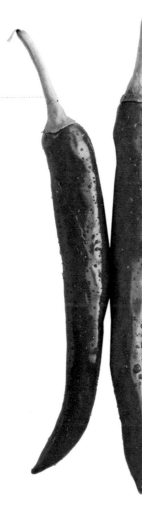

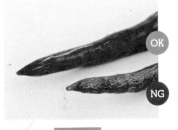

OK

NG

CHECK!
避免有風傷或裂開
受傷或表皮太皺的辣椒，風味較差。

主要產地	盛產季節
屏東、嘉義、高雄、台中、台南	全年

CHECK!
體型完整且飽實
盡量挑選形狀完整直挺的辣椒，表示成長狀況較良好，辣味和鮮度會比較好。

前製及料理訣竅

常見切法

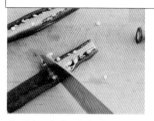
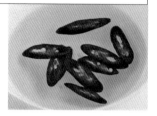

若要切成菱形片或絲狀，必須先去除蒂頭、將辣椒切對半後，再用刀刮除中間的籽和膜，可降低辣度。

不喜歡吃太辣的人，可將帶籽的辣椒切片泡在冰水半小時至1小時，味道就不會太嗆。

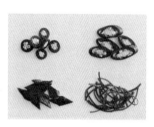

辣椒依搭配不同料理，通常切圓片或斜片，適合與其他醬料一起調配，或者作為與食材烹煮的調味。若去籽切成菱片或絲狀，則多用於增加菜餚顏色、美感等視覺效果。

常見種類

糯米椒　　　　　綠辣椒

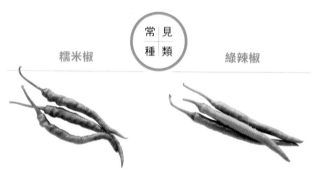

又稱青龍辣椒，外型天生長得凹凸不平，籽多，沒什麼辣味，卻保有特有的辛香，可以像青椒那樣與肉絲或豆干等食材一起拌炒，或單炒、做成沙拉都可以。

搭配食材涼拌或熱炒都很適合，也常被拿來做成剝皮辣椒，特有的香氣和口感，頗受青睞。

保存方法

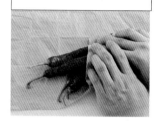

為避免軟爛和變色，建議用牛皮紙包起來放入冷藏，約可保存一星期。或直接將辣椒冷凍起來，需要時再解凍即可。

處理要訣

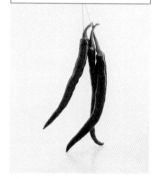

吃不完的辣椒可以用針線將蒂頭串起，掛起來風乾，約三天到一個禮拜即成辣椒乾。要使用時，剪斷蒂頭即可。

Tips!

辣椒洗淨後，一定要擦乾，不然風乾過程中會很容易發霉。

Let's Cook!

自製麻辣醬

材料

辣椒100g、薑10g、芹菜20g、新鮮九層塔10g、市售辣油50cc、辣豆瓣醬30g、花椒粉30g、白胡椒粉10g、老抽(濃醬油)10g、糖15g、醬油15g、豆豉10g、蔬菜高湯100cc

調味料

麻油30cc、冰糖1小匙、鹽巴1小匙

作法

1 辣椒洗淨,切碎;薑洗淨去皮,切末;芹菜洗淨,切末;新鮮九層塔洗淨,切碎,備用。

2 取一鍋,倒入市售辣油,爆香辣椒碎、薑末、芹菜末、九層塔碎,加入辣豆瓣醬炒香,再加花椒粉、白胡椒粉、老抽、糖、醬油、豆豉,倒入蔬菜高湯,熬煮至稠狀出味,最後加調味料即可。

Point

如果擔心米缸內有米蟲,可放幾根辣椒,如此外面的蟲子便不會跑進去。或者是把米放入冰箱,也可防止米蟲生長。

朝天椒	墨西哥辣椒	小燈籠椒
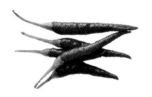	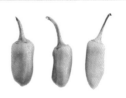	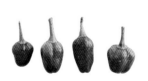

朝天椒

狀似小型的紅辣椒,辣度極高,適合用來做宮保雞丁、辣椒醬或搭配熬煮麻辣火鍋湯頭等等。

墨西哥辣椒

原產於祕魯及墨西哥,初長時期為綠色,後期由綠轉紅,甜度提高、辣度降低。墨西哥辣椒在拉丁美洲料理被廣泛使用,可做著名的墨西哥辣椒鑲肉或搭配Pizza使用。

小燈籠椒

具有驚人的辣度但又擁有獨特的水果芳香,一般為乾燥使用或加工製成辣椒粉、辣油、辣醬、辣椒露。

Shallots	紅蔥頭	調味蔬菜
	（分蔥、油蔥）	

增香提味不可缺少的要角，常做成紅蔥頭酥廣泛在料理中運用。甘甜並帶著微辣，可以提鮮、去除魚肉類臭味，讓料理層次更豐富。含有維生素B、C、蛋白質、醣類及鉀，可以抗癌，溫暖身體，增強免疫力。也常見用於西式料理。

OK

CHECK!
看來必須是新鮮、飽滿而沒有脫水現象
紅蔥頭固然必須存放在乾燥處，但如果整體看來已經脫水、甚至萎縮，那滋味也大打折扣了。

CHECK!
外皮不能有腐爛或發霉的現象
挑選紅蔥頭以表面光滑，沒有發霉或腐爛狀態為宜。

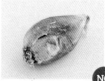
NG

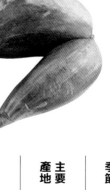

CHECK!
表皮上不能有髒污或黑點
這表示紅蔥頭可能已經開始質變，可以先將老化表皮去除，儘早食用。

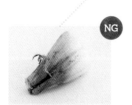
NG

主要產地	盛產季節
台南、雲林、嘉義	1—2月

前製及料理訣竅

常見切法

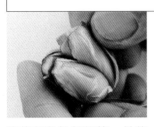

將蒂頭與根部切掉，並將外皮撕除，即可將紅蔥頭一顆顆剝下來清洗。

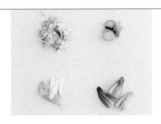

切成細粒或薄片適合炒菜。切成圓厚片適合爆紅蔥油酥。切開卻不切斷，適合用於燉肉，讓香味更容易釋放。

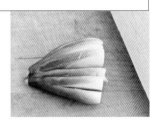

若要切碎，可根部不切斷，切成如圖的繡花狀後，再改刀90度縱切。

保存方法

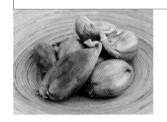

放在陰涼處保存即可。紅蔥頭很容易發芽，需特別注意保持乾燥。

烹調建議

在產季時可多買一些紅蔥頭自製紅蔥油酥以便隨時可取用，淋於麵類、白飯或燙青菜等。

Let's Cook!

紅蔥酥油

材料
紅蔥頭 120g、豬油 200g、
蒜頭 30g

作法

1 紅蔥頭洗淨剝除髒污外皮，擦乾切碎。蒜頭洗淨也擦乾切碎。

2 豬油放入乾鍋內，小火加熱至90度，放入作法1的材料，快速攪拌，使紅蔥頭與蒜頭脫除水分。

3 注意火候控制，轉小火慢慢炸，等到紅蔥頭與蒜頭快呈鵝白色時即撈出，避免焦化變苦。

4 待蔥油冷卻後，再將酥脆的紅蔥頭和蒜酥倒回，並用玻璃罐密封，放置冰箱可保存兩到三個月，需要時隨時取用。

Ginger | 老薑 | 調味蔬菜

所謂「薑是老的辣」，老薑比起嫩薑，其中的薑辣素含量最多，辛辣程度也較強，因此通常如果要驅寒、活血、去腥味，多會搭配老薑來料理，而且要帶皮一起料理，效果才會好；至於其他辣度不高的嫩薑和粉薑則多用來醃漬當開胃菜，或也可以蒸熟食用。

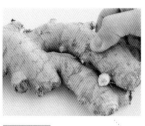

CHECK!

莖塊要硬實
觸感較硬的薑表示比較新鮮，離出土時間或冷藏時間越長就會越來越軟。

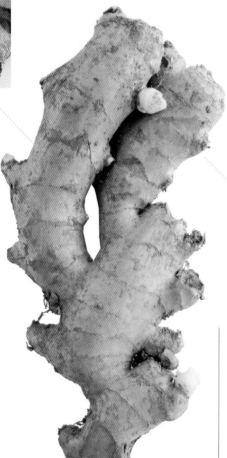

CHECK!

盡量買帶土的
帶泥土量較多的老薑，表示剛出土不久，比較新鮮。

主要產地	盛產季節
南投、台東、花蓮、宜蘭	8—12月

前製及料理訣竅

常見切法

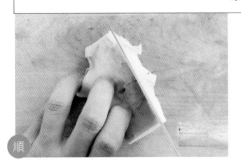

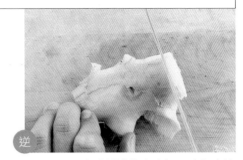

切薑的方向不同,所呈現的內部纖維和紋理也會有所不同,通常建議逆紋方向切,吃起來比較不會咬到纖維。

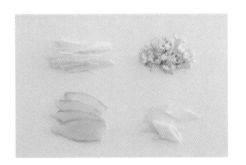

搭配不同的烹調和料理,通常會把薑切成細末或切絲、切片。切成細末多作為爆香或搭配醬料;若切成絲或切片可以搭配食材熱炒或煮湯,或做成薑母茶。

處理要訣

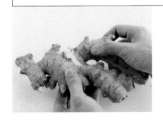

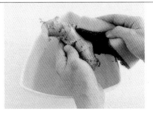

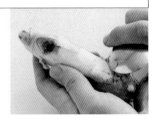

需要多少取多少,不要整根一起處理,否則沒有使用到的部份會容易變得不新鮮、不耐存放。

烹調前先將外皮洗乾淨,再依需求分切,由於薑皮營養成份高、有禦寒作用,建議能保留薑皮一起食用。

由於薑的外皮很薄,如果想去皮,建議用湯匙慢慢刮除,比較能保留薑本體的完整性。

保存方法

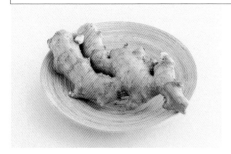

保存老薑只要存放於通風陰涼的地方並保持乾燥即可。若發出芽，僅切除長芽的部份，其他仍可食用。

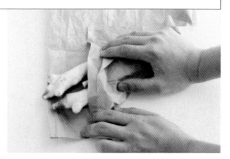

沒有當天使用的嫩薑，要擦乾再用牛皮紙或保鮮膜包好放入冷藏，以免脫水，最好在一星期內使用完畢。

常見 種類

薑黃

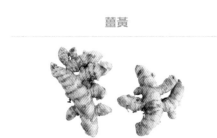

又稱為「黃薑」，東南亞料理常用到的香料─薑黃粉，就是從它的莖塊磨製而來，有特殊的香氣，味道比較不像老薑那樣辛辣。

嫩薑

比較香且肉嫩、多汁，具有辛味卻不會辣，多用來搭配壽司或醃漬成開胃菜。

粉薑

粉薑的塊莖顏色比嫩薑深、比嫩薑老一點，屬於溫性，可以降低食物的寒涼性，而且是所有的薑種之中，最容易促進消化澱粉胹作用（澱粉胹是酵素的一種）的種類，直接作用於消化、解毒，有「健胃津脾」的功效。

南薑

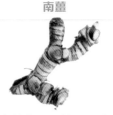

多年生草本植物，屬於溫和的食物，是南洋、歐美料理中很常見到的香料，味道辛辣，對腸胃脹氣、消化不良、鼻子過敏等，都可紓緩症狀。

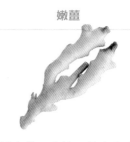

Let's Cook!

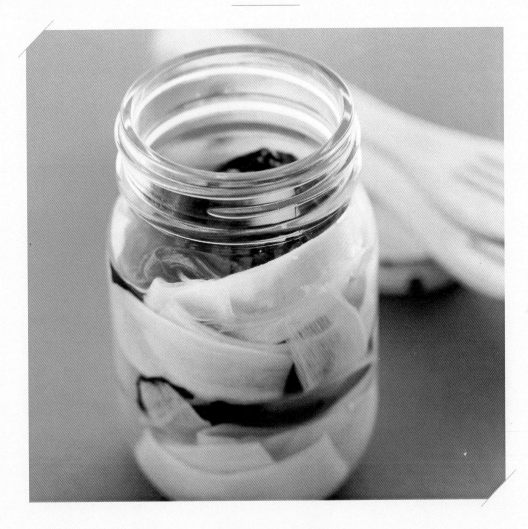

紫蘇梅嫩薑

材料
嫩薑1塊、紫蘇30g、脆梅
2顆

調味料
鹽巴15g、壽司醋50cc、冰
糖1大匙、味醂30cc

作法
1 嫩薑洗淨擦乾刨成薄片,紫蘇葉洗淨擦乾。
2 將嫩薑片、紫蘇葉與鹽巴一起抓醃,約待20分鐘後
 出水,擠乾水分。
3 將嫩薑片與紫蘇放入乾燥的玻璃罐中,加入味醂、壽
 司醋、冰糖醃漬,鎖上蓋子,醃漬約3天後,即可開
 罐食用。(醃漬越久,顏色越深,味道也會越溫醇)

茴香
（蒔蘿）

Dill ｜ 調味蔬菜

茴香菜濃厚的香氣，不論是去除魚肉類的腥味，與雞蛋共炒、做成沙拉、煮湯或是當成水餃內餡，都能讓簡單的食材立刻加分。富含礦物質、胡蘿蔔素、鈣以及茴香油，可以改善消化系統的問題、潤腸、殺菌。體質偏寒的人，可以多吃茴香讓身體更溫暖。

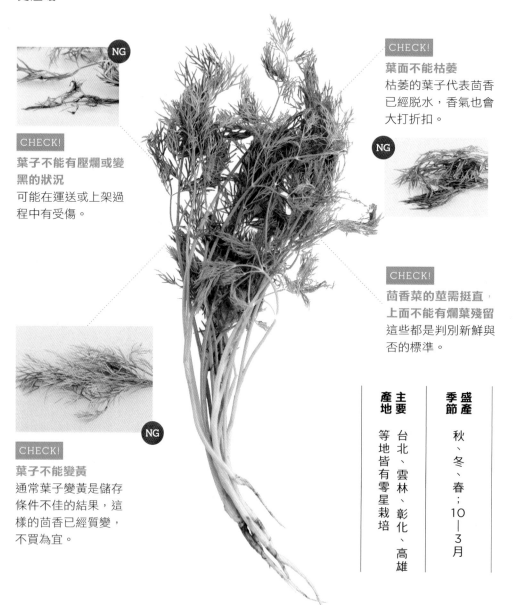

CHECK!
葉面不能枯萎
枯萎的葉子代表茴香
已經脫水，香氣也會
大打折扣。

CHECK!
葉子不能有壓爛或變
黑的狀況
可能在運送或上架過
程中有受傷。

CHECK!
茴香菜的莖需挺直，
上面不能有爛葉殘留
這些都是判別新鮮與
否的標準。

CHECK!
葉子不能變黃
通常葉子變黃是儲存
條件不佳的結果，這
樣的茴香已經質變，
不買為宜。

主要產地	盛產季節
台北、雲林、彰化、高雄等地皆有零星栽培	秋、冬、春；10—3月

前製及料理訣竅

處理要訣

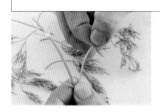

將茴香的葉子從梗上摘下來。

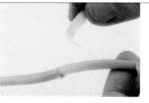

較粗的莖就將薄膜撕去。略微沖洗之後,就可以進行後續料理步驟。

茴香的氣味強烈,如果覺得過於刺激,可在料理前先以開水燙過,或是在起鍋前灑些米酒。

保存方法

用紙捲起來之後放入冰箱,並儘速食用。

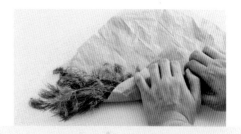

Let's Cook!

茴香鮭魚鍋貼

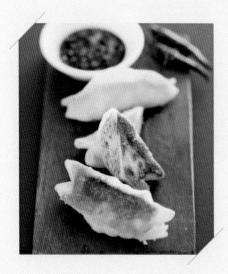

材料
麵粉200g、溫開水120cc、鹽巴1/2小匙、沙拉油1小匙

調味料
鮭魚肉150g、茴香葉30g、洋蔥末15g、米酒2大匙、鹽巴1小匙、黑胡椒1小匙、味醂1小匙、太白粉1大匙

作法
1 將鍋貼皮材料充分混合成麵團,放入大碗內鬆弛15分鐘。
2 鮭魚肉切成小丁、茴香葉剁碎,與洋蔥末及所有內餡調味料混合攪拌成為內餡材料。
3 取適量鍋貼麵團擀成圓片狀,包入鮭魚內餡成為鍋貼備用。
4 取一平底鍋加熱,放入沙拉油,依序擺入鮭魚鍋貼,倒入一碗半的水,蓋上鍋蓋燜煮至鍋內水分燒乾即可取出。

Perilla | # 紫蘇 | 調味蔬菜

又稱為「大葉」，它特有的抗生和殺菌效果，常被用來搭配日本料理的生魚片、壽司，或利用其特有的味道混合鹽、糖和梅子一起醃漬成紫蘇梅；以中醫的角度，紫蘇具有補氣、健肺、醒腦的功能，也適合一起煲湯食用。

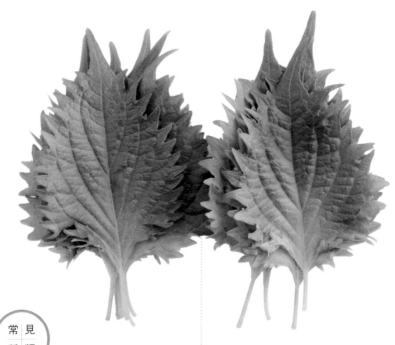

常見種類

紫色紫蘇

和綠色紫蘇相較，紫色紫蘇味道較重，有一種清香感，日本料理店多喜歡用紫色紫蘇醃嫩薑搭配。

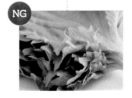

CHECK!

葉片要翠綠、完整若有變色或四周凋零的葉片，表示比較不新鮮。

主要產地
苗栗、南投

盛產季節
春、夏；5—7月

前製及料理訣竅

烹調建議

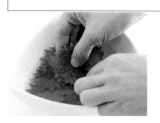 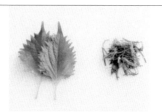 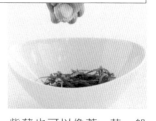

新鮮的紫蘇買回家應清洗乾淨並擦乾，整片葉子可以搭配生魚片一起食用，或者將葉片沾麵糊去炸，也可清炒或煮湯，還可以切成細末煎蛋。

保存方法

還未要食用的紫蘇，可用餐巾紙包起來放入冷藏，以避免水分、風味流失，盡量在3天內取用。

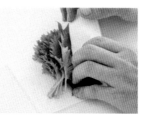

紫蘇也可以像蔥、蒜一般做成調味醬料，這時可將紫蘇切碎，像做醃菜一樣加入少許鹽巴搓揉，並將多餘的汁液倒掉，再加入和風醬，適合搭配海鮮一起享用。

Let's Cook!

紫蘇鮭魚卵飯糰

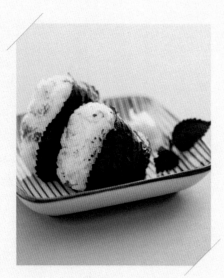

材料
紫蘇 4片、白飯1碗、鮭魚卵 10g、鹽烤鮭魚 20g、海苔粉 5g、美乃滋 10g

調味料
海鹽 2小匙、胡椒 1小匙

作法
1 紫蘇洗淨，取兩片切碎，其餘備用；鹽烤鮭魚用叉子剝成細片備用。
2 鋼盆內放入白飯、紫蘇碎、鮭魚卵、鮭魚肉、海苔粉、美乃滋與調味料拌勻，再捏製成三角飯糰造型(利用虎口做捏製)，準備平底鍋燒熱，放入飯糰將表面烤至焦脆金黃。
3 烤好的鮭魚卵飯糰，塗上美乃滋，黏上紫蘇葉即可。

巴西利

Parsley

（洋香菜、荷蘭芹）

調味蔬菜

在古希臘就是一種備受喜愛，與推崇的香草作物，相傳當時競技大賽優勝者所戴的頭冠，就是由巴西利所製成。又稱荷蘭芹、洋香菜、洋芫荽、歐芹、法香，且含有豐富的維他命 A、B、C、鈣質及鐵質，對心血管也有幫助，常為中式料理擺盤，在西餐料理則是運用得十分廣泛。

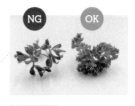

CHECK!
鬆密比較
建議挑選葉片密集的，若太鬆散表示過老。

CHECK!
葉片翠綠不泛黃
偏黃的葉子不新鮮，且不能為料理使用，不應挑選。

常見種類

平葉巴西利

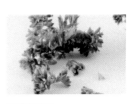

CHECK!
留意水傷，凍傷，壓傷
巴西利為整束綑綁販賣，需仔細檢查綠葉部分，出水容易產生臭味，不能食用。

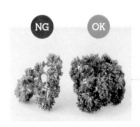

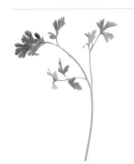

俗稱義大利香芹，味道比捲葉巴西利溫和，不刺激，無論用來裝飾或入菜都合適。

主要產地	盛產季節
雲林	全年

前製及料理訣竅

處理要訣	常見切法

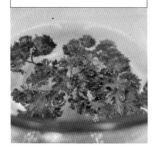

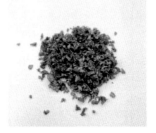

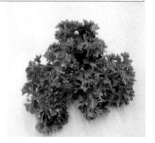

巴西利葉片細碎容易藏污納垢，使用前要充分泡水洗淨。

切細碎多使用於醬汁、盤飾。

保留整株形狀，可以作為裝飾擺盤。

Let's Cook!

香芹奶油麵包

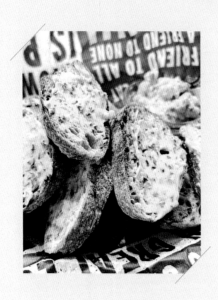

材料
無鹽奶油 100g、巴西利碎 30g、蒜泥 20g、海鹽 10g、胡椒粉 3g

作法
1 無鹽奶油放置室溫至軟化，加入其餘材料充分拌均勻即可。
2 取適量香芹奶油，塗抹麵包上即可食用，也能烤製加熱，增添風味。

Tips!

• 做好的香芹奶油裝入容器，可冷藏保存一個月。
• 香芹奶油也能作為調味料，在拌炒、爐烤時添加都能帶來美味的香氣。

香椿

Chinese Toon | 調味蔬菜

香椿在素食的飲食文化上有著重要地位，含有維生素B、C、胡蘿蔔素，常食用可以抗氧化、降低膽固醇及增強免疫力。本身很少有病蟲害，居家做為觀葉植物種植也很容易。無論是將生葉切碎、打成泥，或剁碎做成餡料，都能為料理增添強烈的風味。

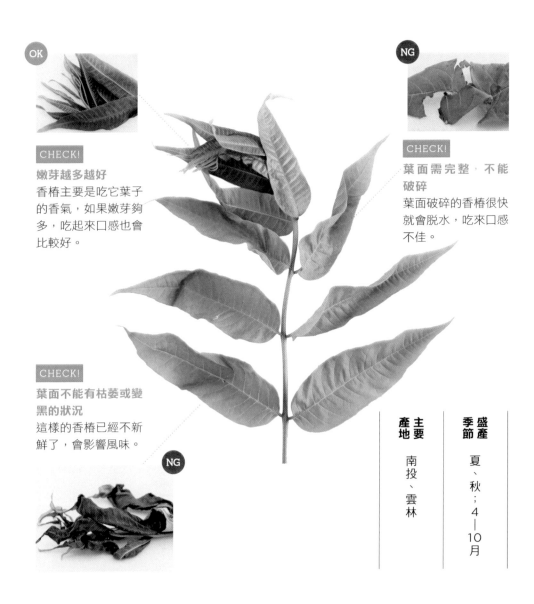

OK

CHECK!

嫩芽越多越好
香椿主要是吃它葉子的香氣，如果嫩芽夠多，吃起來口感也會比較好。

NG

CHECK!

葉面需完整，不能破碎
葉面破碎的香椿很快就會脫水，吃來口感不佳。

CHECK!

葉面不能有枯萎或變黑的狀況
這樣的香椿已經不新鮮了，會影響風味。

NG

主要產地	盛產季節
南投、雲林	夏、秋；4—10月

138

前製及料理訣竅

處理要訣

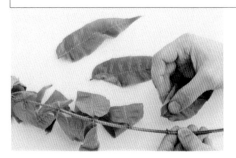

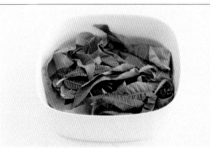

將香椿的葉子摘下來。摘取時稍事挑選，如果要生食，太大或太老的就必須捨棄不用。

在水中輕輕漂洗乾淨即可。

烹調建議

吃香椿講究新鮮、幼嫩的葉芽，但即便是不夠細緻的葉子，還是可以將中間葉梗去除，洗淨曬乾後切碎，加入橄欖油及少許鹽冷藏保存，就能隨時享受香椿的美味，又不至於造成浪費了。

保存方法

連同原包裝袋放入冰箱，並儘速食用。

Let's Cook!

歐風香椿醬

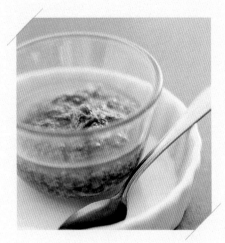

材料
香椿250g、蒜頭10g、紅蔥頭10g

調味料
橄欖油300cc、海鹽20g、杏仁1g

作法
1 香椿摘取葉子洗淨，放入滾水中汆燙後取出瀝乾。
2 乾鍋內放入橄欖油，加入蒜頭與紅蔥頭，低溫將蒜頭與紅蔥頭爆香，再放入瀝乾的香椿葉，煮至水分消失並冷卻，再與杏仁、海鹽一起用果汁機攪打成醬即可。

Lemongrass | 香茅 | 調味蔬菜

屬於調味、提味的一種食材，帶有淡淡的檸檬香，又稱「檸檬草」。它白色的莖部在南洋風味料理中，像是「清蒸檸檬魚」、「海鮮酸辣湯」都是不能缺少的要角之一，綠色部分則適合拿來泡茶。人們也多會將香茅提煉成油或清潔劑、香皂等產品，經濟價值頗高。

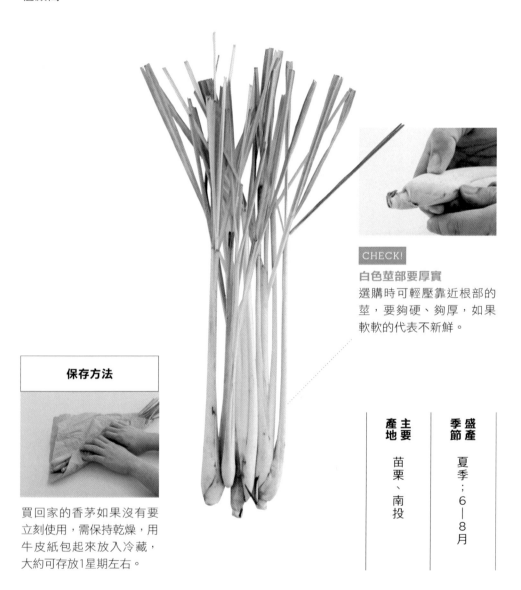

CHECK!
白色莖部要厚實
選購時可輕壓靠近根部的莖，要夠硬、夠厚，如果軟軟的代表不新鮮。

保存方法

買回家的香茅如果沒有要立刻使用，需保持乾燥，用牛皮紙包起來放入冷藏，大約可存放1星期左右。

主要產地　苗栗、南投

盛產季節　夏季；6│8月

前製及料理訣竅

烹調建議

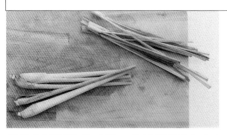 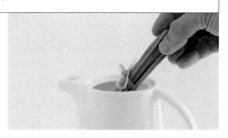

香茅主要是取其味道，葉子部份（右上）多半用來泡茶或點火煙薰驅蚊；白色莖（左下）則用來搭配料理。所以買回家可先將香茅對半切，再分別依需求來處理。

可將綠色葉子沖洗乾淨後，綁成一束、搭配茶包沖入熱水，即是味道清新的香茅茶。

常用切法

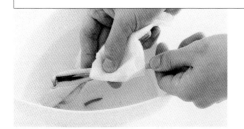 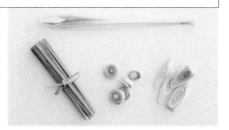

白色的莖部可用餐巾紙沾水清洗乾淨後，再依需求切成各式形狀，搭配燉煮湯品、燒烤、熱炒等料理。

Let's Cook!

嫩烤香茅鴨胸

材料
香茅3根、洋蔥50g、蒜頭30g、鴨胸1付、高湯50cc、沙拉油30cc

醃料
鹽巴1大匙、胡椒粉1大匙、紅糖1大匙、米酒10cc、橄欖油10cc

調味料
鹽巴5g、紅糖5g、紅咖哩醬5g

作法
1 香茅洗淨，去除外皮老葉，取莖部剁切成末。
2 洋蔥、蒜頭切末備用。
3 鴨胸切除多餘油脂，在皮面刻花刀，與醃料一起醃製30分鐘。
4 乾鍋放入沙拉油，加入香茅末、洋蔥末、蒜末微火炒香軟，並加入紅咖哩醬、高湯、鹽巴、紅糖拌炒均勻成為香茅醬。
5 取出醃製鴨胸，燒熱乾鍋，皮面朝下以小火慢煎至表皮酥脆後取出。
6 烤盤鋪上作法4的香茅醬，將鴨胸皮面朝上放置在香茅醬上方，放入160度烤箱烤7分鐘後取出。
7 將鴨胸取出放置室溫3分鐘再切薄片，與香茅醬一起食用即可。

Culantro | 刺芫荽

調味蔬菜

又稱越南香菜、美國香菜，香草植物的一種，葉緣有軟軟的小刺，故名。台灣不少熱愛花草者將其種在盆栽內，冬天容易枯萎。味道與芫荽非常相似，香氣十足，根部可燉湯，葉子切碎可當調味料，使用方式與香菜相同。但是刺芫荽比較耐淹水，可以在雨季時取代香菜，是喜歡香菜的人一大福音。

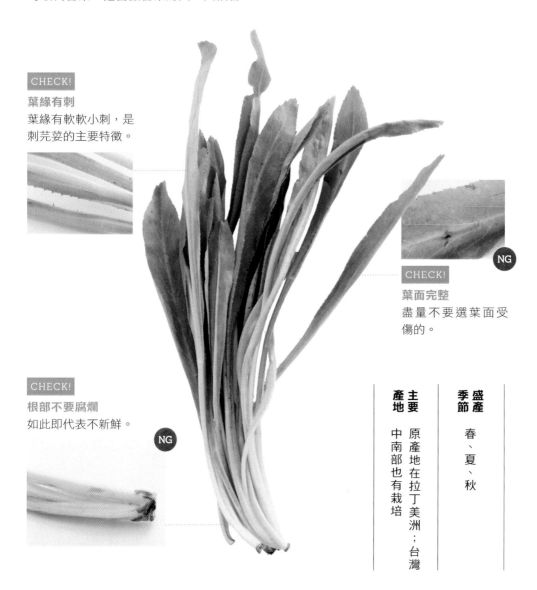

CHECK!
葉緣有刺
葉緣有軟軟小刺，是刺芫荽的主要特徵。

CHECK! NG
葉面完整
盡量不要選葉面受傷的。

CHECK!
根部不要腐爛
如此即代表不新鮮。 NG

主要產地
原產地在拉丁美洲；台灣中南部也有栽培

盛產季節
春、夏、秋

前製及料理訣竅

常見切法

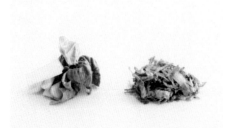

完整的葉子可做沙拉、根部熬湯、切段的葉子可炒海鮮、切碎用來調味提香。

烹調建議

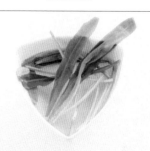

用水清洗，尤其根部容易有泥土，可特別留意。圖為長在泥土裡的刺芫荽，種在盆栽內會比較迷你嬌小。

保存方法

保持乾燥，包在塑膠袋內，放入冰箱冷藏，避免壓到可放約2天。

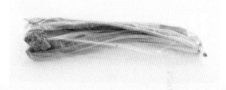

Let's Cook!

越南河粉

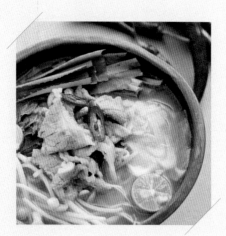

高湯材料
牛臀肉200g、開水1.5公升、洋蔥1/4顆、生薑2片、越南芫荽1支、草果2顆、檸檬葉2片、白胡椒5g

河粉材料
乾河粉50g、生牛肉薄片50g、洋蔥絲20g、豆芽菜10g、九層塔2片、薄荷2片、香菜10g、魚露30cc、刺芫荽1小段、金桔1顆、辣椒片1/3支

作法
1 牛臀肉切丁後汆燙去血水，與其餘高湯材料放入開水中，大火煮滾後轉小火熬製1小時後濾出。
2 將河粉滾煮5分鐘後取出放置碗內，放上刺芫荽以外所有蔬菜，將生牛肉薄片放置最上方，淋上魚露。
3 將作法1的高湯再度煮滾，沖淋在作法2的生牛肉上，並依個人口味適量加入刺芫荽、金桔汁與辣椒即可。

越南毛翁

調味蔬菜

味道很像孜然，與肉特別對味，通常會切碎當香料使用，用於燉肉或在湯裡添香，愛喝酸辣海鮮湯的朋友對這個味道一定不陌生，是湯裡香氣的必備原料，傳統市場裡比較少見，但通常東南亞雜貨店都可以買得到，只要加一點點，便香氣十足，建議愛嘗鮮的讀者可以試試。

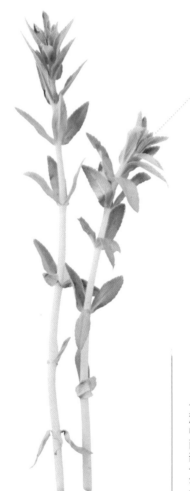

NG

CHECK!

葉面完整
要選顏色青綠，葉面沒有破損的較新鮮有味。

處理建議

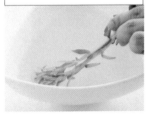

用清水洗乾淨即可。

保存方法

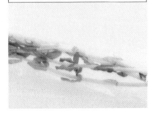

保持乾燥，包在塑膠袋內，放入冰箱冷藏，避免壓到可放約2-3天。

主要產地	盛產季節
原產地主要在中南半島；台灣中南部也有種植	全年

Let's Cook!

泰式酸辣海鮮湯

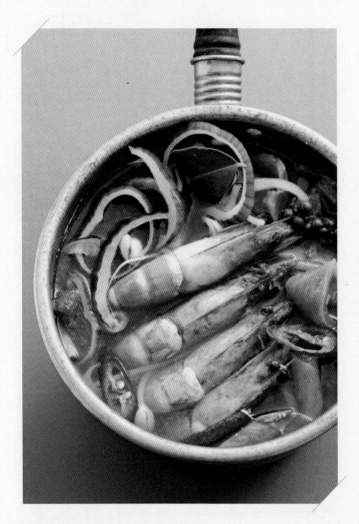

材料
大草蝦6隻、花生油30cc、蒜頭末2顆、辣椒末2條、新鮮鳳梨丁1/2杯、番茄角1顆、洋蔥絲30g、開水1000cc、羅望子1湯匙、豆芽菜50g、秋葵丁30g

熬湯香料
白芋梗塊1支、越南毛翁碎1湯匙、刺芫荽碎1湯匙、香茅段1/4支、南薑片1片、檸檬葉2片、綠胡椒5公克

調味料
椰糖30g、魚露50cc

作法
1 溫熱花生油，炒香蒜頭末、辣椒末、新鮮鳳梨丁、番茄角、洋蔥絲直至軟化，再加入羅望子炒開，接續加入開水燉煮。
2 將熬湯香料加入作法1的高湯中，熬煮15分鐘，再加入大草蝦（去除腸泥）煮熟，撈除表面蛋白質泡沫，起鍋前，放入豆芽菜與秋葵丁煮沸，並加入調味料混合後即可。

常見東南亞香料蔬菜

越南、泰國、緬甸、雲南、印尼的特色料理皆十分受到大眾喜愛，東南亞菜獨到的風味，都是透過這些看似陌生的蔬菜所展現的魔力，將它們融入料理當中，即能重現美妙的異國滋味。

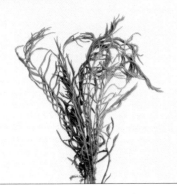

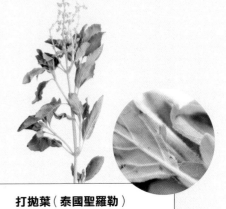

臭菜（羽葉金合歡）

它長得像含羞草，顧名思義，淡淡怪臭，就像瓦斯味般，使多數人敬而遠之的臭菜，在雲南與東南亞料理文化中十分常見，會拿來烹煮湯品，煎蛋，既可去腥、也可增味，更是蛋白質含量豐富的好蔬菜，也許，吃著吃著就開始香了呢。

打拋葉（泰國聖羅勒）

具有特別氣味，印度人心中的神聖草藥，具改善高血壓、抗微生物及解痙攣的效果，「Ka paw」發音近似華語：嘎拋／打拋，是九層塔近親，帶點丁香、薑黃的風味，跟九層塔味道迥異，為泰式料理打拋豬最正統的添加香料。

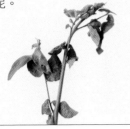

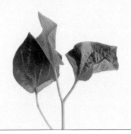

甜菜

甜菜又稱守宮木。不僅東南亞食用甜菜，在中國雲南也是備受歡迎的野菜，而且價格不斐，通常只採摘幼葉新芽食用，無論汆煮、鮮炒都甘甜滑嫩；其外形與台灣山柚雷同，購買時可詢問店家是否為南洋甜菜。

假蒟

中國廣東、泰國、越南都能見到它的身影，又稱「越南洛葉」、「豬撥菜」，在現今的新住民市場很容易找得到。有淡淡香氣，類似羅勒香氣，很適合解除肉類的油膩感，可以包烤肉生食，切碎混合做成肉餡，無論煎、煮、炒、炸都很好運用。

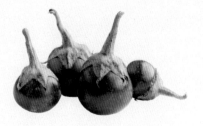

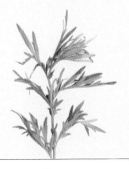

小圓茄（越南紫茄）

皮厚籽多，久煮不爛，直接炒製會帶有苦味，並沒有很好吃，在越南通常拿來作為醃漬菜，但更為熟悉的應該是加入南洋咖哩，經過燉煮讓果實變得柔軟，口感也較我們熟悉的長茄來得有彈性，製作燉煮菜色時，嘗試選擇小圓茄試試看吧！

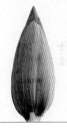

艾草

艾草是個寶，除了大家知道的「避邪」，最常見的就是艾草粿餅，其實艾草的廣用價值無窮，特別是驅寒與增加抵抗力的效果，特殊香氣也令艾草料理百變多端，就把艾草當成辛香料使用即可。常見可用來煲雞湯、熬紅糖水、炒蛋、煮艾草粥，以營養程度來看，艾草真是個蔬菜聖品。

芭蕉花

其實整個芭蕉花都可以拿來做料理，在中國雲南更被廣泛使用在料理上，紫紅色外殼可用來做醃漬菜，裡頭的花蕊，汆燙去生後，用來製作涼菜或與其他食材配搭料理都十分合適，軟糯的質地，風味也十分獨特。

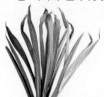

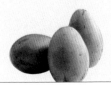

沙梨橄欖

又名太平洋檳榔，青澀未熟可以拿來煮湯，有客家鹹菜湯的風味，熟透感覺像橄欖、青芒果，成熟果實切片，加入砂糖、梅子粉醃漬，也可以當成蜜餞食用，更能打成果汁、製作果醬，屬於鹼性熱帶果實，融入料理可去油解膩。

斑蘭葉

別稱香蘭葉，也有東南亞香料之王的稱號，是多數人熟悉的南洋味道，常見斑蘭雞飯、斑蘭汁、斑蘭奶茶、斑蘭糕，若去過東南亞旅遊，應該對斑蘭不陌生。其香氣帶點芋頭與花香，風味特殊，可製作斑蘭水、當成香草加入甜點、飲品，甚至調酒皆可運用，也能為咖哩增添更豐厚的香氣。

生菜類

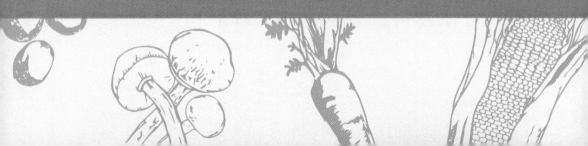

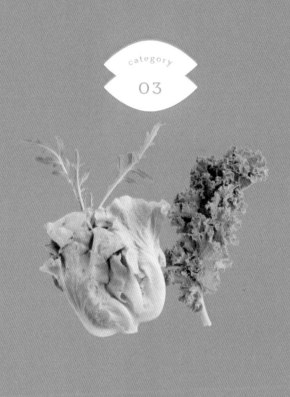

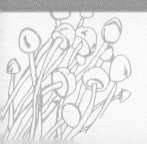
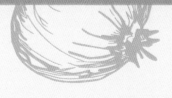
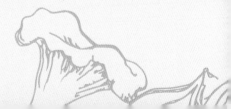

結球萵苣
（美生菜）

生菜類

又稱包心萵苣，是市面上很常見的生菜，富含纖維、礦物質和維生素 A、B、C；再加上葉子充滿水分，嚐起來甘甜中帶著些微苦味，不論是以中式搭配蠔油、大蒜炒食，或是西式當成沙拉生吃，都很合適。

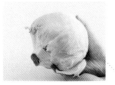

CHECK!

拿起來感覺手沉、按壓有彈性，葉片包覆緊
手沉表示水分充足，包覆緊的萵苣生長狀況比較良好，吃來較美味。

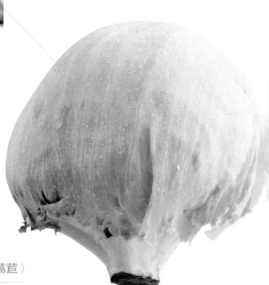

CHECK!

葉緣不能有爛邊的現象
葉片如果已經開始軟爛，表示新鮮度已經不足，建議不要購買。

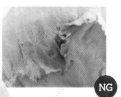

NG

奶油生菜（波士頓萵苣）

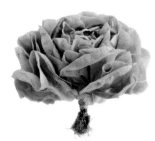

莖葉含有豐富的乳白色汁液，入口帶有淡淡的奶油香甜且口感軟嫩，故而得名；多用於生食、沙拉。

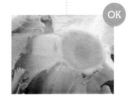

OK

CHECK!

底端的切口越白越好、頂端要嫩
這代表採收未久，萵苣還很新鮮。

主要產地
雲林、彰化

盛產季節
秋、冬、春；11—4月

前製及料理訣竅

常見切法

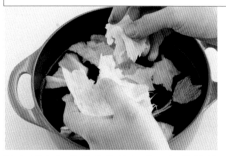 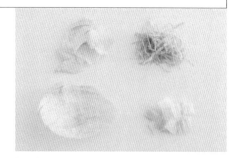

將底部已經纖維化的梗切除，然後將萵苣葉子一片片拆下來，以清水漂洗。

依料理需求，手撕成大小片狀，以刀切絲，或者是以料理剪刀修成圓片，當成蝦鬆或肉類的襯底。

烹調建議

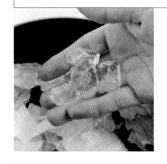

食用前，可以將洗好、撕成適度大小的萵苣泡在冰水中，約泡5至10分鐘，吃起來會更脆口、美味。

保存方法

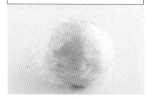

將結球萵苣以保鮮膜包裹後，放入冷藏；注意需避開風口，約可保存3日。

Let's Cook!

蠔油美生菜

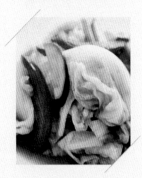

材料
美生菜1顆、豬油蔥酥2大匙、黃櫛瓜30g、綠櫛瓜30g、番茄30g、沙拉油15cc

調味料
蠔油4大匙、砂糖1大匙、高湯50cc

作法
1. 整顆美生菜洗淨，放入加鹽的滾水中燙至熟透後，取出瀝乾。
2. 櫛瓜與番茄切成片狀備用。
3. 燒乾炒鍋，放入沙拉油、豬油蔥酥與糖炒至融化，加入蠔油煸香，再倒入高湯煮滾，並放入番茄與櫛瓜略煮後，加入作法1的美生菜加以拌和收汁即可。

Romaine Lettuce | 蘿蔓萵苣
（蘿美生菜）

生菜類

為凱薩沙拉中一定會出現的生菜，含有維生素B、C、E、鈣、磷、鐵、β-胡蘿蔔素等。吃起來口感爽脆，微帶甘甜，多用西式沙拉料理，以生食居多。挑選時須注意，挑選「白」一點的吃來比較甜，太綠的蘿蔓萵苣容易有苦底。

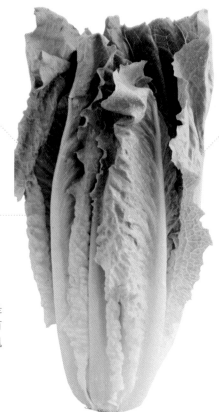

CHECK!
葉面豐厚
肉厚的葉面才能充分品嚐萵苣的風味。

OK

CHECK!
葉子要有足夠的保水度
充滿水分的蘿蔓萵苣比較好吃，這可以從萵苣本身是否挺立，葉緣是否翠綠完整觀察出來。

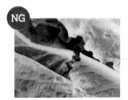

NG

CHECK!
葉子不能斷裂或泛黃
若葉片有損傷，可能是在運送過程中碰撞或有過熟的狀況，會影響風味與品質。

主要產地	盛產季節
雲林、彰化	秋、冬、春；10—3月

CHECK!
觀察底部，不能有泛黃、枯萎或出水狀況
新鮮的蘿蔓萵苣，其根部的切口應該是完整、富含水分，沒有損傷的。

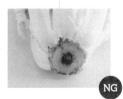

NG

前製及料理訣竅

處理要訣

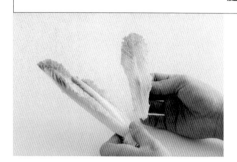

將葉片一片片剝下來。

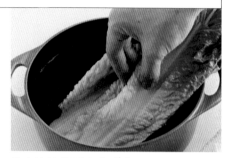

徹底沖洗乾淨之後泡水。

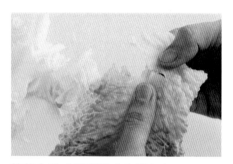

整葉食用或用手撕成合適大小。

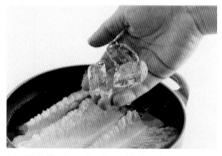

如果要生吃，在食用前先以冰水浸泡
約10分鐘，如此吃來更加脆口。

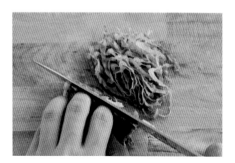

也可切成細絲。

保存方法

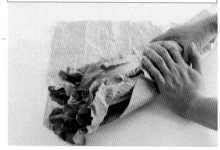

用紙包裹後，直立放入冰箱冷藏。也可
以用沾過水的餐巾紙把梗包住，保持水
分。

綠捲鬚萵苣
（Frisee）

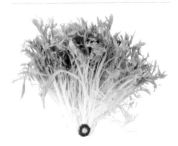

又稱「綠捲鬚生菜」，葉子邊緣
成蕾絲狀，屬於葉萵苣之不結
球萵苣，可製作生菜沙拉，因
本味偏苦澀，所以多半做為配
搭襯托主菜使用。

紅捲鬚萵苣
（Loollo Rosa）

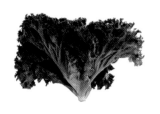

葉緣帶著紅色而得此名。吃來
微苦脆口，含有 β-胡蘿蔔素
及維生素B、C，生食或搭配
燒烤都很合適。

綠橡葉萵苣
（Oak Leaf Lettuce）

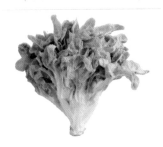

綠橡葉吃起來帶著微微的苦
味，但在入口之後又能即刻回
甘。其口感和福山萵苣一樣，
都是走爽脆路線。充滿皺褶的
葉子，可以做為菜盤飾底之
用，生吃或快炒也很合適。

紅橡葉萵苣
（Oak Leaf Lettuce）

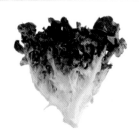

原產自美國，富含維生素C和
膳食纖維，吃來帶著微苦、口
感非常細緻。可以利尿，促進
血液循環。

Let's Cook!

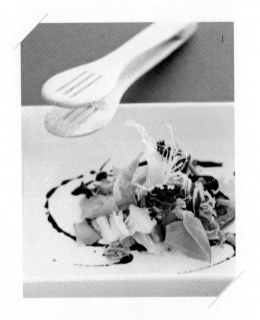

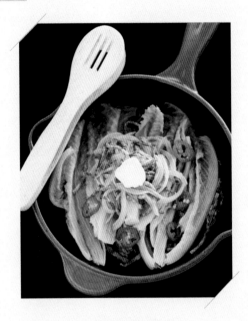

凱薩綜合沙拉

材料
蘿蔓萵苣2片、奶油生菜2片、紅捲鬚萵苣1片、綠捲鬚萵苣1片、紫菊苣1片、濃縮巴薩米克醋適量

凱薩醬
美乃滋150g、罐頭鯷魚2條、蒜頭1顆、洋蔥1/8顆、巴薩米克醋30cc、起司粉30g、檸檬汁30cc、芥末籽醬15g、巴西利葉3片、冷開水30cc

作法
1 將所有生菜洗淨後泡冰水取出,剝成小片、瀝乾混合備用。
2 凱薩醬配方材料全部放入果汁機攪打至稠狀,以冷開水調整濃度即成為沙拉醬。
3 盤內放入綜合沙拉與凱薩醬,隨意淋上濃縮巴薩米克醋增添風味即可。

培根燜蘿蔓

材料
蘿蔓萵苣1株、培根2片、洋蔥1/4顆、墨西哥辣椒1條、奶油30g、雞高湯80cc

作法
1 整顆蘿蔓洗淨剝開、墨西哥辣椒切片備用。
2 培根、洋蔥切成細絲,以奶油炒至香軟,再放入墨西哥辣椒拌炒,放入雞高湯與蘿蔓生菜,蓋上蓋子小火燜煮約6分鐘後開蓋即可。

福山萵苣

Fushan Lettuce

生菜類

被暱稱為大陸妹的福山萵苣，是由中國大陸傳來的品種。是萵苣類中以葉為食用部位的嫩葉萵苣，屬於半結球萵苣，可生食。水分充足，清脆爽口，幾乎沒有一般萵苣會出現的苦底，只有滿嘴甘甜，很快就擄獲了台灣消費者的心，成為炒食或火鍋涮燙中的後起之秀。富含纖維素A及微量礦物元素，價格也很親民，在料理上值得多多運用。

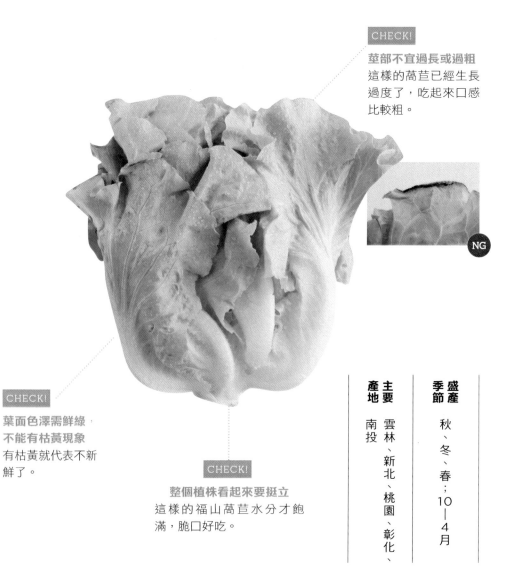

CHECK!
莖部不宜過長或過粗
這樣的萵苣已經生長過度了，吃起來口感比較粗。

NG

CHECK!
葉面色澤需鮮綠，不能有枯黃現象
有枯黃就代表不新鮮了。

CHECK!
整個植株看起來要挺立
這樣的福山萵苣水分才飽滿，脆口好吃。

主要產地：雲林、新北、桃園、彰化、南投

盛產季節：秋、冬、春；10—4月

前製及料理訣竅

常見切法

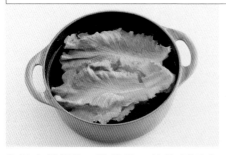

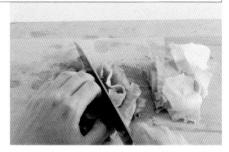

先把底部切除，將葉片一片片剝下來後，因為容易藏有細沙，所以一定要清洗乾淨，同時挑去軟爛受損的葉面。

用刀切成喜歡的大小，用手撕也可以。

保存方法

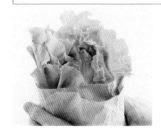

放在袋中直立冷藏，小心不要壓到葉子，並趁早食用。

烹調建議

福山萵苣容易變色，不宜熱炒太久才能保有翠綠色澤與清脆口感。可汆燙後立刻冰鎮，增加脆度。也可在汆燙時滴幾滴油在水中，讓顏色油亮好看，增進食慾。

常見
種類

台灣綠捲鬚

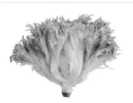

是皺葉萵苣之系列，捲度屬小捲型（波浪狀），葉色綠色，可供鮮食觀賞、盆栽使用。

廣東Ａ菜

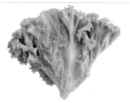

屬不結球萵苣品種，葉面多皺摺，顏色翠綠，吃來清脆爽口。

火焰生菜

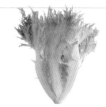

葉緣呈現細鋸齒狀且型似火焰，因此得名，口感清脆爽口，整體味道清甜，且保水度良好，是容易被接受的生菜品種，生食或加熱烹煮皆可。

Chicory | 菊苣 | 生菜類

菊苣是外來種植物。富含膳食纖維、鈣質、鐵質、維生素A、C、天然Oligo寡糖、
菊糖（可幫助體內益菌生長）。味道略苦，口感爽脆。除了可以刺激腸道蠕動，也有
很好的保眼效果，如視力退化、夜盲症、視網膜剝落等等，是「多工」的食療蔬菜。

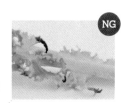

CHECK!
葉面需完整，不能有腐爛、泡到水或變黑的狀況
料理時務必要挑除狀況不佳
的葉片後再使用。

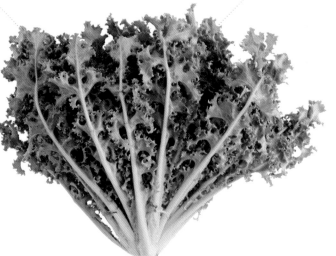

CHECK!
葉梗的部分不能有斷裂也不能有壓傷
如果已有壓傷或斷裂
現象，很容易腐爛。

保存方法

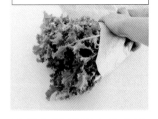

用紙包裹後直立放入冰
箱，並儘速食用。

CHECK!
底部的莖需完整、飽滿
這樣的菊苣生長狀態比較
好，滋味也比較濃郁。

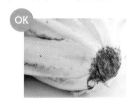

主要產地	盛產季節
桃園、新竹、苗栗	冬、春；11—4月

前製及料理訣竅

常見切法

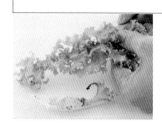

先將爛葉或變黃的葉子剔除。

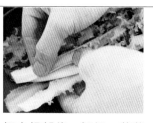

切去根部後,仔細一葉葉清洗,葉莖的部份需特別注意。

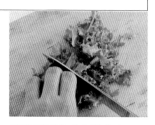

再依需要切成合適大小。

常見種類

苦苣

這是菊苣經過二次栽培之後所發出來的芽球,市場上較為少見,多用於西洋或義式料理上。苦苣滋味苦中帶甜,加熱之後會整株變色,生食為佳。

紫菊苣

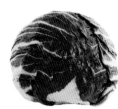

為菊科菊苣屬的一種,可切絲做成生菜沙拉,常用於西式料理。

Let's Cook!

菊苣金桔鴨蛋煎

材料
菊苣30g、鴨蛋1顆、金桔1顆

調味料
麻油30cc、冰糖5g、鹽巴5g

器具
煎蛋圓模型1個

作法
1 菊苣洗淨切小段、金桔切小丁。
2 以麻油炒香菊苣和金桔,加入鹽巴與冰糖調味,放入模型裡,再將鴨蛋打入,蓋上鍋蓋,等待鴨蛋熟透成型即可。

Point 如果怕菊苣的澀味,可先汆燙或抓鹽脫水,再進行後續的料理。

Kale 羽衣甘藍

生菜類

近年來風靡全球的明星蔬菜，因含有抗癌變的硫配醣體，大量纖維幫助腸胃蠕動，更有豐富維他命 A、C、葉酸、葉黃素，能有效預防黃斑病變及眼球疾病，同時擁有抗氧化作用還能降血脂。但仍須符合均衡飲食的條件，不宜單一過度攝取，容易造成消化困難，製作蔬果汁、沙拉都是很好的選擇。

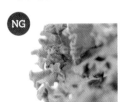

NG

CHECK!
挑除變黃的皺葉
受到溫度變化及存放影響，一定要挑除再使用。

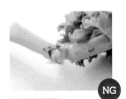

CHECK!
留意爛梗
過老或折損的葉梗需剪除，口感與味道都不佳。

NG

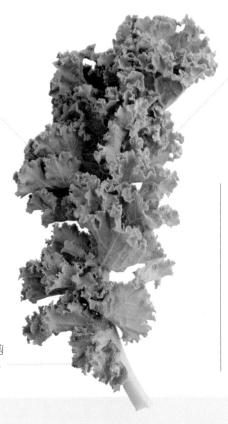

CHECK!
看完整的皺葉
皺葉應新鮮厚實，口感層次豐富，沖水洗淨擦乾後即可，避免過度浸水，流失水溶性維生素 C。

盛產季節
11—4月，冬季高冷季節品質較好

主要產地
南投、宜蘭

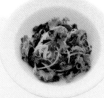

Let's Cook!

羽衣甘藍義大利麵

材料
羽衣甘藍4-6葉、培根碎2片、蒜片4顆、乾辣椒6g、橄欖油60cc、高湯100cc、煮熟義大利麵100g

調味料
海鹽、胡椒適量

作法
1 羽衣甘藍洗淨，取葉子部分剝成小片、葉梗切成細絲。
2 橄欖油小火爆香培根、蒜片、乾辣椒成為香料油，加入高湯與熟義大利麵、葉梗絲一起拌合收汁，再加入 2/3 的葉子拌炒，最後以鹽巴、胡椒調味。
3 盛盤後再將 1/3 的葉子作為盤飾即可。

芝麻葉

Arugula

生菜類

有著鮮活芝麻香氣的芝麻葉，一向是國外大廚常用來揮灑料理的好夥伴，有濃烈的芝麻香氣，帶點溫和辛辣，略苦中卻富含甘甜，複雜交錯的味蕾刺激，十分令人著迷，有圓葉與尖葉等品種，建議挑選表面光滑且細緻的，吃起來既滑順嫩口又汁多，滿盈芝麻香。很適合與肉類、麵包、番茄、披薩一起享用。

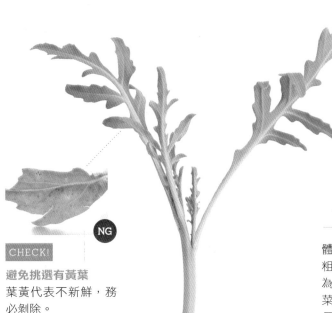

圓葉芝麻葉

白花圓葉芝麻葉的味道比黃花裂葉芝麻葉有著更濃厚的芝麻香，味道也比較平緩，口感柔軟細嫩，比裂葉種適合單吃。

NG

CHECK!

避免挑選有黃葉
葉黃代表不新鮮，務必剔除。

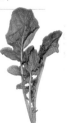

芝麻葉（菜）

體型較大，質地較粗，可以切成小段作為沙拉配料，或是炒菜都適合，但因為生長期較長，味道也會比較嗆辣苦澀。

主要產地　彰化、南投、屏東

盛產季節　11—1月，冬季高冷季節品質較好

烹調建議

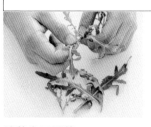

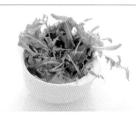

摘菜食用嫩葉
摘取嫩葉與嫩芽來料理，風味較好；葉梗苦澀味重，不建議使用。

洗乾淨、泡冰水
充分洗淨後，以冰水浸泡10分鐘以上，使葉片復甦，瀝乾後，吃起來更脆口。

常見食用花圖鑑

苦澀系

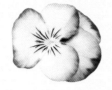

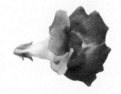

香堇菜

有黃、白、紫、橘等色，花香足，前味有淡淡葡萄味，後味則帶有草菁味，口感偏黏，不建議單獨吃，因為花形漂亮，更適合用於甜點或擺盤裝飾。

金魚草

串生花序，屬於微微閉合的管狀花，有黃、白、粉、紅等色。帶有明顯苦味，建議少量使用，花瓣口感較脆，帶有莓果香氣是一大特色。

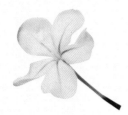

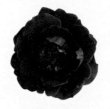

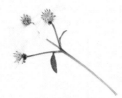

藍雪花

澀味相當明顯，氣味上則帶有淡淡的葡萄香氣，與一點點的澱粉味（馬鈴薯味）。

食用玫瑰

花瓣厚實具口感，擁有非常濃郁的玫瑰香氣，味道鮮甜帶有果香，沒有澀味、不咬舌。

大花咸豐草

俗稱「恰查某」的大花咸豐草，具有木質的香氣與滋味，類似龍眼或龍眼乾的味道，口感帶澀。

能帶來獨特視覺感的食用花，酸、辣、香、甜，各有微妙鮮明的風味，
如能洞悉其特性，融入合適的食材中，更賦予料理味覺與感官的豐富層次。

酸味系

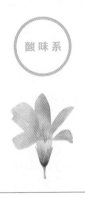

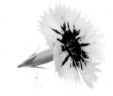

四季秋海棠

花瓣較厚，口感脆而多
汁，帶點溫和酸味，像清
雅的蓮霧，在沙拉裡放上
幾朵，吃到會很驚喜。

酢漿草花

沒有陽光的時候會闔起
來，滋味先甜後酸，酸味
相當舒服。

石竹

有紫、粉、白等多種顏
色，先酸後甜，酸味較
淡，甜味較多，最後會留
一點澀味在舌邊，常用於
西式料理中裝飾。

鮮明系

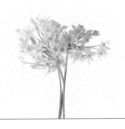

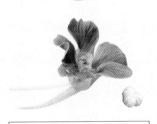

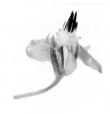

韭菜花

別看韭菜花小小一朵，滋
味卻非常濃縮，吃進嘴裡
炸開的韭菜味會令人嚇一
跳！使用上要非常小心，
通常一朵就很足夠。

金蓮花

從花、葉到籽都可用，全
帶有淡淡的芥末味，嗆味
清新溫和，接受度也較
高，常用於沙拉、甜點，
籽很適合做醬。

琉璃苣

星星狀，花托帶有細絨
毛，但不影響口感。花與
葉都有味，猶如生蠔，滋
味強烈，因而喜好兩極
（有人覺得太腥），適合搭
配海鮮料理。

甜味系

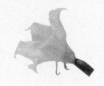

蝶豆花

較少直接食用，因藍色花青素豐富，多作為天然染料，如：馬來西亞娘惹糕、泰國藍米飯等。若要長久保存可烘乾使用，溶水後即變色；鹼性時為藍色，中性紫色，酸性則會帶點紫紅。

金銀花

相當纖細，口感上不太明顯，滋味則是甜甜的，帶有一點點木瓜味。

小黃瓜花

表面帶毛卻不影響口感，滋味具有明顯的小黃瓜味，相當清甜。

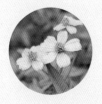

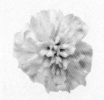

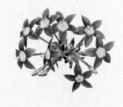

芳香萬壽菊

是那種聞到吃到馬上會驚訝說出：「這根本是百香果嘛！」的花。葉子、花瓣味道都濃，少量使用就好，最簡單的用法是把它當成檸檬片，放到水裡。

杭菊

香氣明顯，滋味前段偏甜，後段轉苦，帶有涼氣。通常都是乾燥使用，乾燥後香氣更加明顯。

繁星花

有紫、粉、紅、白等多種顏色，擁有迷人的甜味，滋味與外型都相當好，算是非常好吃的花，也是蛋糕裝飾花卉的首選。

食用花使用前該怎麼處理呢？

step.3

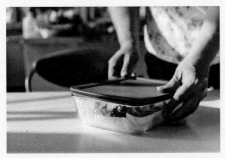

準備一個保鮮盒，鋪上濕紙巾，花輕放入。

step.1

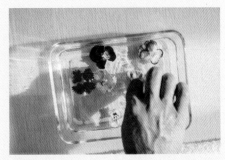

新鮮花朵以水輕輕漂過、洗淨灰塵即可。

step.4

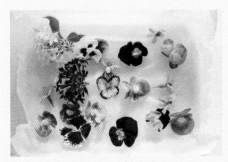

蓋上蓋子，放入冷藏，鮮度可保存3-5天。

step.2

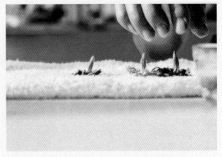

放在乾淨的乾毛巾上，稍微吸水。

COLUMN

芽菜類

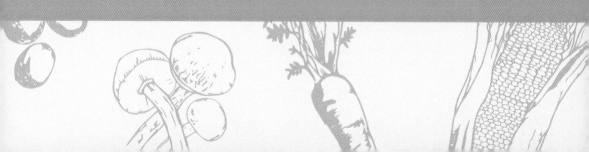

category

04

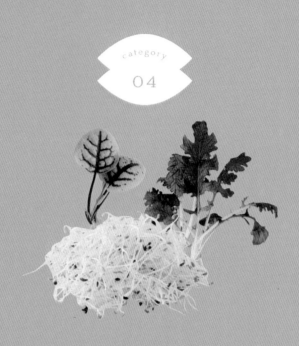

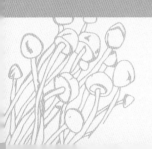
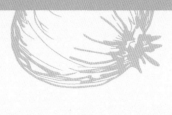
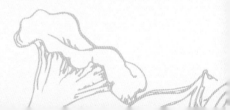

Pea Seedlings

豌豆苗

芽菜類

是由豌豆所發出來的嫩葉和莖。含有豐富的氨基酸、鈣質、胡蘿蔔素以及維生素B與C，再加上顏色翠綠、入口清香甘美，是好吃又好看的蔬菜。現在的豆苗種植多採水耕方式，幾乎沒有農藥疑慮，可放心食用。

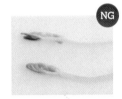

CHECK!

葉緣不能變黃
豆苗的葉緣必須翠綠，變黃代表存放時間已久，新鮮度不足。

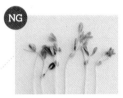

CHECK!

不能有脫水現象
脫水就是豆苗已經不新鮮的表徵。

CHECK!

葉面需完整
豌豆苗多半用水耕方式種植，品質穩定。只要葉面完整沒有枯萎現象，就是新鮮的豌豆苗。

CHECK!

豆苗的莖要細嫩
太粗的莖多少已經有纖維化現象，吃來口感較為粗糙。

CHECK!

莖不能壓傷或變黃
這樣的豆苗可能在運送或販賣的過程中被壓壞了，最好不要購買。

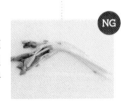

主要產地	盛產季節
桃園、嘉義、南投	全年

前製及料理訣竅

<table>
<tr><td>常見切法</td><td>保存方法</td></tr>
</table>

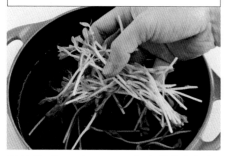

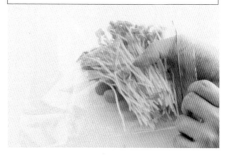

豆苗幾乎不用切，只需在流動水中輕輕漂洗乾淨即可。

裝入密封袋中放入冰箱，並儘速食用。

烹調建議

豌豆苗本身的質地很細嫩，故以大火快炒數下即可起鍋，過久除了影響滋味之外，也會破壞豌豆苗豐富的葉綠素。

Let's Cook!

綠咖哩蝦仁豆苗

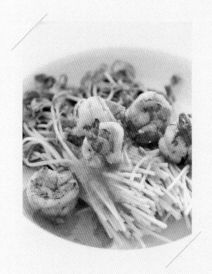

材料
豌豆苗200g、蝦仁6隻、洋蔥碎30g、奶油15g

調味料
綠咖哩醬30g、砂糖15g、高湯200cc、椰奶1/2罐、太白粉水適量、鹽巴1/2小匙、胡椒1/2小匙

作法
1 將豌豆苗漂水洗淨、蝦仁開背去除腸泥備用。
2 煮一鍋熱水，加入鹽巴後將豌豆苗汆燙熟透撈出瀝乾，放置盤中。
3 炒鍋燒乾放入奶油，加入洋蔥碎爆香，待香味釋出後，放入綠咖哩醬與砂糖煸炒，接續倒入高湯與椰奶，並放入蝦仁煮熟後調味，再以太白粉水勾芡後淋在小豆苗上即可。

苜蓿芽

Alfalfa Sprout

芽菜類

富含礦物質、蛋白質、纖維以及維生素A、B、C、D、E的苜蓿芽，是知名的鹼性食品，可以幫助肉類食用過多的現代人中和體內酸性。營養價值高加上低熱量，被大量運用在生機飲食及生食上，但仍建議不要過量食用。

常見種類

青花椰菜苗

青花椰菜苗可以保護消化系統，改善胃癌及潰瘍現象；而裡面所含有的成分也能大量催生天然的去毒酵素。現在很風行在家種植，這是可以考慮自行在家發芽的芽菜。

紫高麗菜苗

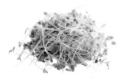

紫高麗菜苗和青花椰菜苗一樣，有益於消化系統，且能夠淨化血液、延緩老化，並恢復眼睛疲勞現象。

CHECK!

苜蓿芽的整體看來必須膨鬆完整
如果看來太過緊實，或是有壓傷的痕跡，可能在包裝或上架過程中就有耗損，比較容易壞掉。

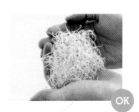

OK

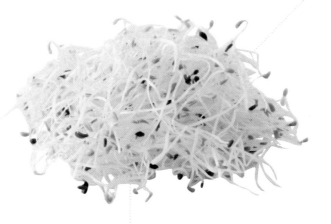

OK

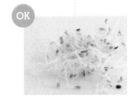

CHECK!

不能有奇怪的顏色
新鮮的苜蓿芽呈現漂亮的銀白色，如果有發黃或變色的狀況，品質已經下降，不建議購買。

主要產地	盛產季節
台北、新北、桃園	全年

前製及料理訣竅

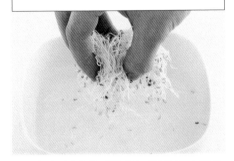

處理要訣

以水輕輕抓洗乾淨即可。需特別注意的是，苜蓿芽通常是生食，所以需以開水清洗，而且要多清洗幾次才保險。

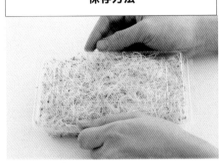

保存方法

連同原包裝袋放入冰箱，並儘速食用。剩下的可以用保鮮盒或保鮮袋裝起，放入冰箱冷藏，且避免擠壓即可。

Let's Cook!

苜蓿海苔捲

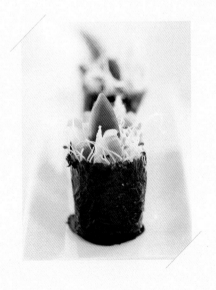

材料

苜蓿芽50g、煮熟紅蘿蔔塊1塊、煮熟小玉米筍4根、小番茄4顆、海苔片、青蘋果1顆

調味料

美乃滋5大匙、蜂蜜1小匙

作法

1　苜蓿芽以開水洗淨，瀝乾備用。
2　煮熟的蔬菜切成條狀，小番茄一開四，青蘋果切成條狀備用。
3　混合美乃滋與蜂蜜成為醬汁。
4　取海苔片，放上苜蓿芽與所有蔬果，淋上蜂蜜美乃滋後捲起即可。

Mung Bean Sprout

綠豆芽

芽菜類

綠豆在發芽的過程中，部分蛋白質會轉化成人體易於吸收的氨基酸。富含纖維質、低熱量及維生素C，加上價格便宜，彈牙脆口，料理應用廣泛，是廚房裡的常見蔬菜。種植也很容易，可在家自行栽培。

CHECK!

豆芽盡量不要有斷裂或壓傷
市場上的綠豆芽大部分都整包或整盒的賣。選購上需注意，斷裂或壓到的部分不要太多，否則容易腐敗。

CHECK!

頂端的葉子不要變綠
如果葉子變綠，豆芽就太老了，吃起來比較不細緻。

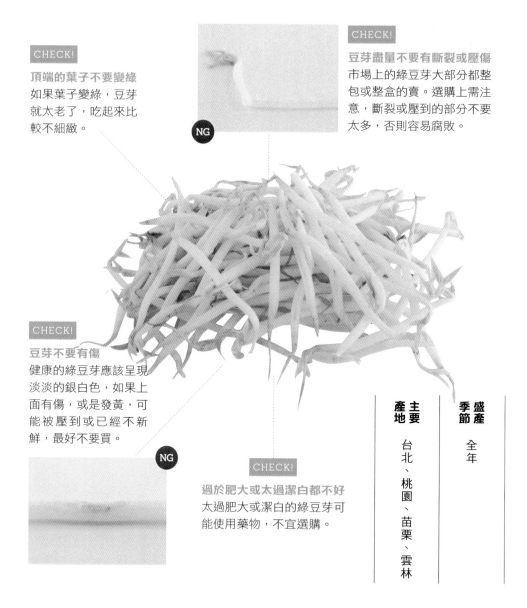

CHECK!

豆芽不要有傷
健康的綠豆芽應該呈現淡淡的銀白色，如果上面有傷，或是發黃，可能被壓到或已經不新鮮，最好不要買。

CHECK!

過於肥大或太過潔白都不好
太過肥大或潔白的綠豆芽可能使用藥物，不宜選購。

主要產地	盛產季節
台北、桃園、苗栗、雲林	全年

前製及料理訣竅

處理要訣

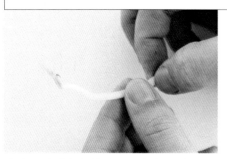

將綠豆芽的根部摘除,再輕輕漂洗乾淨即可。

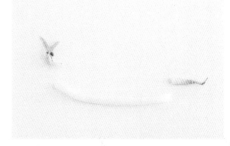

如果想要讓整道菜看來更精緻,可以在清洗前,將「芽」與「根部」都摘除。

保存方法

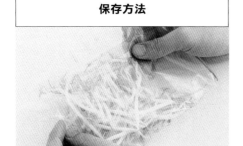

將綠豆芽放入封口袋後冷藏保存,並儘速食用。

去除頭尾的豆芽便升級為「銀芽」,吃起來更順口。

常見種類

有機綠豆芽

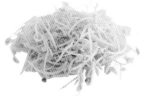

市場上也可買到以有機綠豆發芽的綠豆芽。體型方面相對較為細長,營養成分和一般綠豆芽相差不大。價格會比較高一些。

黃豆芽

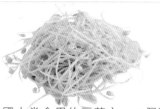

也是國人常食用的豆芽之一。個頭較大,豆子的味道比較鮮明,口感較綠豆芽的清脆細膩來得紮實。黃豆芽同樣也分一般和有機黃豆芽。

常見芽菜圖鑑

料理人常使用許多繽紛的芽菜苗為菜色增添風采，往往入口微妙，卻都不知道到底吃的是什麼，其實它們多數為蔬菜的幼苗，讓我們透過圖像來認識一下吧！

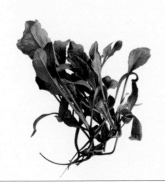

牛血菜

葉片較為厚實，營養價值高，酒紅色澤適合盤飾，味道輕盈，很容易與料理結合。

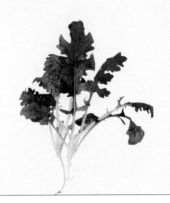

羽衣紅芥苗

外觀為紫紅色羽衣狀葉，帶點芥末香氣，含有豐富胡蘿蔔素與維他命，是製作清口涼爽前菜的芽苗好選擇，更具視覺變化效果。

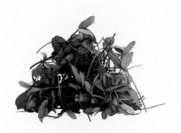

紅莧菜苗

有著紅石榴般的鮮紅色，無特殊氣味，口感軟嫩，兩片細長的尖葉就像紅色竹蜻蜓一般，但要留意保存，很容易就會水傷潰爛。

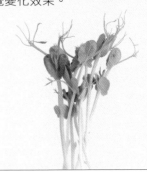

雪豆苗

雪豆苗是豌豆的幼苗，具有濃郁豆香味，口感清爽，除了當作生菜配菜增加口感，作為清炒、汆燙、煮湯也適合。

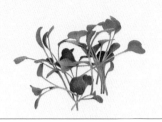

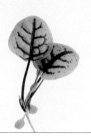

芝麻葉苗

芝麻葉苗帶著心型外表，嫩葉軟嫩細膩，有著淡淡的芝麻香氣，適合直接拌合沙拉或與肉類配搭食用。

小葉酸模

酸模的特色就是那股略帶酸溜感，適合搭配海鮮與蔬菜使用，建議摘取時連同紅色的梗一起擺飾，視覺效果非常好。

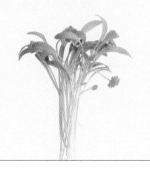

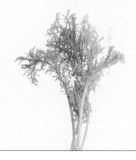

香菜苗

香菜的幼苗，鮮綠質地嫩，有著濃厚的香菜味，但不如香菜那樣直接，用來點綴菜餚香氣十分合適，也可與甜點一同食用。

綠羽芥末菜

芥末菜的幼苗，帶著溫和不嗆辣的芥末味，適合生食，可以用來取代一般使用的綠芥末醬，搭配生魚片、清燙海鮮等，讓料理提昇風格。

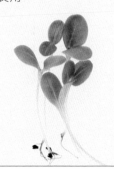

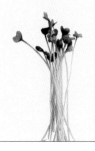

琉璃苣苗

琉璃苣苗葉片寬大且有細緻絨毛，具有濃郁的小黃瓜味，通常作為開胃菜引味使用。

紫甘藍苗

即紫甘藍菜的幼苗，其富含抗氧化物「花青素」，口感清爽，膳食纖維比例高，而且種植成本不高，亦能在家自己培育，通常為海綿水耕。

藻類

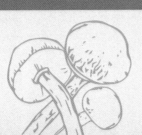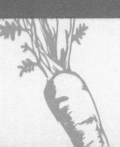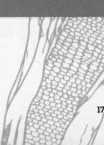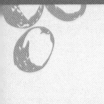

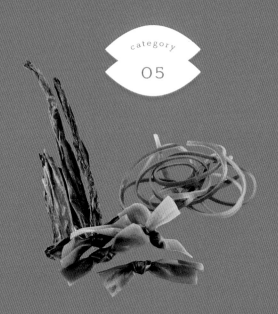

category

05

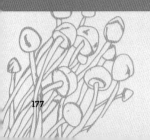
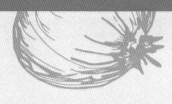
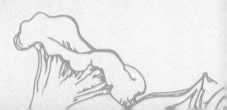

Kelp	海帶	芽菜類

也稱做「昆布」，是種生長在嚴寒海域的食材，台灣市面上常見多來自日本或大陸北方。它富含的碘質、鈣質和膳食纖維、葉綠素、微量元素等，能幫助預防心血管疾病和甲狀腺腫大；乾貨上所附著的白色粉質，是經研究證明的「甘醇露」，有降血壓、利尿的功能。

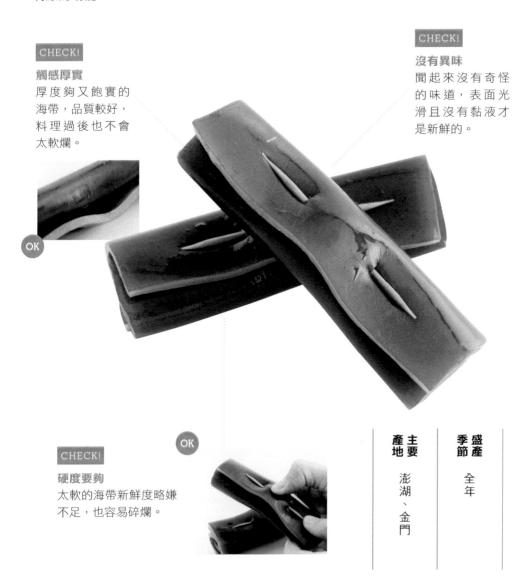

CHECK!

觸感厚實
厚度夠又飽實的海帶，品質較好，料理過後也不會太軟爛。

OK

CHECK!

沒有異味
聞起來沒有奇怪的味道，表面光滑且沒有黏液才是新鮮的。

CHECK!

硬度要夠
太軟的海帶新鮮度略嫌不足，也容易碎爛。

OK

主要產地	盛產季節
澎湖、金門	全年

前製及料理訣竅

保存方法

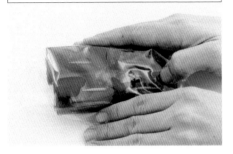

如果沒有立即要使用的海帶，可以洗淨、汆燙約30秒，待冷卻後放入保鮮袋置於冷藏，並在1星期內食用完畢。

烹調建議

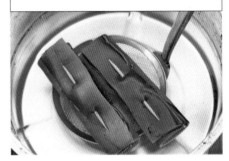

海帶在運送、販賣的過程中暴露在各種場所，所以買回家洗淨後，最好再用滾水汆燙約3分鐘，以去除雜質。

常見切法

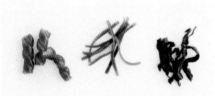

一般用竹籤串好的海帶捲多可直接去滷，比較會需要切成小段的包括海茸、海帶絲和海帶芽（如圖由左至右）。

Let's Cook!

海帶玉米湯

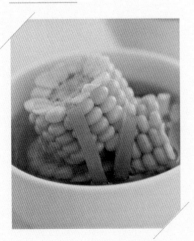

材料
甜玉米1根、海帶粗絲50g、丁香魚乾5g、薑片2片、高湯800cc

調味料
鹽巴1小匙

作法
1 甜玉米洗淨切成段，海帶莖、丁香魚乾洗淨，瀝乾備用。
2 鍋內放入所有材料與高湯，燉煮約30分鐘至玉米熟透，以鹽巴調味即可。

常見　種類

海帶粗絲

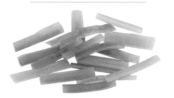

適合快炒也適合搭配
醬料做成涼拌。

海帶結

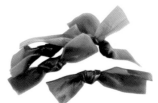

多用來煮湯或涼拌
或搭配燴菜。

海帶莖

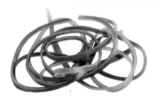

適合涼拌或搭配海鮮快炒。

海茸

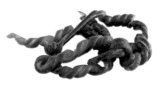

適合和薑、辣椒等辛香料
搭配肉絲熱炒。

海帶芽

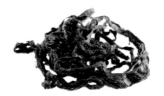

適合醃漬或搭配味噌湯等
湯類料理。

乾燥海帶芽

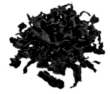

被日本稱為長壽菜的海帶芽，
是裙帶菜的葉片，市面上常見
乾燥與鹽漬兩種，富含海藻多
醣、膳食纖維、碘等營養素，
烹調容易，涼拌、燒煮、湯
品，皆能見到海帶芽的身影。

石花

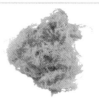

海中的藻類，富含鈣、膠原蛋
白等維生素，洗淨加水煮熱，
過濾冷卻後會自然凝固成膠
狀，切塊或刨絲後，加入糖水
或蜂蜜，清熱解暑、天然養顏。

Kelp | 昆布 | 芽菜類

屬於褐藻類，昆布即是日文漢字海帶的意思，具有非常濃厚的甘甜氣味，所以常用來製作頂級高湯，而五大昆布中最高級的就是真昆布！昆布的鮮味必須在採摘之後才會釋放，所以在昆布海裡游泳，是沒有昆布味的！

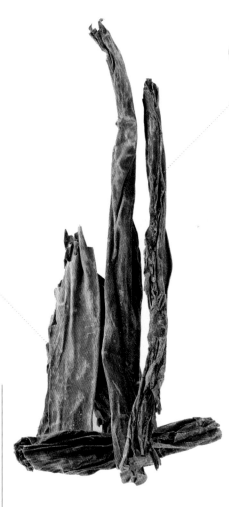

CHECK!

表面細粉
表面的白色粉狀物質，是昆布曬乾過程中產生的甘露醇與鹽分，如果太過潮濕發霉，可以從有無絨毛狀來分辨是否長了黴菌。

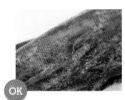

OK

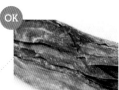

OK

CHECK!

皺褶處較柔軟
厚實代表高級的昆布，皺褶處比較軟，可用來切絲煮湯。

主要產地 日本、中國

盛產季節 四季皆有

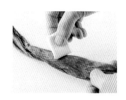

CHECK!

皺褶處較柔軟
好的昆布以濕布略為擦拭後即可使用。

| Nostoc | # 雨來菇 | 菇類 |

不是蕈類而是一種陸生藍綠藻「葛仙米藻」，又稱地皮菜、草木耳，別名「情人的眼淚」，需要純淨水源、炙熱的陽光、良好空氣品質才能生存，近年來轉為人工種植，產量稀少珍貴，富含微量元素，鈣質更勝牛奶，料理方式多元，是非常推薦的好食材。

CHECK!

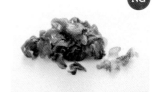

NG

盡量買完整、不要爛掉
新鮮雨來菇很脆弱，避免過度擠壓破損，影響風味。

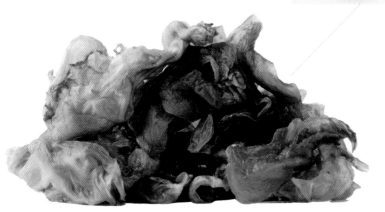

CHECK!

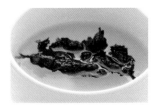

耐放的乾燥雨來菇
很方便的乾燥雨來菇，增強保存方式與期限。

乾品需漂洗、泡開
只要一點點就能泡出一大碗，二度漂洗後即可製作料理，建議要泡製兩小時以上。

主要產地	盛產季節
屏東、台東	全年

Let's Cook!

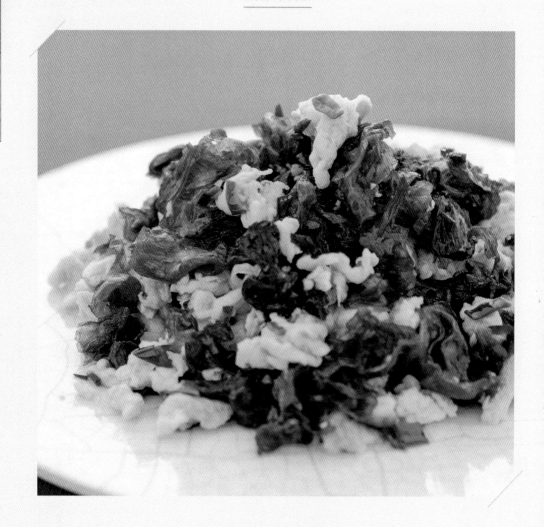

雨來菇炒蛋

材料
新鮮雨來菇 100g、雞蛋3顆、蒜末 20g、
辣椒末15g、蔥花30g

調味料
米酒100cc、柴魚粉3g、胡椒鹽適量、橄欖
油60cc

作法
1. 雨來菇漂水、洗淨瀝乾；雞蛋加少許鹽，
   打散成為蛋液備用。
2. 鍋內加入橄欖油加熱，倒入蛋液拌炒成
   型，再加入蒜末、辣椒末、雨來菇一起拌
   炒，接續加入米酒、柴魚粉、胡椒鹽收汁
   調味，起鍋前撒上蔥花拌合盛盤即可。

根茎類

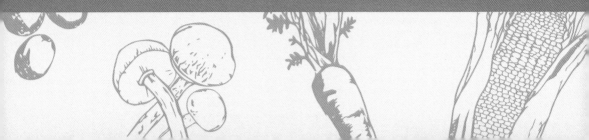

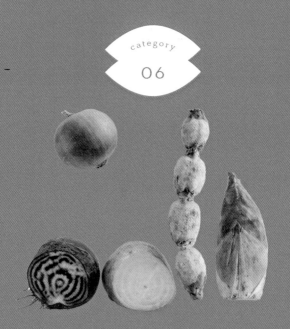

category

06

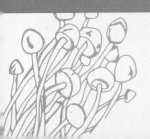
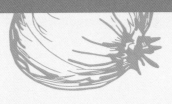
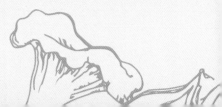

Bamboo Shoot

綠竹筍

根莖類

富含纖維又熱量低的綠竹筍，從春天到冬天都有不同的品種、各有不同的美味。建議選購帶有泥土和筍殼的竹筍回家自己處理，雖然過程稍微麻煩，但比較新鮮且甜味較不會流失。

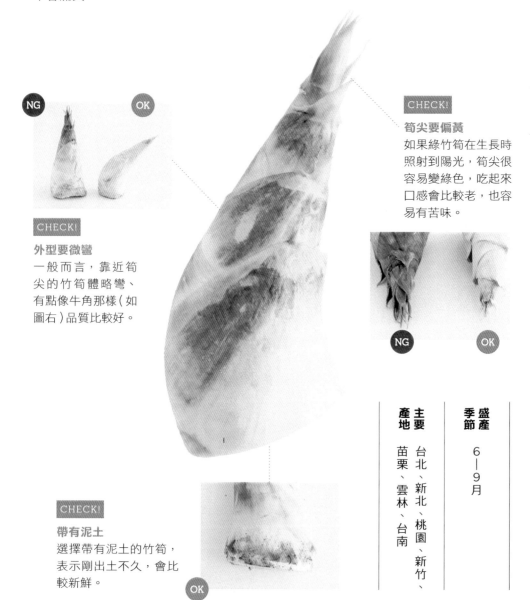

NG OK

CHECK!

筍尖要偏黃
如果綠竹筍在生長時照射到陽光，筍尖很容易變綠色，吃起來口感會比較老，也容易有苦味。

NG OK

CHECK!

外型要微彎
一般而言，靠近筍尖的竹筍體略彎、有點像牛角那樣（如圖右）品質比較好。

CHECK!

帶有泥土
選擇帶有泥土的竹筍，表示剛出土不久，會比較新鮮。

OK

產地 主要	盛產季節
台北、新北、桃園、新竹、苗栗、雲林、台南	6│9月

前製及料理訣竅

處理建議

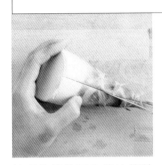 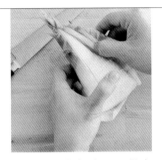 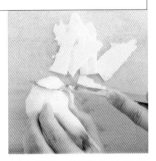

料理竹筍前可先將竹筍外殼剝除，建議用刀先在竹筍側邊劃開，比較好剝殼。

用刀劃開筍殼後，再從底端順勢往上開始一層一層剝殼。

剝完殼後，可削去竹筍底部邊緣的多餘厚皮，這樣吃起來口感會較細緻。

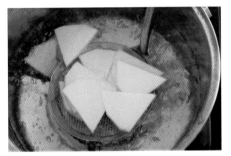 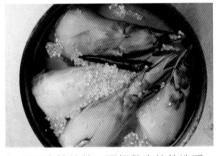

將洗淨、切好形狀的竹筍放入滾水汆燙4-5分鐘，並加少許鹽於其中，起鍋後再放入冰水，可讓竹筍更脆口。

如果要涼拌竹筍，可把整支竹筍洗淨、放入冷水中並加入生米和辣椒一起煮（水和生米比例10：1，辣椒適量），水要蓋過竹筍，利用米的甜度滲透到竹筍纖維中，這樣就能去除苦味。

常見切法		保存方法

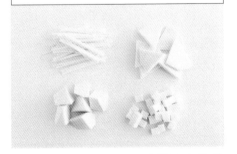 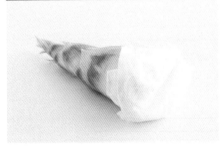

竹筍通常會切絲或切丁來搭配肉絲熱炒，或者切片、切滾刀塊來煮湯或涼拌。

如果買回來的竹筍沒有馬上要料理，可以用濕的餐巾紙先將竹筍底部包起來再放入冷藏，這樣可以幫助竹筍保持水分，建議在3天以內食用完畢。

桂竹筍

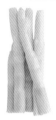

4-5月盛產，質地較硬，適合燉煮料理，也常被做成筍絲罐頭、筍乾等加工食品。

冬筍

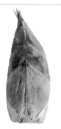

又稱「孟宗筍」，此品種的筍在冬天約莫農曆10月以後才會出現在市場上，產量不多，價格不斐，適合搭配排骨湯一起燉煮，或者搭配其他材料煮成冬筍鹹飯。

麻竹筍

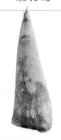

體型較大的筍，多半用來搭配肉絲熱炒或燉湯，也適合醃漬做成「醬筍」。產季在6-10月。

筍乾

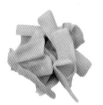

通常為曬乾或烤乾的筍片，另也有鹽醃的版本，早期都是為了保存而衍生的竹筍製品，但因為筍乾味香醇厚，風味獨特脆口，常為料理不可或缺的輔料。

箭筍

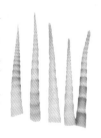

晚春盛產，又稱雲筍、劍筍，多數集中於花蓮生產，纖細的體型，爽脆甘鮮，也是快炒店常見的蔬菜，無論燜、炒、燉、滷都合適，因為產期很短，市面上常見的為去殼加工後的箭筍。

筍絲

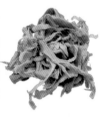

完全乾燥與醃漬曬乾最為常見，需要洗淨後換水浸泡，去除酸味泡發後再做料理，運用廣泛，常見於燉滷料理當中。

筍茸

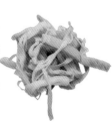

取竹筍的頂部最幼嫩的部分剝絲製作，細緻滑口，炒製或醃漬作為餡料都很合適。

Let's Cook!

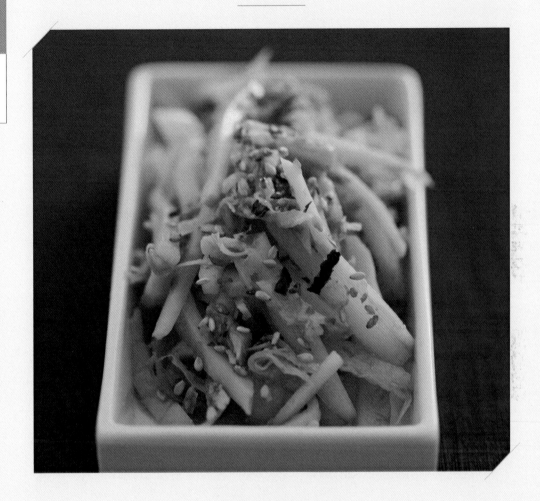

柴味魷魚筍

材料
綠竹筍100g、魷魚絲30g、
柴魚片30g、芝麻海苔適量、
辣椒、白米適量

調味料
日式醬油1大匙、味醂1大匙
開水1大匙

作法
1 綠竹筍洗淨,連殼放入水鍋中,放入辣椒與白米,煮約25分鐘後冷卻取出。
2 將綠竹筍剝除外殼,去除底部纖維,切成細絲備用。
3 魷魚絲,與筍絲、柴魚片以及所有調味料混合在一起,撒上芝麻海苔就可以了。

Asparagus | 蘆筍 |

富含葉酸和獨特的天門冬胺酸，以及多種維生素與礦物質，因此被公認具有極佳防癌、抗癌效果的食材之一。除了清炒、做沙拉、手捲外，也很適合煮湯、焗烤，更可以自行熬煮蘆筍汁。

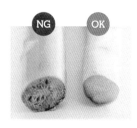

CHECK!

不要選擇基部已呈紫紅色或乾燥變色的蘆筍（如圖左），那代表已經木質化，口感會比較老。

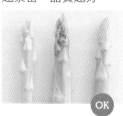

CHECK!

筍尖鱗片要緊蜜飽滿
筍尖的鱗片要越飽滿、越緊密，品質越好。

保存方法

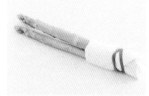

冷藏前，應先將蘆筍的底部用濕的餐巾紙包裹，再用牛皮紙或白報紙包起來，直立存放於冰箱，以避免蘆筍水分流失。

CHECK!

筍支要粗壯
筍身部位要肥碩且不鬆軟，這樣表示水分充足、鮮度夠。

主要產地：彰化、台南、嘉義、雲林

盛產季節：2—6月

前製及料理訣竅

常見切法

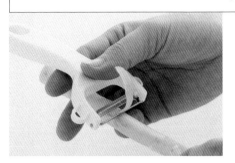

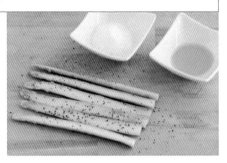

蘆筍外皮的纖維較粗,尤其是靠近底部的地方,通常建議削掉外皮再烹調。削皮時,手部要夾緊刮刀與蘆筍,如此才有施力方向。

如果要用烤的,可以把蘆筍對半剖開,放置於錫箔紙上,再淋上一點橄欖油、鹽和胡椒調味即可。

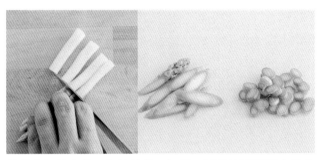

蘆筍的切法多樣,無論片狀、切段、圈狀皆可搭配多數食材一起料理。

處理建議

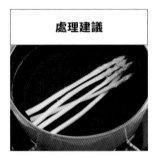

如果不喜歡蘆筍的草腥味,可於去皮後先汆燙1至2分鐘,降溫冷卻後再開始切開、料理,可以增進蘆筍的翠綠色澤。

Tips!

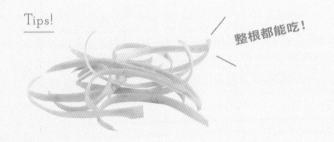

整根都能吃!

筍肉
適合用來涼拌或快炒。

外皮
削除的外皮可以加水和冰糖熬成蘆筍汁。

白蘆筍

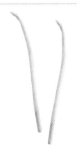

品種稀有，市場上較不常見，產期集中在4-6月。它特有的鮮甜味道十分迷人，無論濃郁料理、沙拉或清炒，皆能享受白蘆筍獨有的風味。

台灣蘆筍

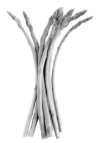

近年來廣泛種植的台灣綠蘆筍，筍尖鱗片比進口品來得緊密飽滿、也較細長，飽水度夠，品質越來越好，已常能在市場上買到。

紫蘆筍

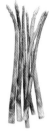

和一般綠蘆筍相比，紫蘆筍的水分較多、也比較有蘆筍味，除了適合當沙拉，也可以用橄欖油清煎再撒點胡椒粒，或者搭配義大利麵。

歐洲大蘆筍

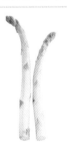

形體粗壯肥美，質地細緻，口感脆嫩，雖略帶苦味，卻是老饕心目中的好滋味。

蘆筍花

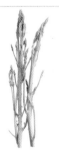

在蘆筍成熟，新筍即將登場時，短暫開出的小花朵。口感清脆，有淡淡的蘆筍味，因產期短，市面上比較少看到。以熱鍋快炒即香脆可口。

小蘆筍

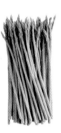

身型較細小，多應用於涼拌、沙拉，日本料理店的手卷、壽司也很常使用。

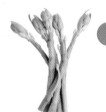

！ 晚香玉筍

晚香玉筍是花不是筍！又名月下香，它就是夜來香的花苞與花莖，是花卉轉型蔬菜的最大贏家，同是龍舌蘭科的草本植物，煮法跟蘆筍類似，只需簡單烹調就能爽脆清甜，煮熟後帶著些微的黏滑感，在精緻料理上有著許多的可塑性。

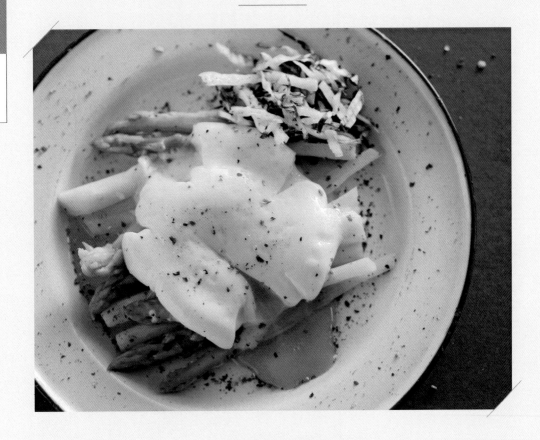

水波蛋蘆筍

材料
中型蘆筍10支、土雞蛋1顆、紅萵苣絲20g

調味料
橄欖油2大匙、鹽巴1大匙、白醋2大匙、研磨胡椒1小匙

作法
1 煮1000cc水，放入1大匙的鹽煮至沸騰；土雞蛋敲破放入碗中。
2 蘆筍削去粗糙外皮，切除底部厚纖維，切成兩段，放入滾水中燙約3分鐘煮至軟化後撈出瀝乾，拌上橄欖油與研磨胡椒備用（也可放到烤箱再烤過，增添香氣）。
3 將同鍋滾水溫度調低（不能大滾），加入白醋攪拌均勻（酸可以凝固蛋白質，讓水波蛋順利成型），稍微在水中畫圈圈，引起水流，再慢慢倒入作法1的土雞全蛋，稍微用湯匙攪拌一下熱水以利水波蛋成型，等待外圍蛋白呈現固化後約2分鐘，就可以用撈網撈起。
4 盤內放上蘆筍，再放水波蛋，以萵苣絲配色，撒上一些海鹽與胡椒即可。

Water Bamboo | 茭白筍 | 根莖類

俗稱「美人腿」的茭白筍，富含水分且肉質細嫩，纖維豐富、熱量低；但其實它不是筍，而是野生菰米被菰黑粉菌寄生後，增生而成的肥大筍狀菌癭。由於它的草酸鈣和鉀的含量偏高，建議不要與豆腐一起食用；有腎臟相關疾病的人也要盡量避免食用。

CHECK!

體型不要太大
太大支的茭白筍，
吃起來口感會較老。

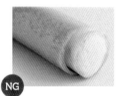

NG

CHECK!

筍頭不要有水傷或褐色斑點
若呈現有點軟爛的狀態或變色，表示較不新鮮。

保存方法

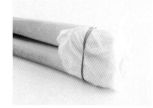

最好買帶殼茭白筍比較耐儲存，水分和甜度也比較不會流失；若不是當天烹調，建議筍頭可包裹濕廚房紙巾，放入冷藏，並盡可能在一星期之內食用完畢。

CHECK!

外殼翠綠、體型飽滿
帶殼的茭白筍應該筍殼翠綠，而且拿起來有重量感，比較新鮮且富含水分。

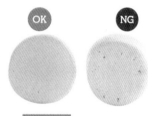

OK　　　　NG

CHECK!

筍頭面要細緻
筍頭如果仍保有細緻的毛孔，表示新鮮度夠、口感嫩。

主要產地
南投、新北、宜蘭

盛產季節
全年皆有；埔里青殼種產期主要在4—6月、8—10月，10—11月盛產為北部三芝的紅殼種

前製及料理訣竅

處理要訣

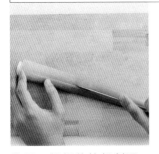 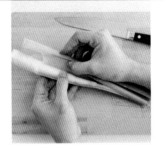 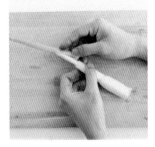

先用刀輕輕將筍殼劃開，以方便剝除。

順著筍尾一層層剝開。

最後再剝去最底層的筍殼。

常見切法

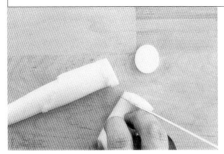 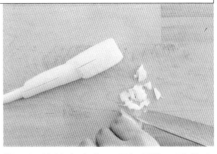

通常會先切除比較粗糙的筍頭。

筍頭週邊的皮肉也可順便削除，這樣吃起來口感會比較細緻。

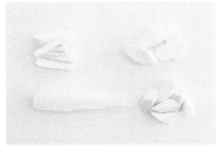 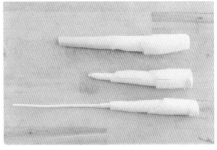

通常切半保持整條多用於燒烤，熱炒或煮湯多會搭配切斜片、滾刀片，或者切絲也可以。

依料理需求，剝除筍時可保留不同的程度；高級料理常會保留筍尖烹煮（如圖最下方）。

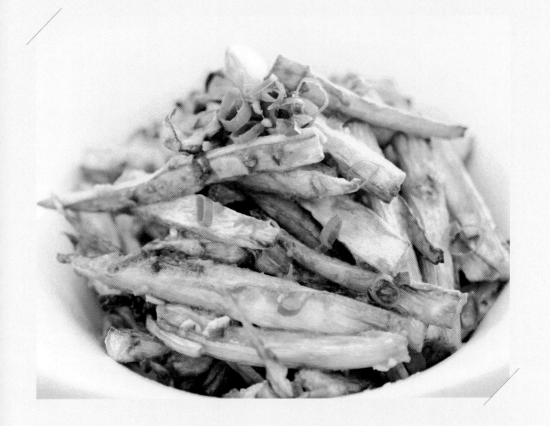

金沙茭白筍

材料
茭白筍5支、鹹蛋2顆、蒜末15g、蔥花15g、辣椒末10g、香油10g、沙拉油150cc

調味料
鹽巴1小匙、胡椒2小匙、糖1小匙

作法

1　鹹蛋取蛋黃部份,切碎備用。

2　茭白筍剝除外殼,削去外皮粗纖維,切成小條狀,以170度油溫炸至金黃後取出瀝油。(鍋內的炸油倒出後,可利用同鍋內的油分製作菜餚)

3　同鍋放入香油,加入作法1的鹹蛋黃炒香(會出現蛋白質泡沫,一直攪炒即可,但切記不能炒太久,會造成苦味)。

4　加入蒜末、辣椒末爆香,接續放入作法2的茭白筍翻炒,起鍋前以鹽巴、胡椒調味,並撒上蔥花翻炒即可。

Lotus Root | # 蓮藕 |

長相特別的蓮藕是蓮花的地下莖，每當蓮花花期進入尾聲，就到了採收蓮子、蓮藕的最佳時分。而秋、冬季節吃蓮藕，也正好吸收蓮藕具有的補氣、養血與潤肺效果，不過腸胃虛弱的人，建議不要吃生藕，煮熟後的蓮藕，才能達到健脾養胃的功能喔！

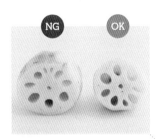

CHECK!

藕孔要比較大
如果攤販已經把蓮藕切開，可觀察、選擇藕孔較大的（如圖右），這樣的蓮藕會比較多汁。

CHECK!

黃褐色、無異味
以自然黃褐色為佳，不要選顏色太白或洗好的蓮藕，因為可能會受到化學清洗劑的汙染，若有發臭味也要避免選購。

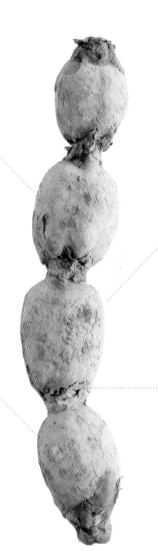

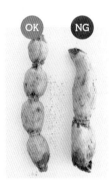

CHECK!

藕節要肥短
越胖越短的藕節代表較成熟，口感也會比較好（如圖左），但要避免藕節凹凸不平。

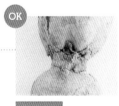

CHECK!

節間距離要寬
藕節之間的距離越寬，表示水分比較飽足，會比較好吃。

主要產地	盛產季節
台南 桃園、嘉義、彰化、	秋、冬；9—2月

前製及料理訣竅

常見切法

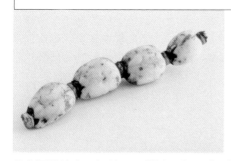

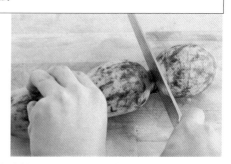

蓮藕通常連皮一起料理，所以要先用刷子將蓮藕清洗乾淨，再分別切除藕節。

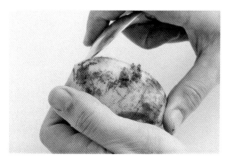

如果要去皮，可用湯匙或刀背輕刮。

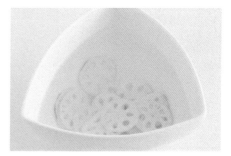

切開後的蓮藕，最好先泡入鹽水，以避免氧化、變色；入鍋料理時再直接放入冷水一起煮沸，可以避免影響鮮度。

烹調建議

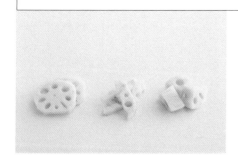

蓮藕不易煮軟，所以通常會切成薄片燉湯，或者切成長條或小塊狀搭配肉絲等食材一起熱炒。

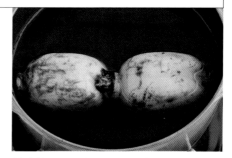

蓮藕整支下去煮，再依需求切片或切塊，可以保持其特有的甘甜，不過烹煮的時間要比較長。

酥炸藕夾

材料
蓮藕1長截(約15公分段)、
絞肉80g、板豆腐300g、
蔥碎100g、麵粉適量、油鍋
約160度

調味料
薄鹽醬油15cc、鹽巴1小匙、
胡椒2小匙、香油15cc

麵糊
中筋麵粉100g、無鋁泡打粉
3g、冰水50cc、香油10cc

作法
1 蓮藕洗淨,去皮後切成蝴蝶片狀(如下圖),切成藕夾泡水備用。
2 充分混合絞肉、板豆腐、蔥碎,並加入調味料攪打成為餡料備用。
3 麵糊材料混合成為麵糊。
4 取藕夾,在藕夾內放入少許麵粉,以利填入作法2餡料,並在外部沾覆麵粉,一一完成藕夾(注意餡料不能填得太滿,不然炸的時候會爆開!)
5 加熱油鍋約160度,將作法4的藕夾沾上麵糊,放入油鍋油炸約3分鐘至表面金黃即可。

Point!

蝴蝶片狀這樣切

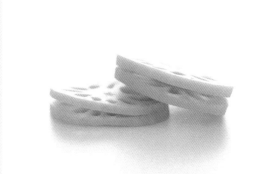

一刀不切斷,一刀切斷,厚度約0.5公分。

Burdock | 牛蒡 | 根莖類

牛蒡富含「菊糖」，是很好的抗氧化物，並有大量膳食纖維，能維持消化道機能，開胃退火，營養價值高；因此有「東洋參」的美譽。

CHECK!

越重越好
拿起來比較重的牛蒡，表示水分含量夠，肉質不會鬆散。

CHECK!

帶皮且沾有泥土
不要購買洗過的牛蒡，而是要選帶皮且仍保有泥土的品質較好。

CHECK!

尾端彈性佳
握住牛蒡較粗一端，輕輕擺動，尾端如會自然晃動表示彈性佳，口感會較鮮嫩。

CHECK!

鬚根要少
長太多鬚根的牛蒡表示出土時間較久，比較不新鮮。

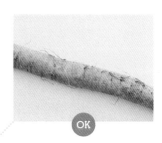

OK

產地主要：雲林、嘉義、台南、屏東

盛產季節：2—4月

前製及料理訣竅

常見切法

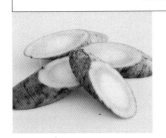

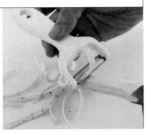

烹調建議

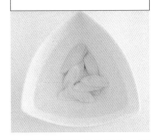

牛蒡皮含有豐富營養素，可將牛蒡整支帶皮洗乾淨後，直接切片做料理。

去皮後用刮刀刨成絲狀，可以沾裹麵粉糊，做成牛蒡天婦羅。

牛蒡切開後很容易氧化，所以切好後可先泡入鹽水，約莫2分鐘後即可開始烹調。

保存方法

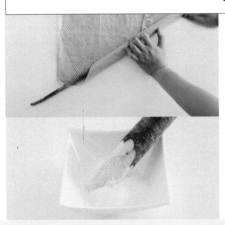

還未使用的牛蒡，可以先用牛皮紙包起來放入冷藏，或者放在通風陰涼的木屑堆裡，保持乾燥，讓內部水分不要流失；如果牛蒡觸壓起來變軟或是乾扁，表示不能食用了。

已經使用一半的牛蒡，可以將削開的一端沾鹽，再用保鮮膜包起來放入冷藏，這樣可以避免氧化和水分流失，大約可存放3~5天。

Let's Cook!

唐揚牛蒡絲海苔捲

材料
牛蒡1根、海苔5片、白芝麻5g、油炸油1鍋

調味料
唐辛子、胡椒鹽各適量

作法

1 牛蒡洗淨，去皮，切成細絲後泡水（泡水後能去除多餘澱粉，炸起來會更輕盈酥鬆）。

2 取出牛蒡絲，將其瀝乾後用餐巾紙擦乾（盡量擦乾，以避免油爆）。

3 油鍋加熱約150度，放入擦乾牛蒡絲，以筷子迅速攪動，讓水分釋出，將牛蒡絲炸至表面快呈金黃色時撈出（因為會自體加熱，若等到金黃色再撈出，牛蒡會變黑掉），撈出的牛蒡絲以餐巾紙吸除油分。

4 將牛蒡絲放入海苔片，撒上唐辛子與胡椒鹽，捲起即可食用。

山藥

山藥別稱准山、山薯、山芋，含有澱粉酶跟黏液蛋白，與豐富的酵素、鉀離子、維生素B1、維生素C等，能保健腸胃、降三高，並有抗老化、強壯身體的效果，是擁有眾多好處的養生蔬菜。

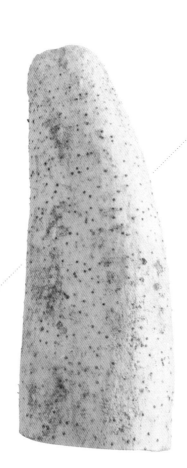

CHECK!

無乾枯裂痕
如果有裂痕或傷口，很容易影響山藥內部的品質。

CHECK!

表皮光滑、鬚根少
品質比較好的山藥表皮會比較光滑、鬚根少，且比較重。

主要產地
南投、彰化、新北

盛產季節
秋、冬、春；10—4月

前製及料理訣竅

處理要訣

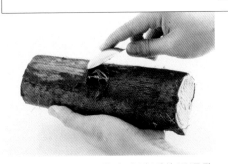

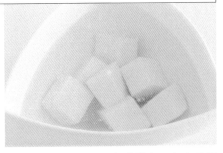

山藥容易滑手,可將表皮洗淨後用湯匙刮除;另因山藥含生物鹼,容易癢手,建議戴手套或將山藥過滾水後再處理。

通常為了讓山藥不要氧化變色,多會現切現煮,或者也可將切好的山藥泡入鹽水中,以降低變色的速度。

常見切法

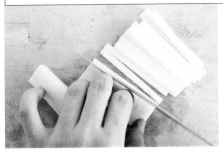

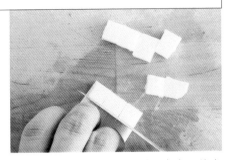

山藥切塊狀多用來煮湯;切細條、方塊小丁,適合涼拌或熱炒。此外,日本料理中常見的山藥細麵,則是將日本山藥削切成細長條來呈現。

保存方法

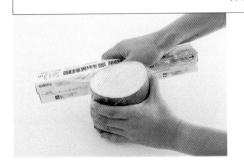

如是完整未切的山藥,放通風陰涼處即可;建議用多少取多少,剩下的部份再以保鮮膜包好放入冷藏,儘早食用完畢。

常見
種類

日本山藥

進口自日本，體型比一般土山藥較細長，吃起來質地細緻，適合涼拌生食。

紫皮山藥

又稱為「牛奶山藥」，山藥味較濃郁，燉、炒、煮湯皆宜。

傳統山藥

市場上最容易找到的品種，淡褐色外皮，口感比較粗糙，略帶土腥味，相對價格比較便宜。

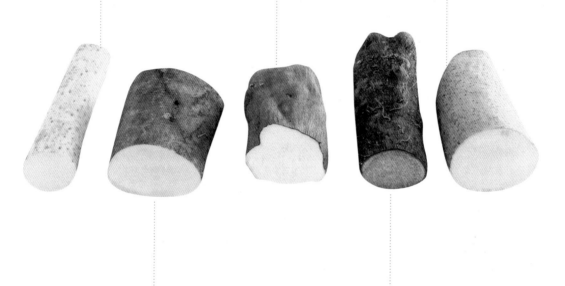

陽明山山藥

陽明山豐沛的水氣，讓種植出來的山藥滋味甘甜、口感鬆軟，成為當地野菜餐廳的桌上佳餚之一。

紫山藥

顏色美又蘊含獨特的香氣，相當適合用來磨成山藥泥，做成甜點或煎餅。

Let's Cook!

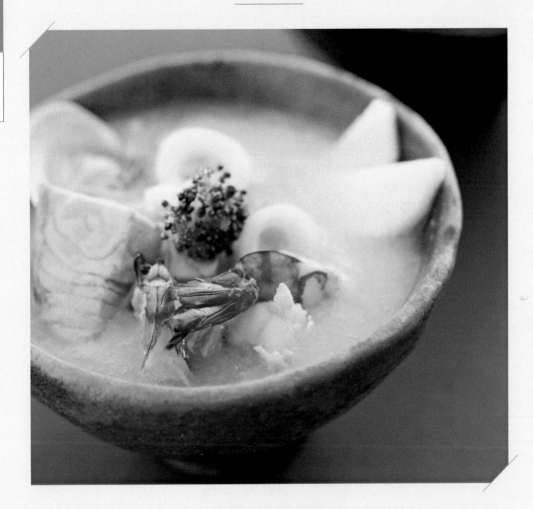

山藥海鮮湯

材料
日本山藥150g、蛤蜊
300g、中卷30g、草蝦2
隻、鮭魚30g、花椰菜5g

調味料
味醂2大匙、鹽巴1小匙、
胡椒1小匙、香油1大匙

作法
1 蛤蜊放入鍋中，加水至蓋過蛤蜊，開火加熱煮滾至蛤
　蜊打開，取出蛤蜊與蛤蜊湯分開備用。
2 日本山藥洗淨去皮，以研磨器磨成泥狀。
3 中卷切成小段、草蝦仁開背與其餘海鮮一起放入蛤蜊
　湯中，小火煮滾，再將作法2的山藥泥加入，並放入
　花椰菜煮熟。
4 最後再加入蛤蜊與所有調味料拌和即可。

Taro | 芋頭 | 根莖類

芋頭和地瓜一樣，都是早期台灣人的重要主食，目前常看到多為檳榔心芋的品種，肉質細白中帶有紫色斑紋；含豐富的抗性澱粉與膳食纖維，適合取代精緻型澱粉。需要慢燉才會鬆軟的芋頭，烹調時得多點耐心；冬天的芋頭最好吃，又以台中大甲的芋頭最受青睞。

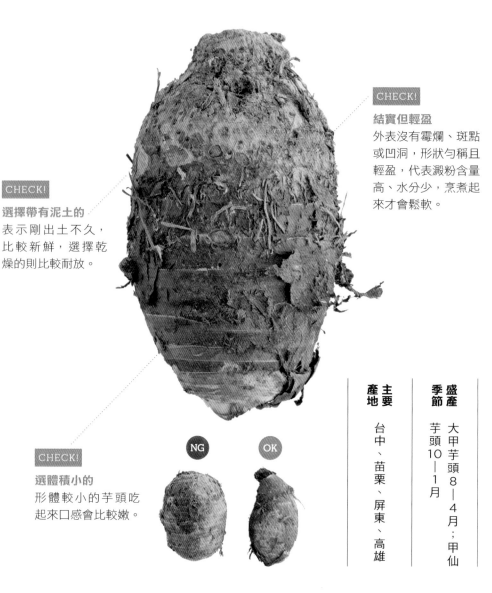

CHECK!

結實但輕盈
外表沒有霉爛、斑點或凹洞，形狀勻稱且輕盈，代表澱粉含量高、水分少，烹煮起來才會鬆軟。

CHECK!

選擇帶有泥土的
表示剛出土不久，比較新鮮，選擇乾燥的則比較耐放。

NG　OK

CHECK!

選體積小的
形體較小的芋頭吃起來口感會比較嫩。

主要產地

台中、苗栗、屏東、高雄

盛產季節

大甲芋頭8—4月；甲仙芋頭10—1月

前製及料理訣竅

處理要訣

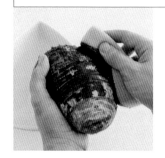 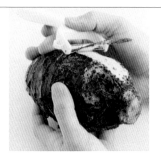

芋頭削皮前要先刷洗乾淨。

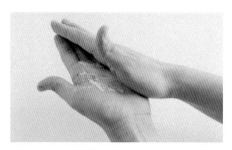

芋頭的黏液容易咬手,皮膚比較敏感的人建議戴上手套再削皮;或者可先在手上沾一些鹽巴或小蘇打粉,這樣手比較不會發癢。

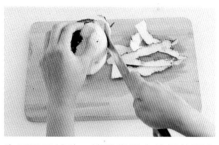

也可用刀輔助,讓手盡量少接觸芋頭表面。

常見切法

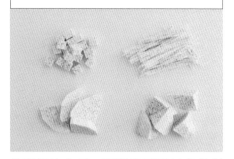

芋頭切法多元,可對應不同料理做變化。但如果製作糖蜜芋頭,需先蒸過約20分鐘再加糖,這樣芋頭才容易鬆軟(如果先加糖會讓芋頭的澱粉和纖維無法變鬆散,整個口感會變差)。

保存方法

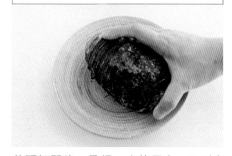

芋頭切開後,最好一次使用完,否則容易潰爛或乾掉。買回來還沒要料理的芋頭,只要放在陰涼處,保持乾燥即可,並盡量在兩星期內食用完畢。

金山芋頭

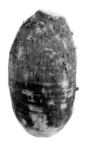

又稱「金包里芋」，口感鬆軟、芋香又足，是金山名產之一。

小芋頭

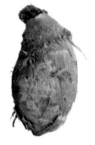

又稱「山芋」，是種子芋的形態，口感比較Q，而不是鬆軟，適合直接蒸食。

大甲芋頭

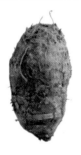

口感綿密、芋香濃，是台灣最具知名度的芋頭產地，常被做成芋泥當餡料或是芋頭酥。

芋梗

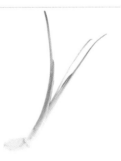

植物鹼較強，要煮爛才不會咬口。外層皮厚，烹調時可先將皮撕去，口感較好。

Let's Cook!

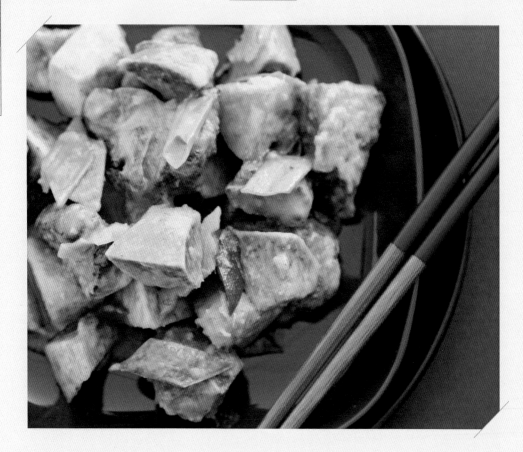

芋頭燒小排

材料
芋頭200g、豬小排300g、蔥段2
支、薑片10g、蒜頭10顆、去籽辣椒
片10g

醃料
薄鹽醬油2大匙、米酒15g、胡椒1小匙

調味料
薄鹽醬油2大匙、米酒1大匙、砂糖1大
匙、高湯300cc、香油15cc

作法
1 芋頭、豬小排切塊,豬小排以醃料醃
  製。
2 加熱油鍋至170度,將芋頭、豬小排
  炸至金黃色後取出瀝油。
3 倒出油炸油,利用同鍋剩餘油分,爆
  香蔥段、蒜頭、薑片與辣椒片,再加
  入砂糖、薄鹽醬油、米酒、高湯煮
  滾,放入作法2的芋頭和豬小排,轉
  小火慢慢燒,直至材料熟透、水分收
  乾,起鍋前加入香油即可。

Yam Bean | # 豆薯 | 根莖類

長相扁圓的豆薯，清甜帶爽脆的口感和荸薺類似，做餡料或涼拌、煮湯都很適合；其水分和澱粉含量雖高，熱量卻偏低，容易讓人有飽足感，但糖尿病患者不宜多食；料理時也要避開有毒的莖、葉和種子喔。

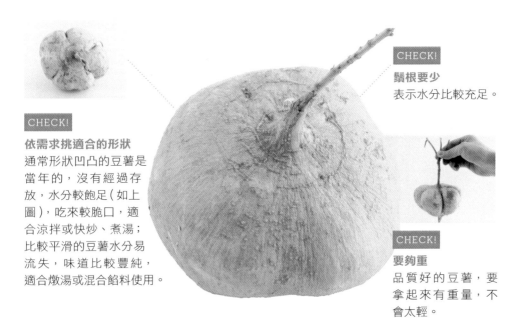

CHECK!
鬚根要少
表示水分比較充足。

CHECK!
依需求挑適合的形狀
通常形狀凹凸的豆薯是當年的，沒有經過存放，水分較飽足（如上圖），吃來較脆口，適合涼拌或快炒、煮湯；比較平滑的豆薯水分易流失，味道比較豐純，適合燉湯或混合餡料使用。

CHECK!
要夠重
品質好的豆薯，要拿起來有重量，不會太輕。

保存方法

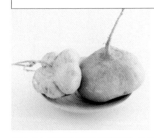 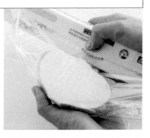

買回來整顆豆薯若還沒要使用，只要放在乾燥陰涼處保存即可；料理時，需要多少取多少，尚不使用的部份要連皮用保鮮膜包起來、放入冷藏，並盡量在3~5天內取用。

主要產地
雲林、彰化、屏東

盛產季節
秋、冬；9—12月

前製及料理訣竅

處理要訣

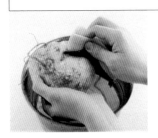

避免在豆薯削皮時，果肉沾染太多泥土、細菌，建議先將豆薯外皮洗乾淨後再去皮。

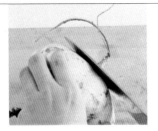

先切除上下梗部，比較方便料理。

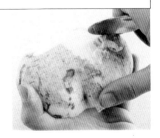

由於豆薯的外皮相當薄，建議用湯匙慢慢刮除外皮，這樣稜角處也比較容易將皮去乾淨。

常見切法

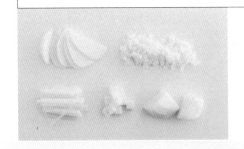

豆薯爽脆的口感很適合切碎用來拌入餡料或丸子，也適合切片、切條狀或切丁再與蔬菜類一起快炒，煮湯則建議切成大塊口感較好。

Let's Cook!

豆薯飛龍球

材料
豆薯50g、板豆腐150g、紅蘿蔔絲10g、木耳絲10g、蔥絲5g

調味料
鹽巴2小匙、胡椒2小匙、中筋麵粉20g

醬汁
高湯200cc、柴魚醬油50cc、太白粉水適量

作法
1 豆薯洗淨去皮，切成細絲備用。
2 將板豆腐搗碎，加入豆薯絲與所有的蔬菜絲，並以調味料調味，以中筋麵粉調整硬度，充分拌勻後，捏製成球狀，放入約170度油鍋炸至金黃後撈出瀝油。
3 高湯加入醬油，並以太白粉水勾芡成為醬汁。
4 碗內放入炸好的豆腐球並淋上醬汁即可。

Water Caltrop | 菱角 | 根莖類

菱角含有豐富的蛋白質、澱粉質、纖維質、不飽和脂肪酸、灰質以及微量礦物元素。不論是當作主食，煮湯入菜，或者是當成休閒時的零嘴都很合適。就中醫來看，菱角性平、甘，可以解內熱，止渴、解毒，甚至還能夠抗癌，是好吃而富含營養價值的食材。

CHECK!
兩端要像牛角一樣尖尖的，而且要堅硬
這是判別新鮮與否的方式之一。

CHECK!
挑選顏色黑且光亮的
表面黑而光亮的菱角熟度比較夠，味道也比較濃厚。
OK

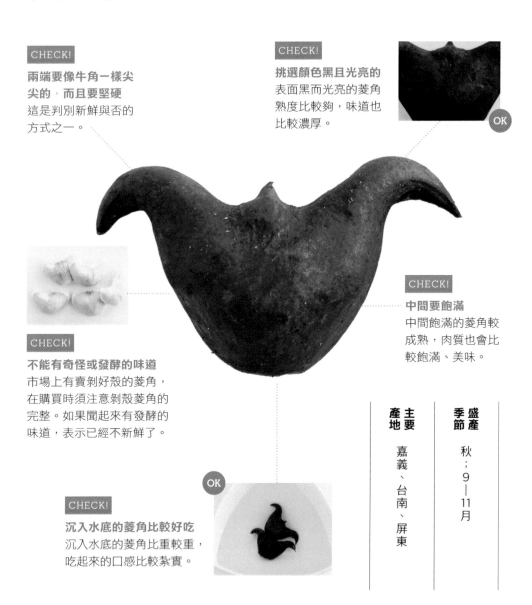

CHECK!
中間要飽滿
中間飽滿的菱角較成熟，肉質也會比較飽滿、美味。

CHECK!
不能有奇怪或發酵的味道
市場上有賣剝好殼的菱角，在購買時須注意剝殼菱角的完整。如果聞起來有發酵的味道，表示已經不新鮮了。

CHECK!
沉入水底的菱角比較好吃
沉入水底的菱角比重較重，吃起來的口感比較紮實。
OK

產地主要	季節盛產
嘉義、台南、屏東	秋；9—11月

前製及料理訣竅

常見切法

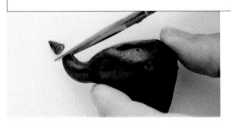

先用剪刀把菱角的尖角剪掉，以免有刺傷之虞。帶殼煮熟後，將菱角切開，再拿小叉子叉出。

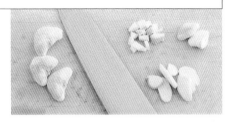

菱角可切丁、切薄片或切半。可增加料理口感，或是炒食、煮湯。

烹調建議

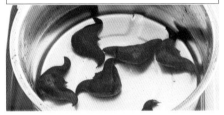

將菱角放入鍋中，注水蓋過，水滾後續煮40分鐘到1小時；同樣方法用蒸的也可以。剝殼食用時可沾鹽巴吃，避免脹氣。

保存方法

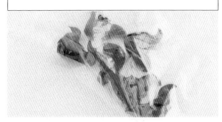

帶殼菱角在冰箱中約可保存一週。可用有打洞的塑膠袋或紙袋保存，以免發霉；如果是已經去殼的菱角，可用保鮮盒裝盛後再放冷藏。

Let's Cook!

菱角排骨湯

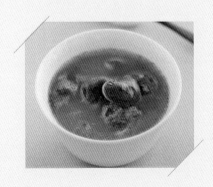

材料
去殼菱角100g、小排骨300g、薑片20g

調味料
米酒30cc、鹽巴1大匙

作法

1　將小排骨切小塊，洗淨後放入滾水汆燙約30秒後取出，用冷水將雜質沖洗乾淨後取出（排骨汆燙洗淨，煮出來的湯才不會有豬肉的腥味與雜質）。

2　薑切成片，與作法1的排骨和去殼菱角一起放入燉鍋中，加入高湯與米酒燉煮40分鐘後，再以鹽巴調味即可。

Big Stem Mustard

大心菜

根莖類

大心菜一般也被稱為菜心或大心芥菜，為莖用芥菜，主要食用的部位為其粗大的莖部。苦中回甘的好滋味，久煮也不會變黃；再加上質地容易吸油，常和雞肉、排骨一起燉湯，不但能釋放出甘味，也能吸收肉汁的好味道。

CHECK!

注意是否有空心的現象
大心菜屬於冬天的食材，一般來說入春之後的甘甜度會降低，而且容易有空心現象，購買時宜多留意。

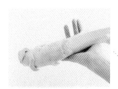

CHECK!

拿起來要有一定的重量
如果拿起來感覺太「虛」，大心菜本身的生長狀況可能不算良好，或者已經脫水。

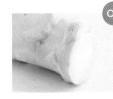

OK

CHECK!

觀察根部，不能太過乾燥或纖維化
根部要是過於乾燥，就代表大心菜的新鮮度已經下降；如果看來有纖維化的跡象，口感上會比較粗糙。

CHECK!

莖部要粗細適中
太細滋味不夠濃郁，太粗口感可能又會不佳，建議選購粗細適中者。

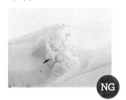

NG

CHECK!

觀察莖部的切面
可觀察刀切後的葉柄切面是否新鮮，若還帶有水分感較優。

主要產地	盛產季節
雲林、台中	冬、春、夏；1—5月

214

前製及料理訣竅

常見切法

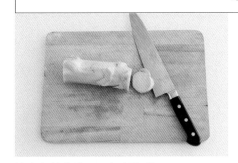

將大心菜的葉子及根部切除。

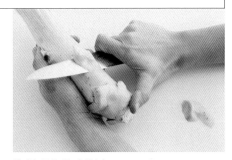

將粗硬的外皮削去。

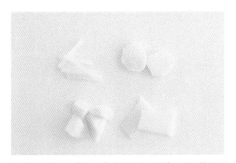

再依料理需求切成合適的形狀。細條跟方塊適合醃製，滾刀跟厚切適合燉湯。

保存方法

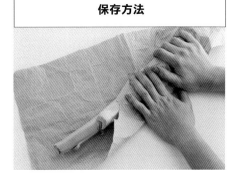

將大心菜用紙包裹起來，可保存3至5天。

葉｜梗
可｜食

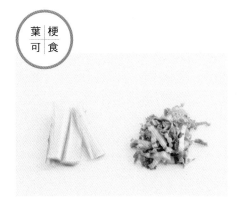

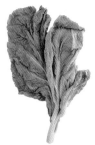

一般在市場上所買到的大心菜都沒有葉子，但其實它的葉子與梗也可用來製作衝菜或酸菜。

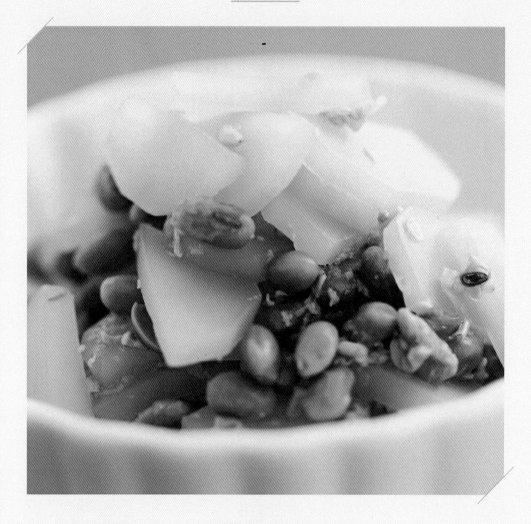

豆醬菜心

材料
菜心1根、黃豆醬2大匙、薑絲10g

調味料
開水50cc、砂糖1大匙、沙拉油1大匙

作法
1 菜心洗淨去皮,切成大段,放入電鍋內蒸約15分鐘,熟透後取出切片備用。
2 乾鍋內放入沙拉油,爆香薑絲與黃豆醬,接續放入菜心片與開水燉煮入味,起鍋前以砂糖調味即可。

Beetroot | 甜菜根 | 根莖類

甜菜根富含纖維質、維生素Ａ、Ｂ群、Ｃ、胡蘿蔔素、葉酸以及鐵質，是很好的營養補充劑，同時也有抗氧化以及降低膽固醇的功效，在運用上，甜菜根除了可以做為天然甘味劑，也是食物染色劑。能提煉出高品質的糖，常運用於製作高級甜點。

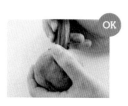

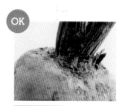

CHECK!

甜菜根的個頭不要過大
選擇大小適中的甜菜根。
太大可能甜度不足，太小
則可能生長不健全。

CHECK!

莖部與甜菜根的連接
處需完整飽滿
不能有腐爛或脫離的
現象，若有表示這顆
甜菜根已經不新鮮了。

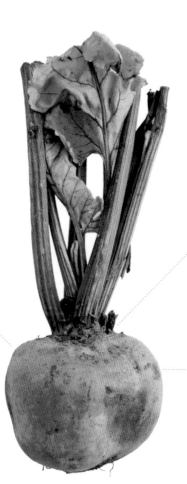

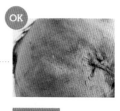

CHECK!

甜菜根比較脆弱，須
注意表皮是否完整
如果有碰傷的現象，
不但比較容易腐敗，
還會四處染色造成清
理上之不便。

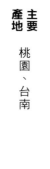

主要產地	盛產季節
桃園、台南	全年；12―4月是盛產期

前製及料理訣竅

常見切法

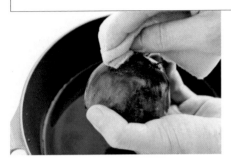

將莖跟葉切除，用菜瓜布把甜菜根輕輕刷乾淨。

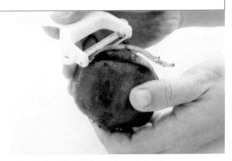

再用刨刀將甜菜根的外皮刨去。

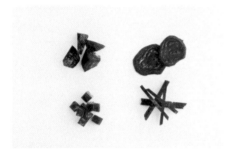

依需要切成不同形狀。一般而言，滾刀切適合燉菜；片狀和條狀適合醃漬；塊狀適合炒食。

烹調建議

1 甜菜根有一種獨特的土味，若不喜歡土味太重，烹煮時可在湯水裡加一點薑或米酒去味。

2 也可將整顆甜菜根帶皮烤至熟透，風味會更濃縮香甜，再做後續料理。

糖果甜菜根

常見 | 見
種類 | 類

全株可食用，甜度高，目前有紅、黃、紫色，適合切各式形狀或整顆烤製，做成醃漬泡菜也適合。

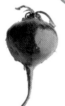

單單看到切面就想到棒棒糖，一圈圈的漸層是近年來很風行的擺盤聖品；削切薄片後泡冰水，甦醒後的糖果甜菜片更加迷人。

保存方法

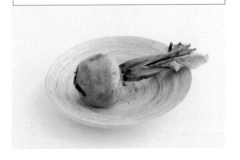

放在通風陰涼處保存即可。

Let's Cook!

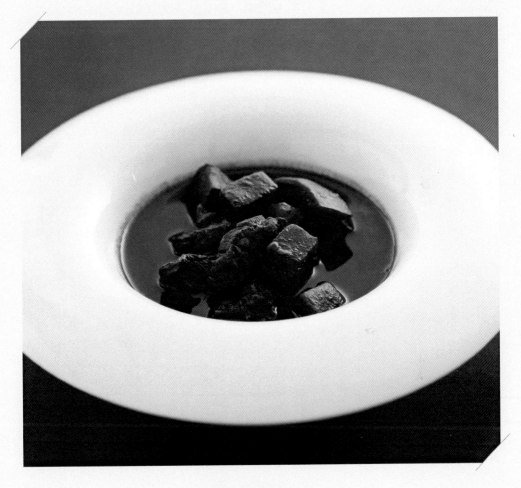

經典羅宋湯

材料
甜菜根1顆、洋蔥1/2顆、牛梅花肉100g、紅蘿蔔50g、馬鈴薯50g、薑片10g、奶油 30g

調味料
高湯 1.2公升、鹽巴1小匙、胡椒1小匙、檸檬汁30cc、月桂葉2片

作法
1 甜菜根洗淨去皮，切成約3公分小塊狀。
2 洋蔥、紅蘿蔔、馬鈴薯、牛肉切丁備用。
3 高湯與薑片一起煮10分鐘後，再放入甜菜根一起烹煮 (加薑片可去除甜菜根土味)。
4 取另一炒鍋，放入奶油，炒香洋蔥至香軟，再放入牛肉炒香，接著依序放入其餘蔬菜丁炒至香軟，再倒入作法 **3** 的甜菜根湯中，並加入其餘調味料後燉煮約40分鐘即可。

Daikon Radish

白蘿蔔

根莖類

白蘿蔔含有豐富的膳食纖維、維生素C以及微量的鋅，除了可以幫助腸道蠕動之外，也能增強免疫力。嚐起來甘甜中帶著微辣，不論是醃漬成小菜，或是燉煮炒燴都很合適。不過，白蘿蔔以中醫觀點屬性寒之物，剛吃過補藥的人，應避免食用。

CHECK!

拿在手中要沉
如果拿起來覺得手沉，代表保水度夠，肉質也較為細嫩紮實。

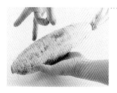

OK

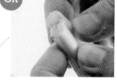

CHECK!

蘿蔔的莖葉必須清脆、富含水分
如果買到的是帶葉白蘿蔔，可依莖葉的新鮮度來挑選。

CHECK!

用手指輕彈表面
能發出清脆、厚實的聲音，就表示這顆蘿蔔水分充足，新鮮度夠。

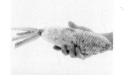

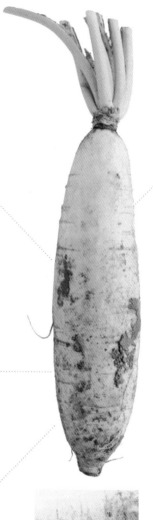

主要產地 雲林、台中

盛產季節 冬、春、夏：1—5月

CHECK!

鬚根少
鬚根少，表面有自然裂痕，且橫紋不太多的較好吃。

OK

前製及料理訣竅

處理要訣

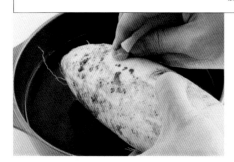

先將白蘿蔔以菜瓜布刷洗乾淨。

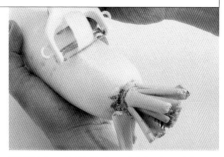

再用刨刀去除外皮。削皮時要削深一點，才能完全削去外皮，容易烹煮。

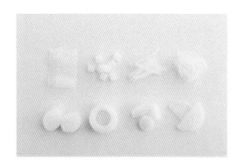

白蘿蔔的切法有許多種。切絲和薄片，適合裝飾或生吃、醃漬；滾刀塊、方丁、半圓形，可用於燴煮；圓柱狀適合燉煮；挖空可做鑲肉。

烹調建議

若要減少蘿蔔燉煮的時間，可先將切好的蘿蔔冷凍，待解凍後再料理，如此能讓蘿蔔更容易入味。

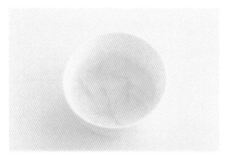

切好的蘿蔔放容器中，在流動的水下（水量小即可）沖泡30分鐘可去除澀味。

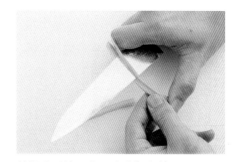

莖部洗淨後，也可醃漬為小菜。

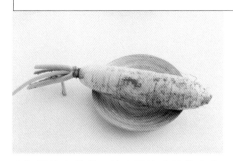

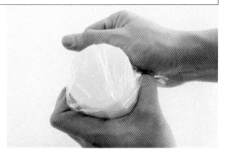

未切開的白蘿蔔，放在陰涼處可儲存約一個星期。

如果已經使用部分，需將切口處用保鮮膜包起，再放入冰箱儲存，並儘速食用。

常見種類

進口白蘿蔔	白玉蘿蔔	紫皮蘿蔔	櫻桃蘿蔔

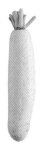

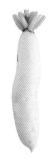

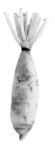

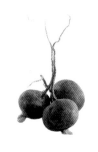

進口白蘿蔔的外型潔白又漂亮，有一定的市佔率，但是在滋味和口感上不見得比較好。在夏天台灣產蘿蔔的淡季時可做為替代食材。

白玉蘿蔔原本為日本種，現在台灣的美濃地區也有種植。不需要去皮，吃來細膩甜嫩，燉湯、醃漬或做成蘿蔔乾都很好吃。

紫皮蘿蔔的外型和色澤看來很討喜，也讓菜餚的配色更豐富。吃起來的味道和一般白蘿蔔差異不大。

外皮呈現豔粉紅，切開後內心潔白，可愛的外型常被做為料理的妝點之用。再加上肉質細膩，富含水分及維生素 C，生吃或醃漬都很合適。

Let's Cook!

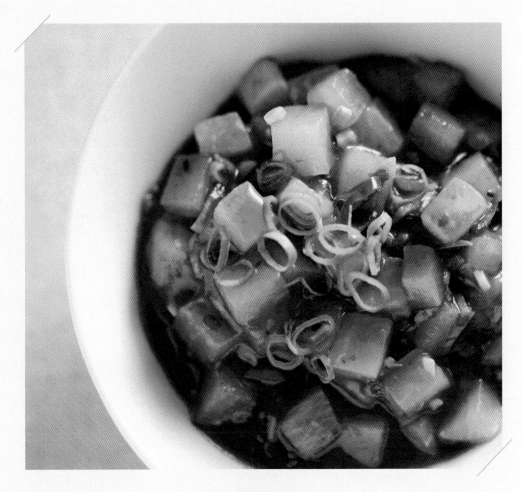

麻婆蘿蔔丁

材料
白蘿蔔1/2條、蒜碎2大匙、辣椒碎1/2根、蔥花1根

調味料
豆瓣醬2大匙、辣油2大匙、花椒粉1小匙、醬油2大匙、砂糖1大匙、高湯100cc、太白粉水30cc

作法
1 白蘿蔔洗淨削皮後切成丁狀，放冷凍庫冷凍約三小時，讓冰晶破壞蘿蔔纖維以利入味，待結凍後取出回溫備用。
2 燒熱炒鍋，加入辣油後爆香蒜碎與辣椒碎，依序加入豆瓣醬、花椒粉炒香，再加醬油、砂糖與高湯煮滾，放入蘿蔔丁燉燒入味，最後加太白粉水勾芡，起鍋前撒上蔥花並淋上辣油即可。

Carrot | 胡蘿蔔 | 根莖類

含有豐富 B 群、鈣、鐵的胡蘿蔔，其保眼的功效廣為人知，它還能抗氧化、防癌及預防心血管疾病，有平民人參之美譽。一般營養素都怕加熱，然而胡蘿蔔中富含的 β- 胡蘿蔔素屬脂溶性，必須在油炒加熱的狀況下才比較能釋出，在選擇烹飪方式的時候需多留意。

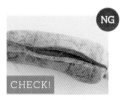

NG

CHECK!

表面不要有裂痕
其實有裂痕的胡蘿蔔還是可以吃，有些甚至甜度還更高，但因為裂痕處的清洗及後續處理相對不易，所以要考慮料理的方式。或可充分洗淨後打成果汁。

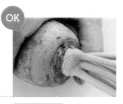

OK

CHECK!

綠莖部分需結實、飽滿
新鮮的蘿蔔，其綠莖部分應該結實飽滿，沒有乾枯、甚至腐爛現象。

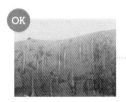

OK

CHECK!

表面需光滑，不能過於粗糙
胡蘿蔔的表面會有橫紋是正常的，但如果橫紋太深，那這顆胡蘿蔔的口感也不會太好。

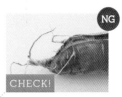

NG

CHECK!

鬚根不要太粗、太多
鬚根太多的胡蘿蔔吃起來質地比較粗糙。

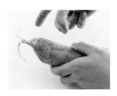

CHECK!

用手指輕彈，聲音要厚實
如果是實心的胡蘿蔔，用手指輕彈會有厚實的聲音；如果聲音聽起來空洞，就有可能是空心蘿蔔，這樣的蘿蔔太老了，裡面的養分也已經耗盡。

主要產地	盛產季節
彰化、雲林、台南	冬、春；12—4 月

前製及料理訣竅

常見切法

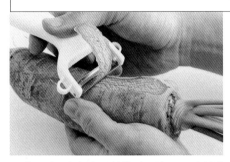

用菜瓜布刷洗乾淨並拔除鬚根，再以刨刀刨去外皮。

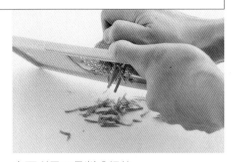

也可利用工具削成細絲。

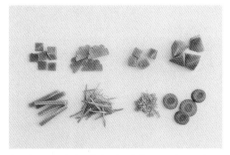

依料理需求切成各式形狀。一般而言，切絲、切碎及切片多用於炒食、裝飾；切塊多用於醃漬或燉煮。

烹調建議

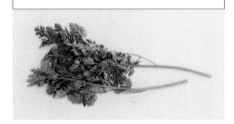

如果買到帶葉的胡蘿蔔，不要把葉子丟掉，蘿蔔葉洗淨之後炒蛋會有獨特的清香口感。

保存方法

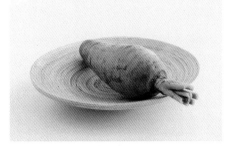

將胡蘿蔔上端的葉子切除（避免水分過度逸失），放在陰涼處儲存即可。

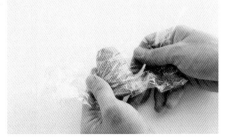

如果已使用了一部分，將還未用的胡蘿蔔切口處用保鮮膜包好，再放入冰箱冷藏。

金時胡蘿蔔

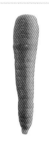

也稱為京紅蘿蔔,是京野菜的一種。金時胡蘿蔔的皮色比一般胡蘿蔔嫣紅,香氣也更為鮮明,卻又沒有胡蘿蔔讓人生畏的腥味,常用於日式雜煮或燉菜。

美國進口蘿蔔

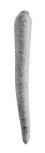

體型比起本土產的胡蘿蔔來得細長,甜度也比較高。常用於嬰幼兒的副食品中。

彩色胡蘿蔔

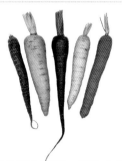

繽紛的彩色蘿蔔,質脆味美,豐富的天然色素具備抗氧化的能力,因為來自不同的胡蘿蔔綜合種子,口感與風味也有差異,黃白色的嚐起來像水果,黑紫色的厚實味純,但須留意烹調時容易讓天然色素溶解,若要保持各種顏色,還是建議分開烹調,燉煮、爐烤是最常見的料理方式。

小胡蘿蔔

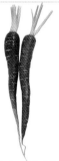

小胡蘿蔔其實有多種形狀,有些就跟一般胡蘿蔔一樣成圓錐狀,有的則像小小的麵團一樣。不論哪一種,都會有濃厚蘿蔔香甜,而且不需要另外去皮。適合蒸、水煮食用。

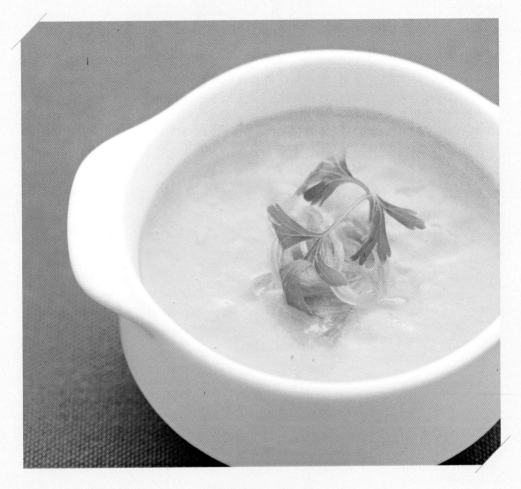

胡蘿蔔濃湯

材料
胡蘿蔔 1條（約200g）、玉米粒
1/2罐、地瓜 50g、奶油 40g、
高湯 800cc、牛奶 300cc

調味料
月桂葉 1片、砂糖 2小匙、鹽巴 2
小匙、胡椒 1小匙

作法

1 胡蘿蔔、地瓜洗淨去皮切碎備用。

2 取一熱鍋，放入奶油待其融化，加入作法1的材
料炒至香軟，加入高湯、玉米粒與月桂葉一起燉
煮。

3 待材料煮至軟爛，取出月桂葉，將鍋內材料混合
牛奶以果汁機打成漿後倒回鍋中，再度小火加熱
（為了殺菌），再以鹽巴、胡椒調味，並以牛奶調
整成自己喜歡的濃度即可。

Potato | 馬鈴薯 | 根莖類

馬鈴薯是非常重要的經濟作物。除了穀物之外，世界上最主要的主食就屬它了。富含碳水化合物、澱粉、纖維、鈣、鐵、蛋白質及維生素B、C，營養結構相當完整。有分粉質和蠟質兩種，粉質口感較鬆軟，適合做馬鈴薯泥；蠟質吃起來脆口，適合快炒，是很受歡迎的大眾蔬菜。

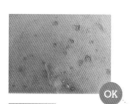

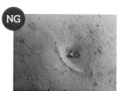

CHECK!
注意不要有芽眼
發芽的馬鈴薯帶有龍葵素，對人體有害。

CHECK!
表皮要細緻、有淡淡的土褐色為佳
這樣的馬鈴薯保存狀況較好，也比較不會有變質現象。

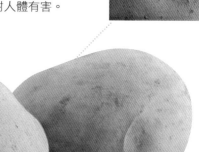

CHECK!
挑選緊實的馬鈴薯
如果按壓起來有軟綿感，表示已經放太久不新鮮了。

CHECK!
不要有變色、變綠或潰爛的狀況
有這些症狀的馬鈴薯已經變質了，不要購買。

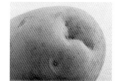

CHECK!
盡量挑選形狀圓潤的馬鈴薯
形狀怪異，凹凸不平的馬鈴薯一樣可以吃，只是處理起來比較麻煩。

盛產季節	冬、春；12—4月
主要產地	台中、雲林、嘉義、台南

前製及料理訣竅

處理要訣

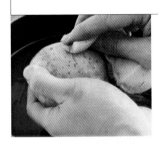

用菜瓜布將馬鈴薯上的泥土刷洗乾淨。

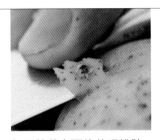

把馬鈴薯上面的芽眼挑除。

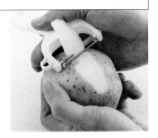

用刨刀削去馬鈴薯的外皮。

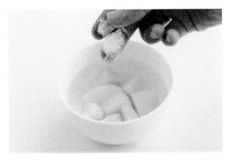

馬鈴薯很容易褐變，所以去皮後先在鹽水中浸泡一下可避免變色，同時也讓馬鈴薯更容易煮軟。

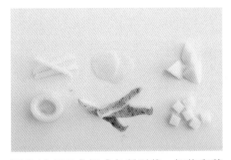

再依料理需求切成各種形狀。切條和薄片，適用於炒、烤、炸；滾刀切跟方塊，適合燉煮；切半後挖洞，適合鑲料烤。

Tips!

整顆都能吃！

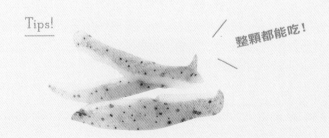

馬鈴薯削下來的皮不要丟掉，洗乾淨抹去水分後，淋上橄欖油放入烤箱烤脆，或以油炸的方式炸至酥脆，就是一道健康又好吃的小零嘴。

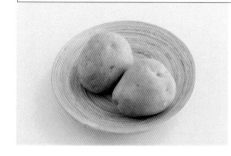

放在通風陰涼處，馬鈴薯可以保存較久的時間，但要注意不能受潮，否則容易發芽。

常見種類

美國馬鈴薯
（Russet Burbank）

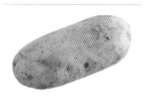

外型大而長，水分較低、質地緊實，皮薄，澱粉含量大，很常用作油炸薯條、薯泥以及烤馬鈴薯之用。

紅皮馬鈴薯
（Red Potatoes）

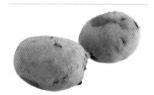

這種馬鈴薯因為外型大而長，而且水分較低、質地緊實，很常被用作油炸薯條、薯泥以及烤馬鈴薯。

克尼伯馬鈴薯
（Kennebec）

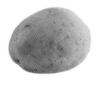

這是台灣最常見的馬鈴薯之一，生長快，莖塊也很大，吃來鬆軟，做成各種料理都合適。

愛爾蘭馬鈴薯

如同它的外皮，愛爾蘭馬鈴薯的肉質也呈現漂亮的乳白色；各種料理方式都適合。

安娜馬鈴薯

蠟質高，口感爽脆，較適合炒食使用。

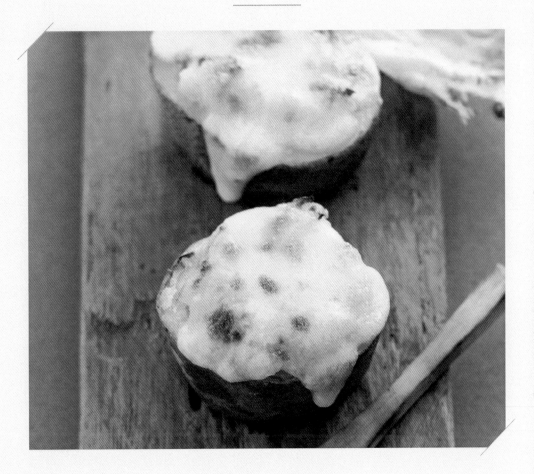

焗烤馬鈴薯盅

材料

馬鈴薯1顆、培根1片、玉米粒30g、洋蔥30g、奶油30g、乳酪絲50g

調味料

鹽巴1小匙、胡椒1小匙、起司粉30g、鮮奶油30cc

作法

1 挑選大小適中的馬鈴薯洗淨,不用去皮,放入蒸鍋內蒸15分鐘熟透。

2 洋蔥與培根切成片丁,以奶油將其炒至香軟後備用。

3 蒸熟的馬鈴薯橫切兩半,挖除中間的馬鈴薯肉。馬鈴薯盅備用,馬鈴薯肉與作法**2**的材料放入盆中,加入玉米粒與鮮奶油(也可以用牛奶取代,會比較濕潤)、起司粉、鹽巴、胡椒充分混合成為餡料。

4 將餡料填回馬鈴薯盅中,並鋪上乳酪絲,放入170度烤箱,烤至表面呈金黃色即可。

荸薺

根莖類

俗稱「馬蹄」或「馬薯」，吃起來甜脆宛如水梨般的滋味，是料理中常見的配角，可為食物口感帶來畫龍點睛的效果。由於荸薺生長在地底下，外皮和內部比較容易附著微生物，通常建議煮熟了再吃，會比較安全。

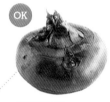

CHECK!
整顆要硬實
觸壓起來要硬實，不要有軟爛的現象。

OK

CHECK!
外型完整
選擇外表完整，沒有凹洞、受傷的品質比較好。

CHECK!
帶有泥土未去皮
建議選購還未削皮且沾有泥土的荸薺比較新鮮、安全；削過皮的荸薺有的會經過藥水漂白後才拿出來販售。

常見切法

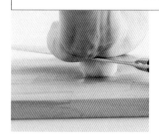

切成細塊前，可先以刀面重壓荸薺，讓荸薺質地變鬆會比較好切。

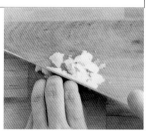

通常荸薺都是切成細末，再包入丸子或餃子，增添爽脆口感。

主要產地 桃園、雲林

盛產季節 冬；12—1月

前製及料理訣竅

處理要訣

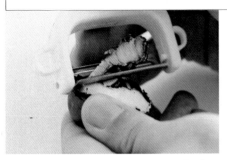

即將要料理的荸薺，通常會先洗乾淨再去皮。

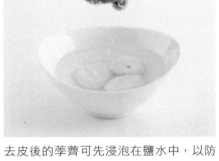

去皮後的荸薺可先浸泡在鹽水中，以防氧化、變色。

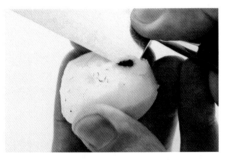

削皮後若有黑點的部份，要挖除。

保存方法

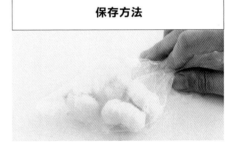

買回來還未打算使用的荸薺，保持乾燥放在陰涼的地方，大約可存放一星期；若已削皮，建議泡過鹽水後，放入保鮮袋、置於冷藏，並儘可能在三天內使用。

Let's Cook!

珍珠丸子

材料

荸薺6顆、豬絞肉200g、蔥末10g、紅蘿蔔末10g、香菇末10g、糯米100g

調味料

鹽巴2小匙、醬油2大匙、白胡椒粉2小匙、太白粉2小匙、香油2大匙

作法

1 糯米前一晚泡冷水後撈出備用。
2 荸薺洗淨，切成末狀，與其餘蔬菜末一起與豬絞肉拌勻，加入所有調味料混合均勻，並加以攪打，以利口感緊實。
3 將作法2的肉餡捏製成丸子狀，沾黏作法1的糯米，讓肉丸子外部裹滿糯米。
4 放入蒸鍋內蒸10-15分鐘即可。

Kohlrabi | 大頭菜 | 根莖類

學名為球莖甘藍（十字花科），也稱結頭菜、菜庫。一年四季都有生產，不過，還是在冬季吃最美味。大頭菜含有豐富的維生素 A、C、K 和葉酸；涼拌、燉湯、炒菜都很合用。

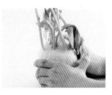

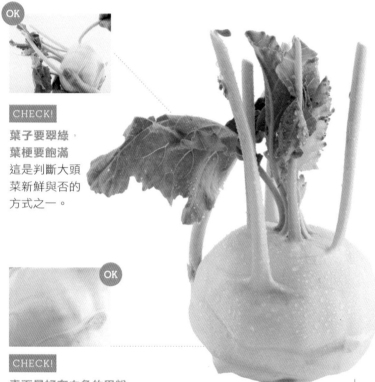

CHECK!

葉子要翠綠，葉梗要飽滿
這是判斷大頭菜新鮮與否的方式之一。

CHECK!

過大過小都不宜
過大的大頭菜纖維較多、口感比較硬，整體也不紮實；太小的還不成熟。拳頭大小的大頭菜口感最優。

CHECK!

表面最好有白色的果粉
表面有白色粉狀的大頭菜比較新鮮。

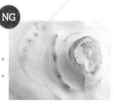

CHECK!

根部的切口需新鮮
如果切口偏黃褐色，表示內部已經偏乾，建議不要購買。

CHECK!

拿起來越沉越好
拿起來較沉的大頭菜表示水分較足，吃起來也比較爽脆，口感較好。

主要產地	盛產季節
高雄、屏東、彰化、雲林、嘉義	秋、冬；11—4月

234

前製及料理訣竅

常見切法

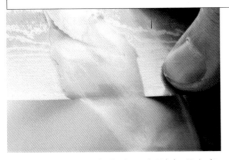

將底部切除,削去外皮,直到出現白色的肉為止。若有纖維化的部分要削掉。

切法多樣,想要脆口可順著纖維切,如要更入味就適合逆著纖維切。

保存方法

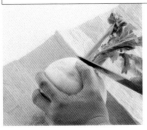

把葉子切掉裝入紙袋,並放入冷藏,趁早食用

烹調建議

如果要涼拌,可先用鹽抓醃以去除澀味;若是煮湯或炒菜,則先汆燙過,同樣也可去除澀味。

Let's Cook!

糖醋大頭片

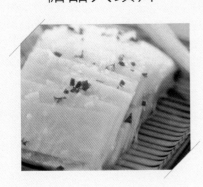

材料
大頭菜200g、海鹽1大匙

調味料
辣椒碎10g、蒜頭碎10g、砂糖3大匙、檸檬汁40cc

作法
1 大頭菜洗淨去皮,修整成長方塊,切薄片後攤開,撒上海鹽醃漬約15分鐘,讓大頭菜薄片脫水,並將水分擠乾。
2 將調味料的所有材料混合,與作法1的大頭菜薄片泡漬一個晚上即可。

Onion | 洋蔥 | 根莖類

對保護心血管很有幫助的洋蔥，雖然常讓人在剖切時「淚眼汪汪」，但只要用對方法，還是可以安然地享受其中美味。不同的洋蔥辛味程度也有不同；涼拌爽口、燉炒甘甜，尤其是完全沒有辛味的白洋蔥，也深獲不少人青睞。

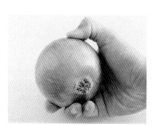

CHECK!

外皮要光滑、沒有缺陷
光滑沒有裂開或凹陷
長芽的洋蔥，才是新
鮮、品質好者。

CHECK!

硬實度要夠
按起來不能鬆
軟，若不夠硬實
可能內部已經開
始不新鮮。

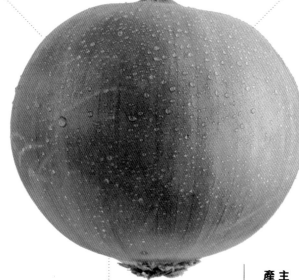

CHECK!

盡量不要買剝過皮的洋蔥
有些攤販為了讓消費者覺得乾
淨、方便處理，會先把洋蔥的
外皮剝除，但這樣一來洋蔥的
鮮度就容易流失。

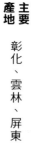

NG

主要產地：彰化、雲林、屏東

盛產季節：冬、春；12－4月

前製及料理訣竅

常見切法

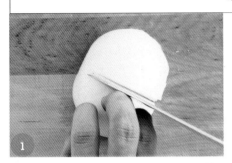 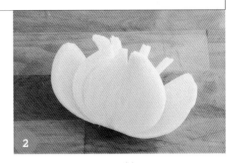

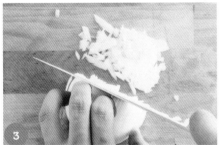

● 先將洋蔥冷藏1~2小時，或切對半、冷水浸泡5~10分鐘後再處理，可避免刺激流淚。但最重要的秘訣是，刀子一定要夠利。

● 如何快速切洋蔥？保留前端不要切斷（如圖❶），類似繡球般的切法（攤開後如圖❷），再轉方向切細（如圖❸）。

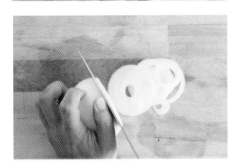 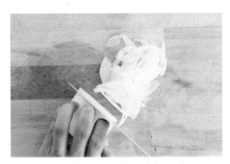

順著洋蔥的圓體切成圓圈狀，適合用做炸洋蔥圈或涼拌。

切成絲狀，常出現在熱炒或燉湯中。

處理要訣

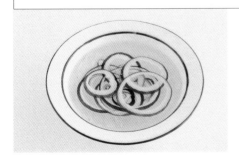

若要做成涼拌，可將洋蔥切絲泡在冰水中約15至20分鐘，過程中替換1~2次冷水，這樣就可以減少辛嗆味。

保存方法

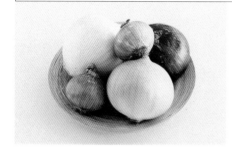

暫時不用的整顆洋蔥可放在乾燥通風處，通常可儲存兩星期左右，但如果長芽、發臭或內部變綠色就不能食用了（若只是很短的芽，還可以切除後使用）。若已切開，就要放入保鮮盒或用保鮮膜包起來，置於冷藏，並儘快在一星期內食用完畢。

常見種類

台灣洋蔥

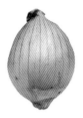

外型比較扁長，紡錘狀，表皮顏色淺，水分含量高，保存期限較短，但甜味高、辛辣感低，料理上的美味表現勝於進口洋蔥。

紅洋蔥

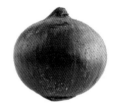

外皮和蔥肉輪廓呈現深紅（紫紅）色，辛味較不明顯，適合做生菜沙拉。

白洋蔥

整顆包括外皮都是白色，俗稱「牛奶洋蔥」，它的水分和甜度較高，適合烘烤或慢火燉煮。

珍珠洋蔥

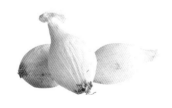

小巧可愛，香氣偏甜，口感較一般洋蔥來得彈牙，常見白、黃、紫三色，適用於各種烹調方式，小洋蔥圈也常做為裝飾使用，另外在醃漬酸黃瓜罐裡也能見到其蹤影。

小紫洋蔥

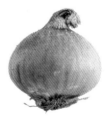

外皮呈現淡紫紅色，稍微有點辛味，涼拌或熱炒皆宜。可以切薄片當成沙拉食用，也有人拿來醃漬。

Let's Cook!

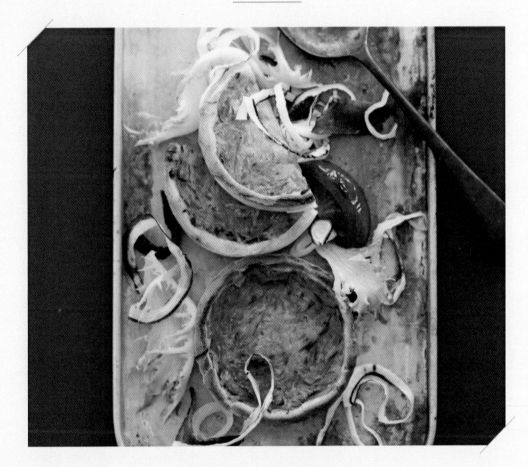

烤洋蔥派

材料與工具
洋蔥1顆、奶油50g、派皮模型

派皮
軟化無鹽奶油55g、低筋麵粉85g、鹽
2g、冷水 35cc

調味料
鹽巴 1小匙、胡椒 1小匙

作法
1 洋蔥洗淨去皮、切成細絲。
2 乾鍋加入奶油融化，放入洋蔥絲小火拌
  炒，炒至洋蔥完全軟化後取出冷卻。
3 將派皮材料一起放入鋼盆內拌均勻成
  團，以烤模捏製成型，填入洋蔥餡壓實
  成為洋蔥派，放入170度烤箱烤10分鐘
  即可。(此為小模型時間，若模型較大，
  時間需加長，只要烤到塔皮熟透即可)。

Chinese Arrowhead

慈菇
（茨菰）

根莖類

學名為茨菰，是一種水生植物，食用部位取其地下球莖，其中含有的生物鹼，據說對防癌、解毒、清肺有所幫助，不過孕婦和便秘者不宜多食。它的口感清脆，搭配肉類燉煮，味道會變得香甜；若搭配蔬菜煮食，味道則顯苦澀，因此被笑稱為嫌貧（蔬菜）愛富（肉類）菜。

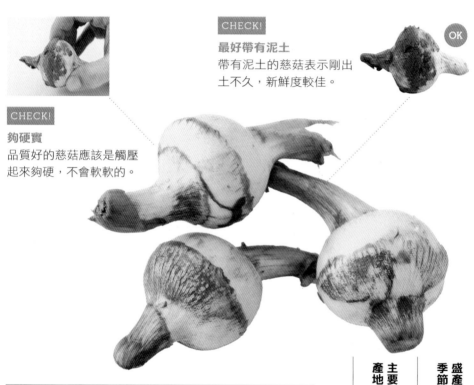

CHECK!
最好帶有泥土
帶有泥土的慈菇表示剛出土不久，新鮮度較佳。

OK

CHECK!
夠硬實
品質好的慈菇應該是觸壓起來夠硬，不會軟軟的。

主要產地
彰化、雲林、屏東、高雄

盛產季節
冬、春；12—4月

保存方法

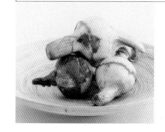

買回來的慈菇若沒有立即要料理，可放在乾燥陰涼的地方保存，並盡可能在1星期內食用。

前製及料理訣竅

處理要訣

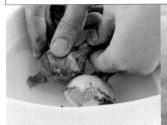 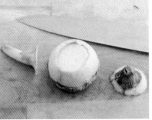

慈菇料理前應該先洗乾淨，並去除頭、尾。

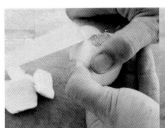 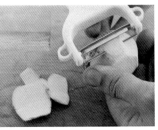

然後用小刀或刨刀去除外皮。

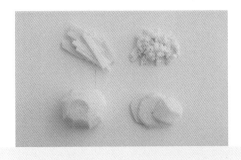

可以切成細末當餡料，或者切片、切條狀搭配肉絲熱炒，也適合切塊煮排骨湯。

Let's Cook!

慈菇燴海蔘

材料
慈菇4顆、海蔘2條、香油1大匙、紅蘿蔔片、蒜片20g、薑片10g、辣椒片10g、蔥段10g、沙拉油30cc

調味料
醬油膏30cc、辣豆瓣10g、高湯300cc、砂糖15g、胡椒10g、黑醋30cc、香油5cc

作法
1. 海蔘縱切，清除內部的內臟，清洗乾淨切成斜段。
2. 乾鍋放入沙拉油，加入蒜片、薑片、蔥段、辣椒片拌炒，加入辣豆瓣爆香，再加入醬油膏、砂糖、高湯煮開。
3. 接續放入慈菇塊、海蔘段，轉小火燉煮15分鐘，待剩下些許湯汁時，以少許太白粉水勾薄芡，起鍋前淋上少許香油和黑醋即可。

Sweet Potato

地瓜

根莖類

平價又極具營養價值的地瓜，一直是深獲大眾喜愛的平民食材，單純地烘烤、或蒸或切塊煮甜湯都是最常見的美味料理，加上具有排毒、抗癌的效果，也是保健食物的代表之一；目前台灣的地瓜品種頗多、各有特色，不妨多樣挑選，細細品嚐箇中好滋味。

CHECK!

鬚根不要太多
鬚根越多表示越接近發芽階段，比較不新鮮。

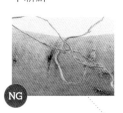

NG

NG

CHECK!

表皮完整沒有凹洞
有些看起來像蟲蛀或受損的凹洞，可能會影響地瓜內部品質。

CHECK!

盡量挑選沒有發芽的
平滑沒有發芽的地瓜比較新鮮，若只有一兩處發芽，還可以挖掉後烹煮，但如果太多芽就不要購買。

主要產地
新北、苗栗、台中、彰化、雲林、台南、花蓮

盛產季節
全年；秋天盛產黃金地瓜；春夏盛產紅心地瓜

前製及料理訣竅

處理要訣

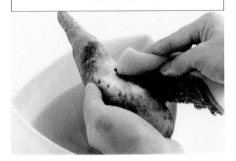

先將要煮的地瓜用菜瓜布刷洗乾淨，可連皮一起烹調、食用；其餘的要保持乾燥保存起來。

保存方法

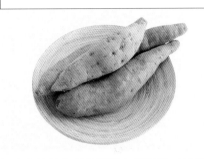

通常存放於室溫乾燥陰暗處即可，也可放入厚一點的牛皮紙袋或麻袋，或者先將地瓜蒸熟或烤熟，放入冷凍，再慢慢取用。

常見切法

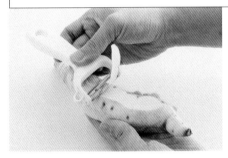

用刨刀去皮，若擔心瓜體黏液滑手，可戴上手套處理。

地瓜除了整條下去蒸、烤或做成蜜地瓜，通常會切塊煮湯、切絲煮成地瓜稀飯，或切片做成粉蒸肉、裹粉油炸等料理。

Tips!

整根地瓜都是好料！

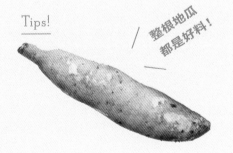

地瓜皮
具有抗氧化成分，無論烤的、蒸的、煮的，連皮一起吃，營養價值更高喔！

地瓜肉
富含膳食纖維、醣類和多種維生素的地瓜，一直是養生的熱門食材。

栗子地瓜

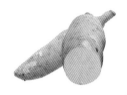

淡黃色的肉，口感綿密，吃起來帶有淡淡的栗子香，煮湯或烤或作成甜點都很適合。

紅肉地瓜

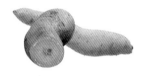

口感細軟、味道甘甜，煮湯或烤或蒸都很適合。

紫山藥地瓜

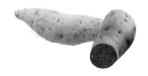

口感比起紅肉或黃肉地瓜乾，較適合磨成泥做成煎餅或切塊煮湯；加上顏色美，也常被用來作成甜點或搭配其他食材一起呈現。

金山黃地瓜

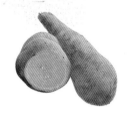

金山特有的氣候和土壤孕育出聞名全台的地瓜美味，深獲好評，蒸煮炸烤都很適合。

竹山黃地瓜

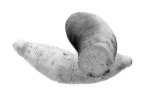

產自南投竹山，口感相當鬆軟，適合搗成泥狀，作成地瓜球或地瓜湯圓。

日本金時地瓜

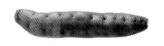

表皮呈紫紅色的日本種地瓜，跟台灣地瓜相比，纖維較少、口感較硬實，適合蒸、煮、烤，洗淨後可連皮食用。

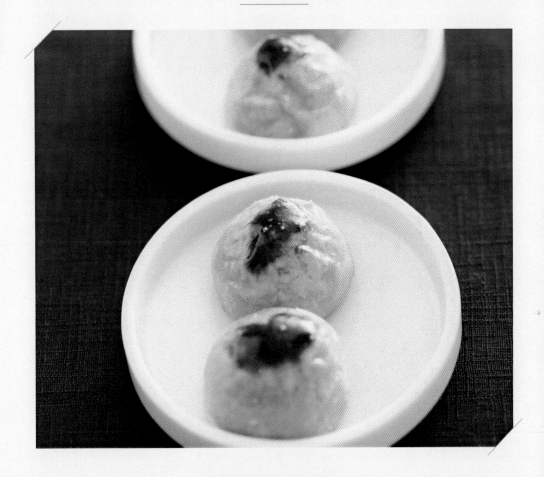

甜蜜地瓜球

材料
黃肉地瓜200g、奶油50g、
砂糖60g、玉米粉60g、紅
豆餡70g、蛋黃1顆

作法
1 地瓜洗淨去皮切成塊,放入蒸鍋內蒸熟(也可使用微
  波爐加水煮熟)。
2 蒸熟的地瓜冷卻後過篩成為地瓜泥(這樣吃起來比較
  綿密,當然不過篩也行)。
3 地瓜泥混合奶油、砂糖、玉米粉成為地瓜糰(視黏度
  而定,如果太溼必須再添加玉米粉,直至不易黏手
  為止)。
4 紅豆餡分成小份,約10g小球,地瓜糰也分成等
  份,將紅豆餡包起成為地瓜球,再塗上蛋黃液,放
  入烤箱內以150度烤10分鐘即可。

Lily Bulb | 百合根

百合根顧名思義就是百合的根部。含有豐富的蛋白質、澱粉、維生素B、鉀、鐵、鈣等。以中醫觀點來說，百合根可以入藥、潤肺止咳。種植與採收過程繁複，所以價格一直居高不下，目前市面上買得到的以日本進口為主，也有大陸剝好的真空包，台灣也有生產，但口感略有差異。

CHECK!
挑選表面潔白、沒有奇怪色斑的百合根
如果帶有些許紋路或小斑是可以的。但如果顏色很奇怪，或整個百合根感覺傷痕累累，表示保存方式有問題，最好不要買。

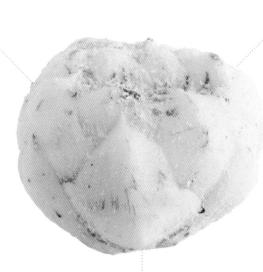

OK

CHECK!
鱗片部分應該一片片緊密包覆
這樣的百合根生長狀況比較良好，香氣也會比較明顯。

保存方法

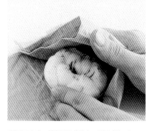

將百合根用紙包裹起來，低溫冷藏。保存時注意不要碰撞到。

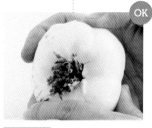

OK

CHECK!
觀察根鬚部分，需健康，不能有變色的狀況
根鬚生長得好，百合根本身養分的吸取也會比較足夠。挑選時觀察根部，以直而健康者為首選。

主要產地　以進口商品為多

盛產季節　全年

前製及料理訣竅

常見切法

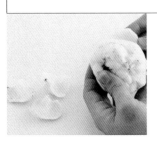 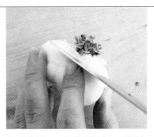 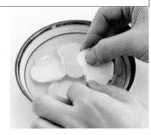

如果不打算一次使用完畢,可直接將百合根的鱗片一片片剝下來。

如果要一次使用完,直接把根鬚的部分切掉。將鱗片一片片拆散。

泡水清洗乾淨。

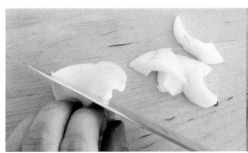 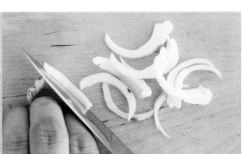

再依需要切塊或切粗絲。

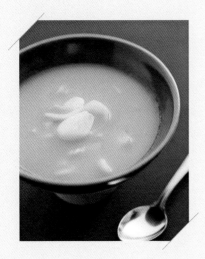

Let's Cook!

百合薏仁花生湯

材料
百合1顆、市售花生薏仁湯1碗、冰糖2大匙、開水200cc

作法
1 百合洗淨剝成片狀,與其餘所有材料一起燉煮至熟透即可。

Fennel Bulb | 茴香頭 | 根莖類

又稱佛羅倫斯球莖茴香，有著八角香氣，西洋芹脆感，且富含蛋白質，營養程度高又能去腥，葉形比中式茴香再寬大些，在眾多歐洲料理中是不可或缺的角色，無論燉肉、燒魚、甜品都很合適，淡雅的香味可以做成涼拌沙拉，是西式海鮮、雞肉料理常見的搭配蔬菜，食用方式多變，皆能發揮不同特色。

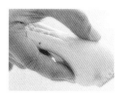

CHECK!
按壓應紮實
要夠紮實，保水度夠才有足夠香氣，口感才脆！

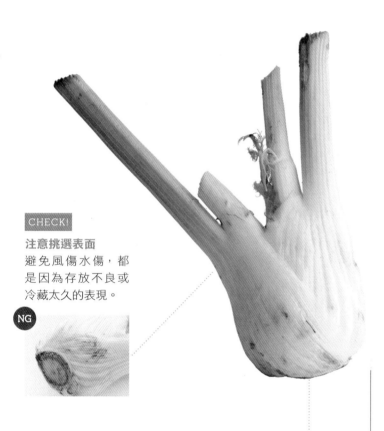

CHECK!
注意挑選表面
避免風傷水傷，都是因為存放不良或冷藏太久的表現。

NG

CHECK!
不要選到乾黃蒂頭
蒂頭應濕潤不乾燥，若已呈現褐黃代表不夠新鮮。

NG

主要產地　雲林、南投

盛產季節　秋、冬

前製及料理訣竅

常見切法

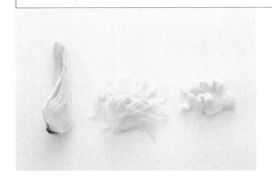

切半烤製，或者切絲、切丁或細末，都可以運用在很多料理上。

Let's Cook!

橙味茴香划水

（草魚尾俗稱划水）

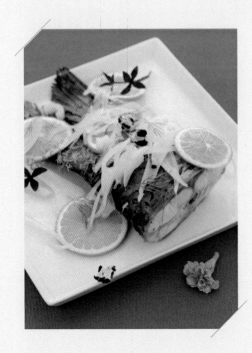

材料
茴香頭1/2顆、草魚尾1塊、柳橙汁半顆、柳橙片半顆

調味料
白酒300cc、海鹽10g、胡椒5g

裝飾
茴香葉、食用花適量

作法
1 茴香頭切絲，與白酒、柳橙汁一起煮至濃縮約100cc，再加入鹽、胡椒調味，成為茴香酒汁備用。
2 取烘焙紙放上洗淨擦乾的草魚尾，加入茴香酒汁、柳橙片後包起，放入170度烤箱，烤25分鐘後取出。最後放上裝飾花葉。

瓜果花類

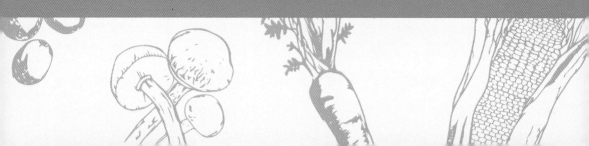

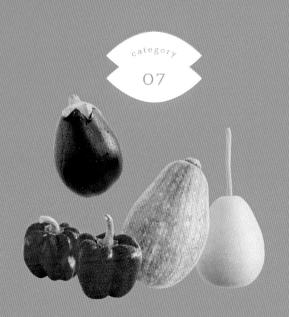

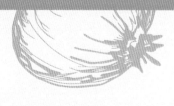

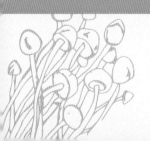

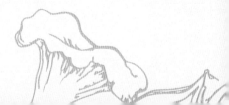

青椒

瓜果花類

青椒是由原產於中南美洲的辣椒演變而來，屬於茄科植物，沒有辣椒的辣味，少了甜椒的清甜，卻具有獨特的風味，常見如青椒炒牛肉、青椒鑲肉……都是能吃出青椒特色的美味料理。

CHECK!

外表硬實
手壓起來需感到硬實，過度軟化即是存放太久，較不新鮮。

CHECK!

外表深綠、沒有變色
新鮮的青椒應該是深綠色，如果顏色太暗沉可能過熟。

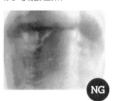

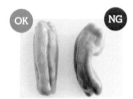

CHECK!

形體不要太扭曲
扭曲的形體不僅視覺較不討喜，前製處理時也較不便利。

CHECK!

不要有風傷
有風傷的青椒內部較容易腐壞也不易久放，購買時需特別留意。

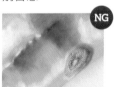

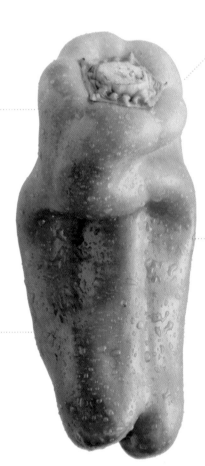

主要產地	盛產季節
南投、雲林、台南、高雄、屏東	冬、春，12—5月

前製及料理訣竅

常見切法

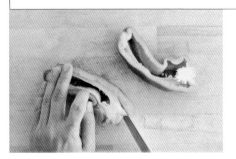
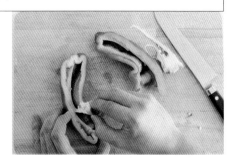

通常處理青椒會先切對半後，並去膜、去籽，再開始進行分切。

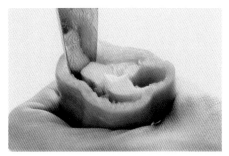

如果要製作青椒盅、青椒鑲肉，可先順著中間蒂梗處切開，取出籽囊。

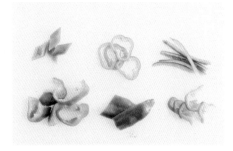

青椒切法多元，常應用在眾多熱炒料理上，可主角可配角，只要依口感需求切出合適形狀即可。

保存方法

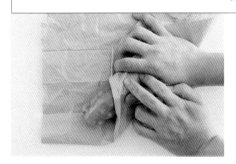

用牛皮紙或白報紙包起來放入冷藏，以避免水分流失，建議5天內食用完畢。

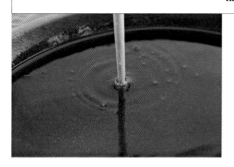

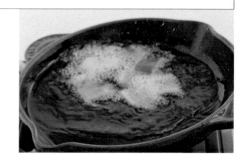

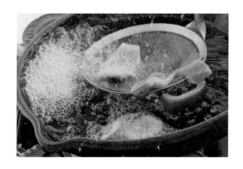

如果想做出如餐廳料理一般的翠綠青椒，可先快速過熱油後再料理，即可保持色澤、口感也會更清脆。（可用筷子測試油溫，若筷子放入油鍋時，周邊出現小細泡，就表示溫度適當，可以下青椒）。

常見種類

紅青椒	長青椒
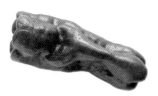	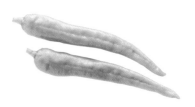
南投特有的品種，味道清甜，口感偏鬆軟。	肉味香甜，吃起來口感帶點黏性。

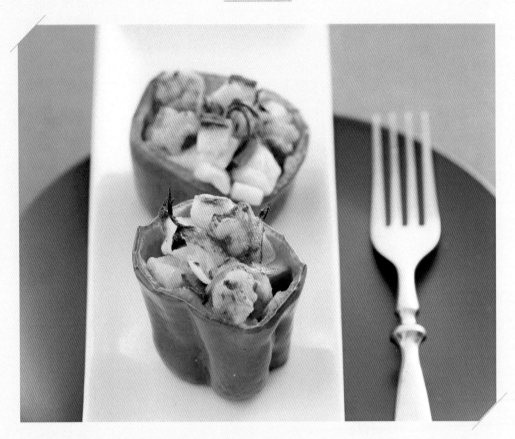

焗烤海鮮青椒盅

材料
青椒1個、蟹肉棒2條、蝦
仁4尾、洋蔥20g、吐司
1/2片、奶油15g

調味料
牛奶50cc、義式綜合香料
5小匙、乳酪絲30g、鹽
巴1小匙

作法
1 青椒洗淨,分切三等分,頭部與尾部挖除籽囊成為青椒
　盅備用。
2 青椒中間的部份與洋蔥皆切成細絲;蟹肉棒用手剝成細
　絲;吐司切小丁。
3 鍋內放入奶油,炒香洋蔥、蝦仁與青椒,並以鹽巴綜合
　香料調味冷卻。
4 作法3的材料加入吐司小丁、蟹肉棒絲與牛奶混合成為
　餡料,填入青椒盅裡,再撒上乳酪絲,以170度焗烤10
　分鐘即可。

Bell Pepper | 甜椒

瓜果花類

含有豐富的 β-胡蘿蔔素與維生素 A、B、C。顏色多樣，常見紅、黃、橘、綠色，果肉較青椒厚實，水分更多、質地較脆，不僅適合熱炒，涼拌或做生菜沙拉都很適合喔。

CHECK!

挑選果實硬實、外型勻稱
果肉硬實表示新鮮程度較佳、口感風味也較好。

CHECK!

果蒂完整
盡量選購保有頂端果蒂的甜椒（如圖左），表示剛採摘不久，比較新鮮。

OK　　NG

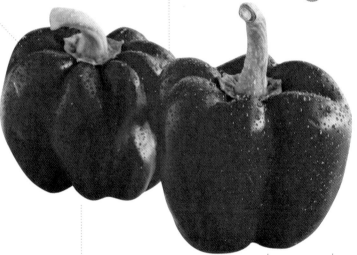

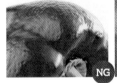 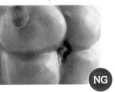
NG　　NG

CHECK!

表面不要有風傷或潰爛
這樣的甜椒內部容易腐敗，且不易久放，吃來口感不佳，購買時需特別留意。

主要產地
屏東、南投、雲林、台南、高雄、

盛產季節
冬、春，12—5月

256

前製及料理訣竅

常見切法

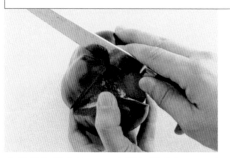 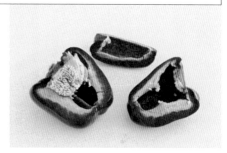

沿著甜椒的稜線切，這樣籽就會保留在中間，不會散落各處；如果直接對半切，籽囊就容易被破壞，處理起來比較不方便。

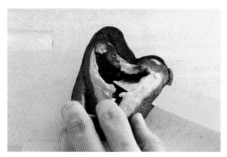 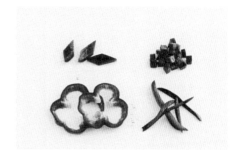

若要將甜椒切成菱形片、方塊、細條或圈狀，要先去除內部的筋膜和籽，接著再依需求做涼拌或熱炒。

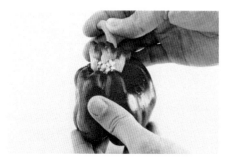

如果要用整顆甜椒料理，可先從蒂頭處沿著圓弧形切開，再拉出籽囊。

保存方法

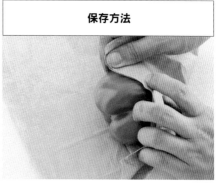

用牛皮紙或白報紙包起來放入冷藏，可避免水分流失，建議在5天內食用完畢。

烹調建議

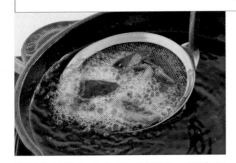

若要保持甜椒的色澤，料理前，可先過熱油一下，除了容易保色，也比較脆口。

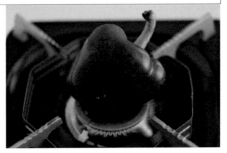

可將甜椒放在瓦斯爐火上烤到焦黑，再泡入冰水中，即可快速剝去果皮，並能賦予甜椒煙燻香氣、甜味更濃縮。

常見
種類

綠甜椒

橘甜椒

黃甜椒

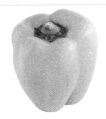

這三種甜椒的顏色雖然不同，但都沒有辣味並帶有微微鮮甜，
無論涼拌、熱炒或燉或煮都很適合。

朱姬

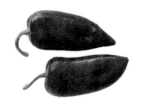

長得像胖胖的辣椒，是種小型的甜椒。由於它的味道比一般彩椒甜，所以又有「水果甜椒」之稱，相當適合生食、做成涼拌。

羊角椒

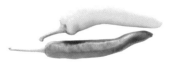

型如羊角而得名。皮薄、肉厚、辣度適中，且含豐富維生素C，生熟食皆可。也可挖除中間籽，做成細長鑲肉。

彩色甜椒

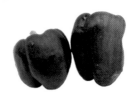

體型嬌小，五顏六色，吃起來口感更脆硬，視覺效果優。

Let's Cook!

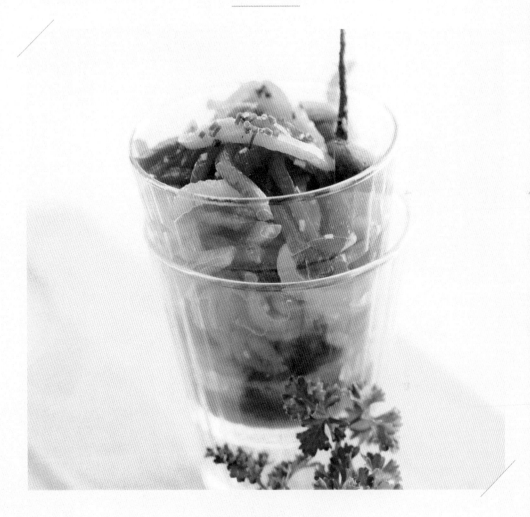

彩椒香料漬

材料
青椒、黃椒、紅椒各1顆、
蒜碎1小匙

調味料
初榨橄欖油5大匙、白酒醋3
大匙、紅糖3大匙、新鮮百里
香葉1小匙、鹽1小匙

作法
1 彩椒以火烤的方式將表皮燒黑，放入冰水內冰鎮
去皮，取出去籽後切成細條狀。
2 混合所有調味料，再放入切好的彩椒絲，拌和醃
漬後即可食用。

＊ 可放入冰箱冷藏醃漬一天，味道會更好。

Pumpkin | 南瓜 | 瓜果花類

味道甘甜，整顆都能吃，含有豐富的蛋白質、多種維生素、鋅、β-胡蘿蔔素與膳食纖維，其中南瓜皮、籽的養分也很高，能改善消化道、保護視力、預防攝護腺肥大，是不可多得的超級蔬菜。

CHECK!

表皮色澤要單純
表面色澤不能變色，不能有黑點，否則內部品質可能已經有異狀。

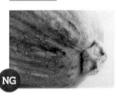

NG

注意蒂頭狀況
如果立即要食用，就挑選瓜蒂較乾的南瓜，代表瓜肉已經成熟，吃起來比較鬆軟，甜度也比較高。如果瓜蒂呈青色，瓜肉熟成度還不足，不過較能存放。但若蒂頭已呈現深褐色或黑色表示瓜肉已纖維化，不建議購買。

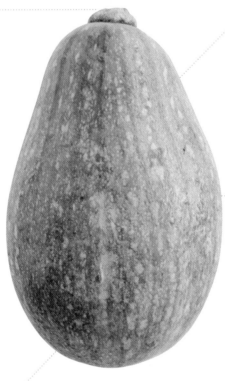

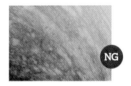

NG

CHECK!

表皮不能有皺摺
如果出現此種狀況，表示南瓜已經放太久，瓜肉也變乾了。

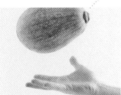

CHECK!

拿在手上感覺要沈
越沈的南瓜表示果肉越紮實，味道也越濃郁。

主要產地	盛產季節
雲林、嘉義、屏東	全年

前製及料理訣竅

處理要訣

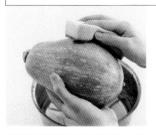

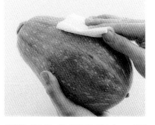

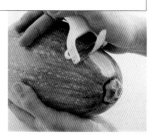

用刷子將表皮洗乾淨,並除去不平的凸疣。

用乾淨的布擦乾表皮,要去皮比較不會滑手。

可直接用刨刀削除外皮。

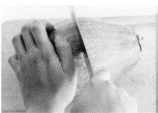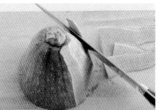

如果覺得皮太厚,可用菜刀削皮,但建議要先將南瓜切半,這樣比較有穩固的基座來施力。

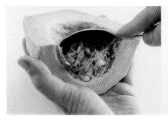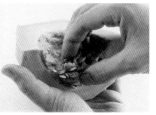

用湯匙或手去籽,瓜囊部份不用去太乾淨,以保留其中的香氣。

Tips!

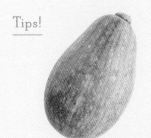

／ 南瓜裡裡外外
都可以吃喔!

南瓜肉
最常用來料理的部份,蒸煮炒炸皆宜。

南瓜皮
可醃漬成小菜或燉煮成汁飲用,可以幫助補血、預防攝護腺腫大。

南瓜籽
可曬乾做成白瓜籽當零食,或者搭配果汁與沙拉;南瓜籽油更是近年來很風靡的油品之一。

保存方法	常見切法

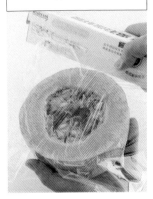

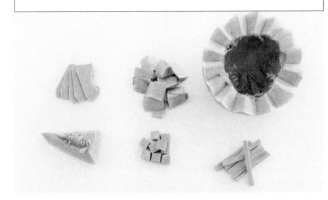

已切開的南瓜，需把南瓜籽和內膜去除，再包上保鮮膜放入冰箱冷藏，約可保存一個星期。

南瓜若不立即料理就不用清洗，直接保持乾燥存放在陰涼處，大約能保存3個月到半年。

通常切片適合裹粉油炸，切成較粗的條狀或塊狀則適合用來快炒、勾芡做燴菜；較大型的切塊適合蒸或煮湯；也可切成盅狀，凹囊處搭配其他料理。

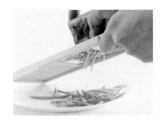

刨成細絲適合用來做成南瓜米粉或南瓜粥。

美國南瓜（冬南瓜）

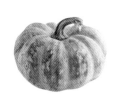

肉質脆嫩，較適合涼拌，也可以用來當擺飾。

南投南瓜

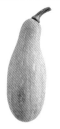

南投特有的品種，味道清甜，口感偏鬆軟。

東洋南瓜（台灣阿嬌）

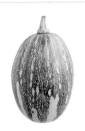

肉味香甜，吃起來口感帶點黏性。

常見種類

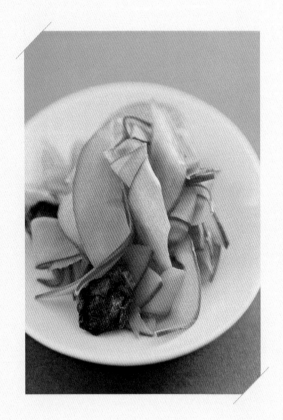

Let's Cook!

梅子南瓜

材料
東昇南瓜100g、鹽巴10g、糖15g、水果醋10g、梅子粉5g、話梅3顆

作法
1 將南瓜切成薄片，以鹽巴抓醃，放置約30分鐘後讓南瓜片出水，並將水分擠出瀝乾。
2 作法1的南瓜片加入水果醋、梅子粉、糖和話梅，放入保鮮盒醃漬一個晚上即可。

大陸南瓜	胡桃南瓜	栗子南瓜	東昇南瓜

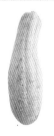

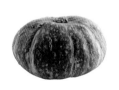

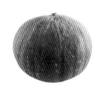

口感鬆軟，甜度高，適合做南瓜湯。

口感綿順，有奶香，又稱牛奶南瓜。

吃起來鬆鬆軟軟，口感很像栗子，或蒸或炸都很適合。

果肉鬆軟香甜，適合做南瓜湯或南瓜泥。

Eggplant | 茄子 | 瓜果花類

茄子含有葉酸，微量元素，維生素C、B3、B6以及P，可以維持血管壁的彈性。常吃能避免腦溢血、高血壓、動脈硬化等病徵。市場上有兩個品種較為常見：麻薯茄，口感較軟、呈現深紫色，尾端比較尖，價格也比較高；另一種為胭脂茄，尾端較圓，外皮為淺紫色、口感相對硬。

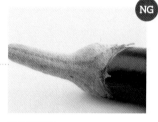

NG

CHECK!

蒂頭不能脫離茄肉
這也是茄子放久了的特徵之一。蒂頭緊密包覆茄肉表示剛採收不久，還保有新鮮風味。

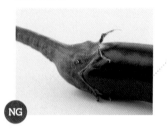

NG

CHECK!

蒂頭不能有乾燥的現象
若有乾燥現象，表示茄子已經採收很久，新鮮度也降低了。

CHECK!

果肉紮實
按壓感覺有彈性，過軟的茄子表示已經開始脫水。

CHECK!

表面需呈現鮮亮紫色
表皮呈現亮紫色光澤，避免挑選有風傷與白點。

CHECK!

頭尾的粗細要差不多
尾端過大的茄子籽較多，吃起來口感較差。

主要產地	盛產季節
高雄、屏東、彰化、南投	夏、秋、冬；5—12月

前製及料理訣竅

烹調建議

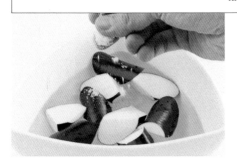

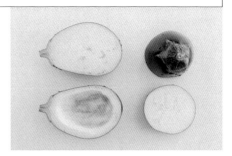

茄子在烹飪時容易變黑，可用鹽稍微醃製，或是浸在加醋的水中，可預防變色。茄子很吸油，如果要做油炸茄子，可以裹上一點粉再炸，就不會太油膩了。

如果是日本蛋茄或美國等較大的品種，可以把中間的茄肉挖去，做成茄盒料理。

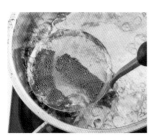

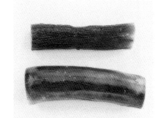

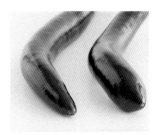

煮茄子的時候，務必把茄子完全壓入水中，才會讓茄子表面的顏色保持鮮紫。

上方的茄子是整根壓入水中煮熟的，跟下方的茄子在表皮色澤上有很大的差異。

尾端較尖為麻薯茄，口感Q彈，適合燉煮；胭脂茄尾部較圓，口感鬆軟，適合做茄泥。

保存方法

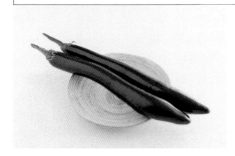

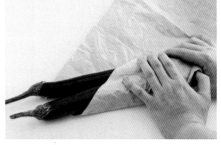

放在陰涼通風處可保存2~3天。

以紙包裹後放入冰箱，可維持3~5天。

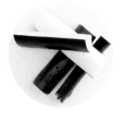

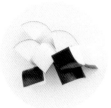

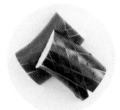

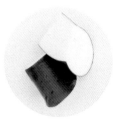

細條狀，可以用於沙拉或是醃漬茄子。

將之切成小塊，適合燉菜。

剖半後切段，在表面上雕花，可以幫助入味。

滾刀切，適用於炒或燴。

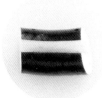

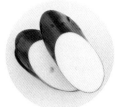

切成扇型，可用於炸物或盤飾。

剖半而不切斷，可以填入其他食材，油炸或蒸熟做成茄夾。

切片，適合作天婦羅或炒茄子。

切成厚片，適合燴或炸。

| 車輪茄 | 蛋茄 | 常見 種類 |

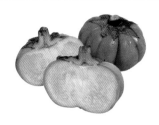

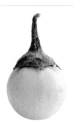

會由綠變紅，外型就像輪胎，故名車輪茄，是原住民朋友很常見的野菜，極具苦味，也稱車輪苦瓜，但它絕對是茄子，生津止渴降火氣，為野生變種，苦中帶甘，風味獨特，汆燙沾鹽、涼拌、煮湯、炒小魚乾都是阿美族朋友常做的吃法。

現在很容易在市場上看到越南小紫茄、印尼白茄，泰國綠紋茄子，其實都跟台灣的茄子完全不同，皮厚籽多，Q彈脆口，略帶苦味，較適合拿來燉煮咖哩，或煮熟後以醬料醃漬，雖在東南亞有當成涼拌菜使用，但仍建議以鹽巴醃漬脫水後再做成涼拌菜比較合適。

涼拌紫茄

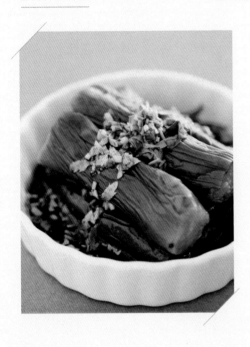

材料
茄子2條、香菜15g、蒜頭5g

調味料
黑醋20cc、香油1小匙、醬油1大匙、開水2大匙

作法

1 煮一鍋熱水,加入少許鹽巴,備用。

2 將茄子洗淨,切成適當長短後壓入滾水中燙熟(一定要讓茄子完全浸入水中,才不會氧化失色),燙熟後泡入冰水,再取出瀝乾。

3 將香菜、蒜頭全部切碎,並與調味料混合成為醬汁。

4 將作法2中的茄子與醬汁浸泡約15分鐘後即可享用。

日本蛋茄	美國茄	白茄子
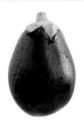	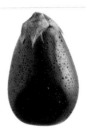	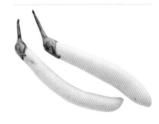
日本蛋茄在日本又被稱為「黑兵衛」,得自它一身黝黑的外皮。它的皮較強韌,肉質也比較硬,帶著淡淡的茄香。可切成圓片狀,適用於炸天婦羅或焗烤。	美國茄的個頭大而圓,外皮堅實、果肉脆而多汁,一般喜用於鑲肉、油炸、焗烤、燉煮等料理方式。	原產地為以色列。它的味道和紫色茄子差異不大,肉質很厚,吃來細膩順口。

Cucumber | # 大黃瓜
 （胡瓜） | 瓜果花類

雖然和小黃瓜看似只有大小的差別，卻是不同品種的蔬菜，通常大黃瓜比較適合用來煮湯或蒸或炒，較少用於涼拌；其中內含的黃瓜酶和維生素對人體的新陳代謝、柔嫩皮膚都有幫助，而且大黃瓜從外皮到瓜肉、瓜籽都能入菜喔！

CHECK!
不要有刮傷
刮傷的外皮容易影響瓜體內部品質，造成內部容易腐壞。

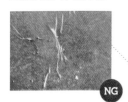

NG

OK

CHECK!
表皮有刺疣
表皮顏色越深綠且帶有越多刺疣表示越新鮮。

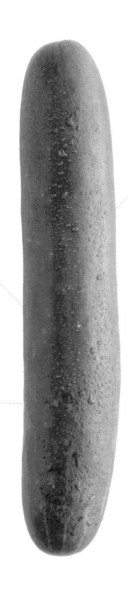

CHECK!
瓜肉紮實、有重量
過軟的大黃瓜，果肉可能已經變質，避免挑選。

主要產地	盛產季節
新竹、嘉義、台南、高雄、屏東、花蓮	春、夏、秋；4－11月

前製及料理訣竅

烹調建議

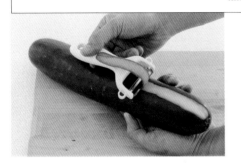

大部份人烹調前都會先去皮，只用瓜肉，但其實大黃瓜的皮富含營養，可以一起食用，在料理上的配色也會更豐富。若要含皮一起吃，用鹽巴搓洗表皮，吃起來比較滑順，無苦澀感。

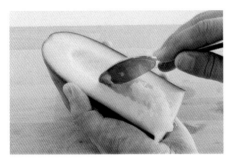

如果不喜歡細籽影響口感，也可先用湯匙刮除。

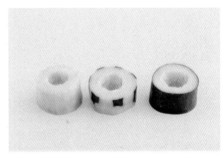

若要製作鑲肉料理，可將大黃瓜切成圓柱狀，再刮除中間的籽，入鍋蒸至半熟；先蒸過脫除水分，鑲肉才會緊密，肉質也不會太軟爛。保留不同程度的外皮，更可為料理創造不一樣的視覺效果。

Tips!

裡到外都可吃喔！

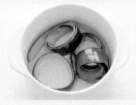

大黃瓜瓜籽
瓜籽清甜，很適合加入一起熬湯。

大黃瓜外皮
富含多種維生素，不但可以和瓜肉一起食用，還可將皮熬煮成茶飲，並加入冰糖去苦澀。

大黃瓜瓜肉
果肉厚實又含水分，吃起來相當清爽，多用來煮湯或熱炒，做成沙拉也別有一番風味。

常見切法

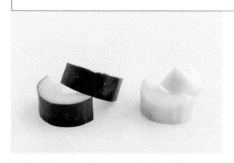

依個人喜好，帶皮或去皮後切對半，再切成弧形塊狀，通常用來煮湯。

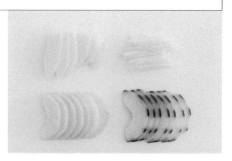

切成片狀或切絲皆適合用於快炒或涼拌。

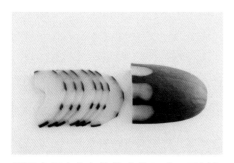

想要吃起來有少許帶皮的口感，可以先用刨刀間隔去皮，再切成細塊。

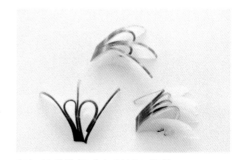

細切薄片能摺成各種料理盤飾。

保存方法

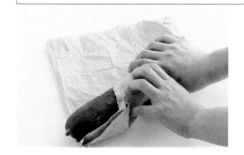

如果不是當天要料理，最好將大黃瓜表皮擦乾，再用牛皮紙包好放入冷藏，並盡可能在一星期內食用完畢。

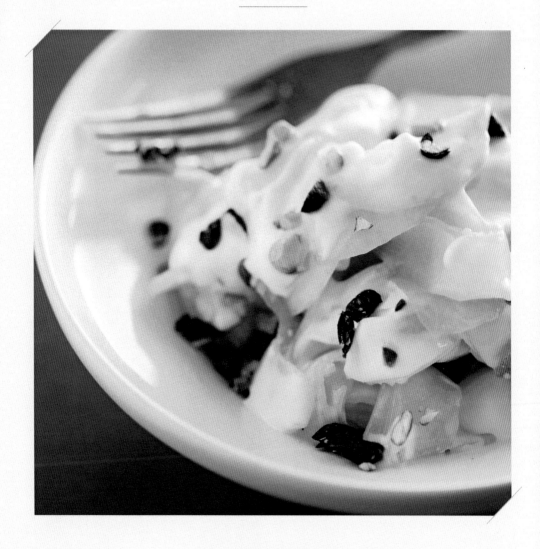

大黃瓜優格沙拉

材料
大黃瓜1條、優格1/2瓶、洋
蔥末10g、鹽30g、綜合堅果
15g

作法
1　大黃瓜洗淨，去皮去籽後切成薄片，放入乾淨的
　　盆內，以鹽巴抓醃約30分鐘。
2　待黃瓜出水後，擠乾所有水分，加入洋蔥末與優
　　格，並撒上綜合堅果即可。

Cucumber | 小黃瓜 | 瓜果花類

小黃瓜可說是料理人的好幫手，無論醃漬涼拌或刨成絲拌入乾麵，抑或切滾刀塊搭配其他食材一起熱炒，都相當清爽美味，加上它本身富含水分，以及可抑制糖類轉化成脂肪的丙醇二酸，對預防肥胖也有幫助喔。

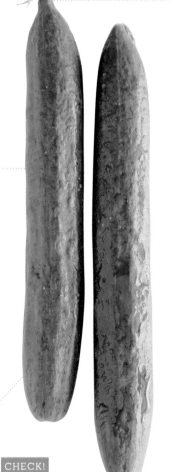

OK

CHECK!

帶有花蒂
尾端帶有花蒂表示較新鮮，因為距離採摘時間越長，花蒂就會漸漸枯萎、脫落。

CHECK!

瓜體飽滿
觸摸起來比較飽滿硬實且有重量感，表示瓜肉水分含量充足。

OK

CHECK!

外皮濃綠且有刺疣
表示生長狀況良好，新鮮度夠！

主要產地
苗栗、台中、南投、台南、花蓮

盛產季節
春、夏、秋；4—11月

272

前製及料理訣竅

常見切法

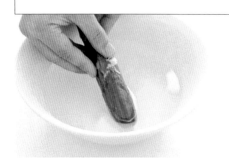

料理前表面先以鹽搓洗。

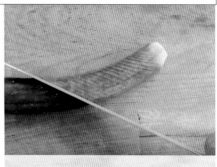

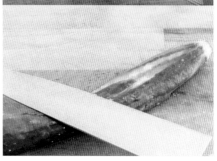

為了讓鹽味加速滲透進瓜體，可用45度切斜刀不切斷，切完後再反切另一面，之後泡6％的鹽水讓其撐開（如上圖）；或者是以刀背拍碎瓜體（如下圖）再切段料理。

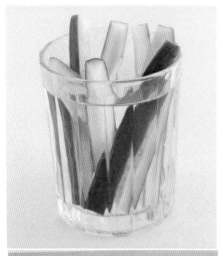

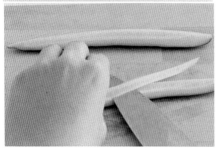

若要做成沙拉棒，通常會先去籽，再切成細條狀，口感會更好。

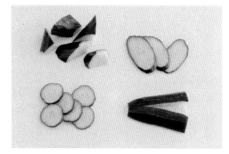

如果要搭配其他食材一起炒，通常會切成斜片或滾刀塊；若要涼拌、醃漬，可切長段並拍碎瓜體，或切成薄片，調味料比較容易入味。

烹調建議

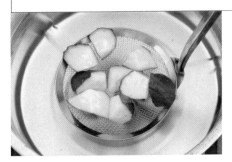

如果不喜歡澀澀的口感，可先稍微汆燙去澀，吃起來會較順口。

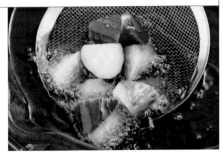

熱炒前先過油，可讓小黃瓜保持顏色與風味。

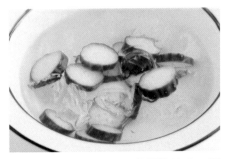

若要做成沙拉，可切開後再泡冰水，不但能保持色澤，口感也會更加鮮脆。

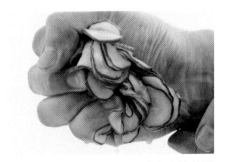

製作涼拌小黃瓜時，可先以鹽分使其脫水，並擠乾多餘水分後，再依喜好調味醃漬。

保存方法

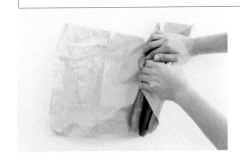

如果不是當天要料理，就不需要馬上清洗，只要保持乾燥，用牛皮紙包好放入冷藏即可，並盡可能在一星期內食用完畢；小黃瓜不耐放，建議不要一次買太多。

常見種類

水果小黃瓜	西洋黃瓜

選蒂頭不要乾燥，小的好一點。

當成水果直接吃，甜度與脆度滿分的小黃瓜，清薄外皮，籽嫩肉厚實，洗乾淨直接食用或打成精力湯都合適，為近年來常見的食用小黃瓜選擇。

比一般小黃瓜脆口，籽比較小，吃起來甜度差不多，也常被用來作為沙拉。

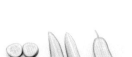

常見切法

Let's Cook!

青龍小黃瓜

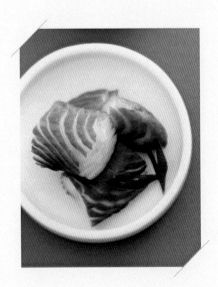

材料
小黃瓜1條、去籽辣椒碎5g、蒜碎5g

調味料
砂糖2大匙、白醋15cc、鹽巴水100cc
（100cc水＋6g鹽巴，或等比例調整鹽水）

作法

1　小黃瓜洗淨，從頭到尾以45度角切薄片，只切一半不切斷，翻面再重複以45度角切另一半面。

2　因小黃瓜沒有切斷，所以會呈長條型的層層片狀樣。

3　以鹽巴水醃製小黃瓜約30分鐘脫水，再以開水沖洗乾淨，切成約3公分段備用。

4　混合砂糖與白醋，放入作法3的小黃瓜段，充分拌和醃漬即可食用。

扁蒲

Bottle Gourd

（瓠瓜）

瓜果花類

果肉清甜的扁蒲，烹調後柔軟爽口，簡單清炒就很好吃。水分高熱量又低，多吃可以幫助利尿，改善水腫或痛風。扁蒲包括果肉部份，從蒂梗、外皮到瓜籽都能運用，而且通常價位不高，可說是 C/P 值相當高的蔬菜。

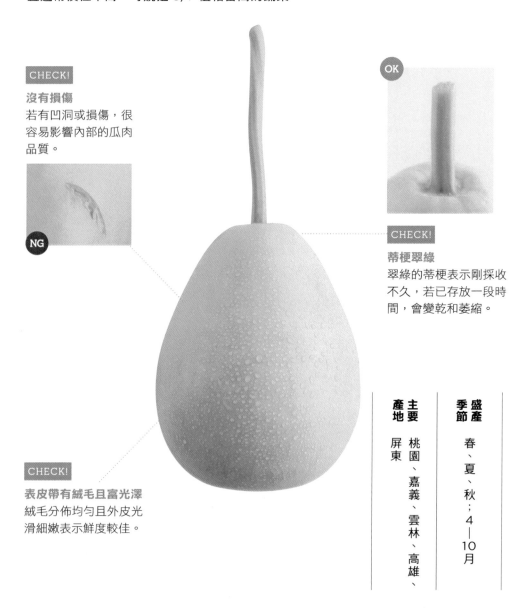

CHECK!

沒有損傷
若有凹洞或損傷，很容易影響內部的瓜肉品質。

NG

OK

CHECK!

蒂梗翠綠
翠綠的蒂梗表示剛採收不久，若已存放一段時間，會變乾和萎縮。

CHECK!

表皮帶有絨毛且富光澤
絨毛分佈均勻且外皮光滑細嫩表示鮮度較佳。

主要產地
屏東、桃園、嘉義、雲林、高雄、

盛產季節
春、夏、秋；4—10月

前製及料理訣竅

處理要訣

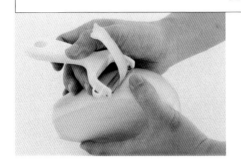

無論要切成哪種形狀,都要先去除外皮,以免吃起來礙口。

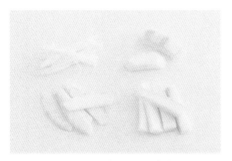

扁蒲去籽後,可切成各種形狀使用。

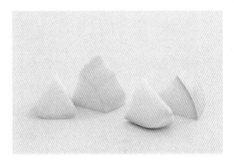

切塊適合用來燉湯,含籽一起煮,也比較甘甜。

Tips!

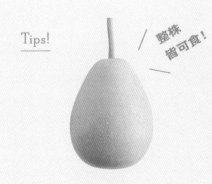

整株皆可食!

瓜肉
煎煮炒炸皆可。

蒂梗
可以削除外皮,用來做醃漬小菜。

外皮
可將外皮煮成茶飲,用來預防痛風。

瓜籽
可用來熬湯或搭配其他蔬果一起打成汁。

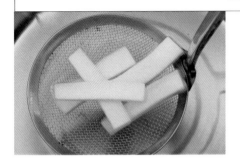

切塊後用滾水汆燙1-2分鐘再料理，會比較快熟，讓接下來的料理更省時。

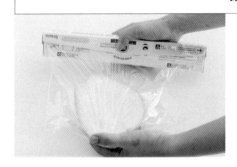

若不打算當天料理，建議整顆保持乾燥用牛皮紙或白報紙包住，通風陰涼處保存；若只需使用部份，另一部份則要連同外皮用保鮮膜包好、放入冷藏，而且最好2天內食用完畢。

花扁蒲

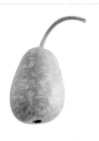

基本上和淡綠色的素面扁蒲口感差不多，料理方式也一樣，挑選時以越幼嫩的品質較好。

長條形扁蒲

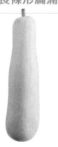

形狀有點像牛腿，所以又有「牛腿蒲」的稱號，它的味道和料理方式和其他種類的扁蒲一樣，也是常見品種之一。

常見種類

扁蒲鮮蚵炒米粉

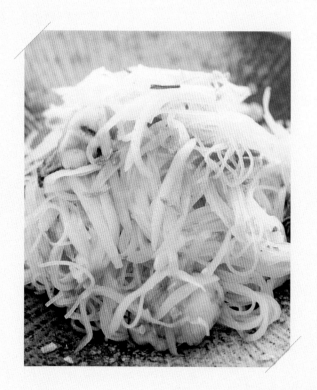

材料
扁蒲200g、鮮蚵50g、米粉1/2
包、紅蘿蔔20g、薑絲10g、蒜
碎10g、沙拉油50cc

調味料
蠔油1大匙、高湯200cc、胡椒
粉10g、鹽巴10g、油蔥酥10g

作法
1 扁蒲去皮去籽，與紅蘿蔔皆
　切成絲狀；蔥切段。
2 米粉用沸水燙過後撈出備用。
3 鍋內放入沙拉油，加入蒜
　碎、薑絲爆香，接續炒香紅
　蘿蔔絲與扁蒲絲至香軟，
　再放入高湯與鮮蚵煮滾，並
　以蠔油與胡椒粉、油蔥酥調
　味，再加入作法2的米粉拌炒
　收汁即可。

Point!

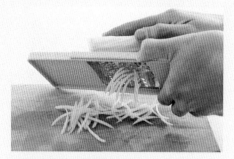

如果覺得以刀切絲太麻煩，可用刨絲來
加快速度。

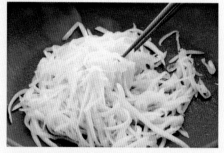

炒至扁蒲絲有點透明感，即可放入高湯
與鮮蚵了！

White Gourds | 冬瓜

瓜果花類

體型碩大的冬瓜，是熱量低又富含水分的一種蔬菜，可利尿、消水腫，幫助身體消暑解毒、並能止咳化痰，從瓜皮、瓜肉到籽整顆都能做料理。

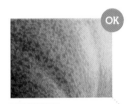

OK

CHECK!
瓜皮要深綠
顏色比較綠、花紋均勻且越重的冬瓜，表示品質比較好。

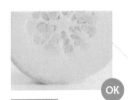

OK

CHECK!
果肉雪白含水分
如果選購切片的冬瓜，要注意果肉是否雪白、緊實、富含水分，而且瓜囊空間大、有種子會比較好。

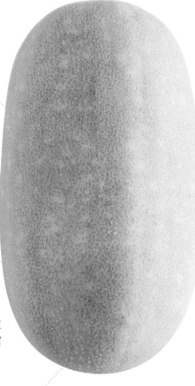

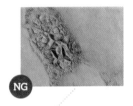

CHECK!
不要有損傷
外表有凹凸不平、受過傷、結痂的冬瓜，會影響瓜肉品質。

NG

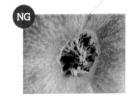

NG

CHECK!
尾部蒂頭要乾
蒂頭乾且萎縮代表比較熟成，內部水分也比較充足。

主要產地	盛產季節
彰化、雲林、高雄、屏東、花蓮	春、夏、秋；4—10月

前製及料理訣竅

常見切法

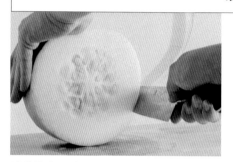 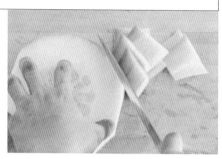

體積較大且皮厚的冬瓜，通常都必須用菜刀來去除外皮；如果擔心支撐點不穩，可以沿著週邊一片一片去皮。

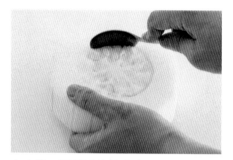 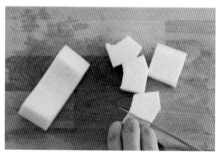

去皮後，可用湯匙挖去中間的瓜囊和種子。

如果要煮湯，可切成塊狀。

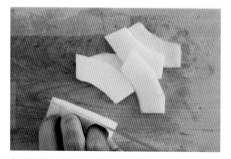

如果要熱炒，可切成片狀或絲狀，大火快炒至軟化即可起鍋，但由於冬瓜烹調後相當軟嫩，所以不要切太薄。

常見｜種類

芋頭冬瓜

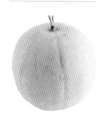

和一般冬瓜形狀不同，吃起來有淡淡芋頭香，烹煮過後才容易吃出結合芋頭香的冬瓜口感喔。

保存方法

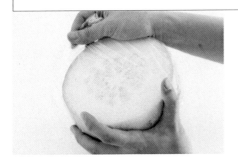

如果一整顆冬瓜還沒有立刻要烹煮，只要保存在乾燥陰涼處即可；若已切開，暫時不料理的部份需用保鮮膜包起來放入冷藏，而且要帶皮與瓜囊和籽一起保存，比較耐放，最好在一星期內食用完畢。

Tips!

整顆
都能吃喔！

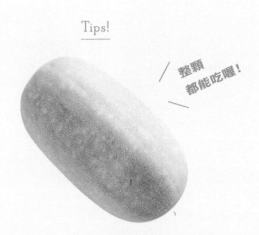

若想要在家自製冬瓜茶，可將冬瓜連皮帶籽一起加水煮到軟爛，再放入適量的黑糖、紅糖或冰糖，用濾網去渣即成。

冬瓜皮
洗乾淨和水一起煮沸後當水喝，可利尿、緩解咳嗽，但腎功能不全或體虛的人不適合大量飲用。

冬瓜肉
最常用來料理，烹煮後瓜肉鬆軟。

冬瓜籽
其中蘊含的植物油和不飽和脂肪酸，對皮膚的潤澤有相當幫助，所以最好連肉一起吃，或者連皮一起煮成茶飲來喝。

Let's Cook!

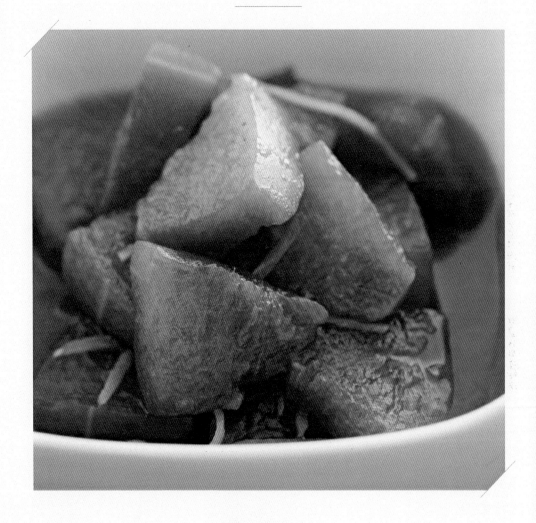

醬燜冬瓜

材料

冬瓜500g、薑絲
30g、醬油80cc、
糖30g

作法

1　冬瓜洗淨，去皮去籽，切成2公分厚片。
2　鍋內放入所有材料，加水蓋過冬瓜，蓋上鍋蓋燜煮約40
　　分鐘至冬瓜熟透即可。

Point!　因冬瓜燜著自己就會出水，因此水不要加太多，且以最小火慢燉入味。

Zucchini | 櫛瓜 | 瓜果花類

與南瓜一樣是葫蘆科，原產於墨西哥，又稱夏南瓜，不含澱粉、低 GI，為高纖維的蔬菜。常見有黃、綠色，另有一種比較少見的白櫛瓜，果肉最細嫩。

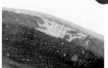

CHECK!

外表完整沒有損傷
櫛瓜外皮如有損傷會很容易潰爛。

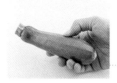

CHECK!

壓起來比較緊實
用手按壓，若感覺不緊實偏軟代表不夠新鮮。

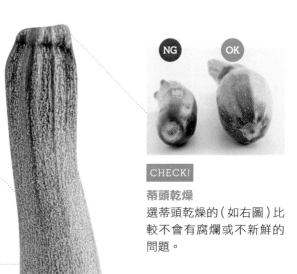

CHECK!

蒂頭乾燥
選蒂頭乾燥的（如右圖）比較不會有腐爛或不新鮮的問題。

保存方法

如果不是當天要料理，最好將櫛瓜表皮擦乾，再用牛皮紙包好放入冷藏，並盡可能在一星期內食用完畢。

主要產地：宜蘭、台中、南投、高雄

盛產季節：秋、冬、春；10—4月

前製及料理訣竅

常見切法

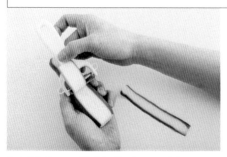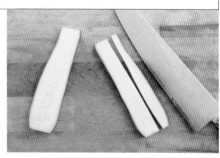

為創造出不一樣的視覺感,可將櫛瓜間隔削去皮,再切成所需形狀。所有瓜類都可用此種方法,讓視覺與口感更有層次。

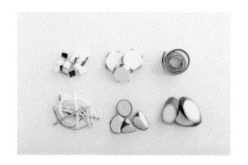

櫛瓜丁適合快炒,塊狀可以煮湯,絲可當餡料,切片可炸可烤,滾刀塊則較常用來燴或燉。(上排中間是間隔削去皮的視覺感)。

常見 種類

黃櫛瓜	櫛瓜花	圓形櫛瓜

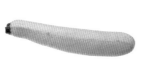

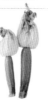

黃櫛瓜

顏色鮮豔,很適合用於料理的配色,也常搭配法式或義式料理。烹調時,先用油炒軟,甜味更容易釋出。

❗ 以前市場上還有一種飛碟瓜,也是櫛瓜的一種,近年因為農改較少種植,已少見到飛碟瓜的身影。

櫛瓜花

在市場上遇見新鮮櫛瓜花,如獲珍寶,且多半是母花,因為賞味期限短,滋味清新甜美,通常會在花蕊空間塞入乳酪、肉餡等材料,沾裹麵糊後一起油炸、烤製都是常見菜色。但其實在足夠新鮮的狀態下,生食搭配生火腿與橄欖油享用,更能品嚐其特色。

圓形櫛瓜

這就是圓形的櫛瓜,台灣現在有四種顏色,墨綠、青綠、淺綠、金黃色,運用上比長型櫛瓜方便,使用面積大,用來切片焗烤或者挖成盅填塞材料爐烤都非常棒。

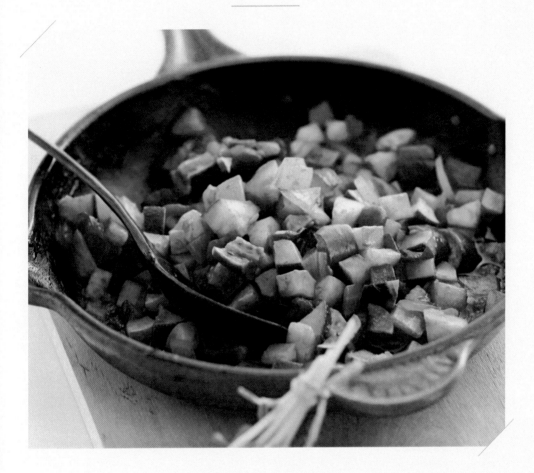

普羅旺斯燉菜

材料
綠櫛瓜 1條、黃櫛瓜 1條、茄
子 1/2條、洋蔥 1/2顆、蒜頭1
顆、奶油50cc

調味料
番茄糊1大匙、罐頭番茄粒4
顆、高湯 300cc、月桂葉2
片、鹽 巴2小 匙、胡 椒2小
匙、義式綜合香料 1小匙

作法
1 將所有材料洗淨後，切成約1.5立方丁狀，蒜頭
  切碎。
2 乾鍋加熱奶油融化，依序放入作法1的材料丁炒
  香至軟。
3 加入番茄糊拌炒（番茄糊一定要拌炒均勻，平均
  受熱才可以抑制酸度），待番茄糊炒勻後，加入
  番茄粒炒香，再加入高湯與月桂葉燉煮，直至
  所有材料軟化飽滿，再以鹽巴、胡椒與綜合香
  料調味即可。

Green
Papaya

青木瓜

瓜果花類

青木瓜的木瓜酵素比熟木瓜高出許多,且富含增強免疫力的多種維生素,也含有分解脂肪的凝乳蛋白酶,幫助消化道吸收、促進新陳代謝,具有減肥瘦身、養顏美容的好效果,是有名的抗氧化物蔬菜,用來製作沙拉或燉煮湯品都很適合。

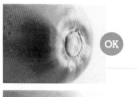

OK

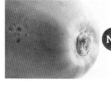

NG

CHECK!

蒂頭不要太乾
盡量選蒂頭翠綠,甚至稍微擠壓還有點汁液流出的青木瓜,這樣表示比較新鮮。

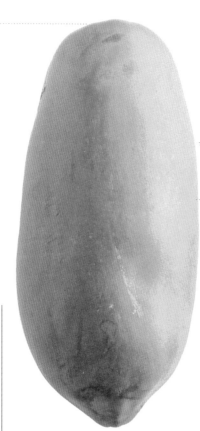

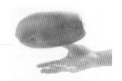

CHECK!

要夠重
拿起來比較重的青木瓜,表示汁液充足,營養度也比較高。

主要產地:彰化、屏東、台東

盛產季節:夏、秋、冬;7—11月

前製及料理訣竅

常見切法

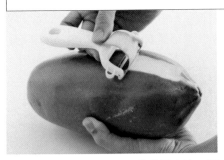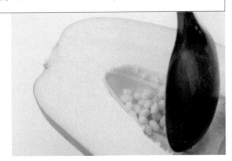

準備料理的青木瓜，只要稍微用水沖一下，即可開始削皮、去除內部的籽。

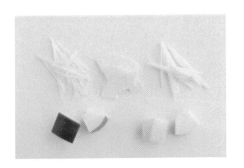

青木瓜切成絲、片狀，可搭配食材燴炒；刨成細絲的口感則適合沙拉或涼拌；煲湯或燉湯建議切塊。

保存方法

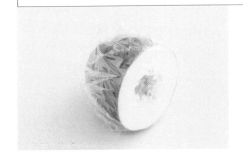

整顆青木瓜可置入冷藏保持1星期左右，若已切開，建議用保鮮膜包起來，冷藏2~3天內要食用完畢，否則瓜肉容易纖維化，口感會比較不好。

烹調建議

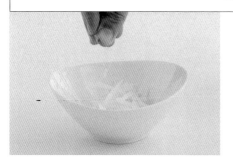

若要涼拌，建議將青木瓜刨成絲狀後，再加入少許鹽，擠出水分，不但可以去澀味，還能幫助青木瓜吸附其他調味料的滋味。

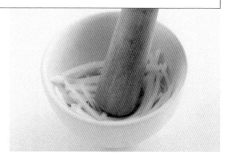

要做出南洋風味青木瓜絲，可加入檸檬汁、魚露、辣椒、花生、蝦米等材料，以木杵樁打能讓辛香調料充分入味。

Let's Cook!

青木瓜燉小排

材料
青木瓜1顆、豬軟骨小排 200g、嫩薑片20g

調味料
紅棗6顆、鹽巴20g、高湯2000cc

作法
1　青木瓜帶皮充分洗淨（帶皮烹煮營養更好），連皮帶籽切成塊狀。
2　豬軟骨小排剁成小塊，放入滾水汆燙後，取出洗淨血水。
3　電鍋內鍋放入高湯、青木瓜塊、豬軟骨小排、薑片、紅棗。外鍋放入2杯水，壓下開關燉煮至開關彈起，再以鹽巴調味即可。

Point!　若使用瓦斯爐，可將所有材料放入鍋內，先煮滾，再轉小火燉煮至青木瓜熟透，大約30~40分鐘即可。

Bitter Gourd | 苦瓜

瓜果花類

透過不同的料理手法，苦瓜其實能烹調出微甘微苦的美妙滋味。苦瓜是一種降火氣又能強化免疫功能的食物，通常越苦食療效果越好，所以「吃苦也是吃補」喔！

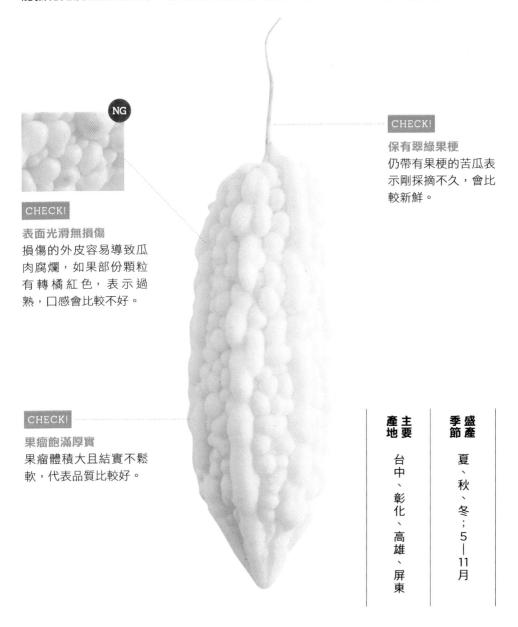

NG

CHECK!

表面光滑無損傷
損傷的外皮容易導致瓜肉腐爛，如果部份顆粒有轉橘紅色，表示過熟，口感會比較不好。

CHECK!

保有翠綠果梗
仍帶有果梗的苦瓜表示剛採摘不久，會比較新鮮。

CHECK!

果瘤飽滿厚實
果瘤體積大且結實不鬆軟，代表品質比較好。

主要產地：台中、彰化、高雄、屏東

盛產季節：夏、秋、冬；5—11月

前製及料理訣竅

處理要訣

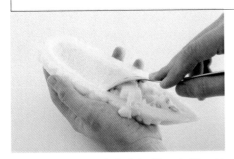

料理苦瓜前，通常會先切開、去籽，並把內膜刮除，降低苦味。

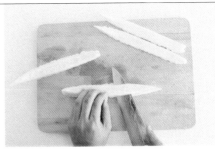

如果內膜不方便用湯匙處理，可切成條狀後、用菜刀切除。

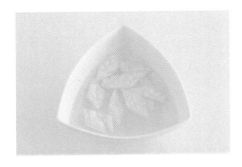

以鹽水或白醋水浸泡切好的苦瓜，也能有效降低苦味。

常見切法

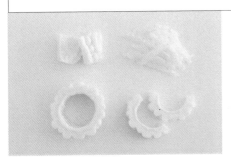

細片可搭配其他材熱炒或涼拌；若切半圓弧或長條塊狀則適合煮湯或燉物；圓弧狀可鑲肉一起蒸煮。

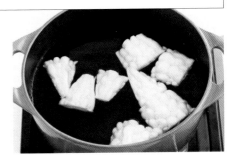

苦瓜去籽囊切片，放入滾水汆燙即可減少苦味，汆燙完取出冰鎮，還可保持原有色澤與清脆口感。

保存方法

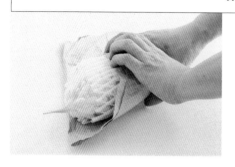

苦瓜如果繼續存放會一直熟化，所以最好買回家後盡快料理，就算包牛皮紙放入冰箱也不要超過三天，或者先去籽、切塊汆燙起來，再放入保鮮盒冷藏。

常見種類

青皮苦瓜

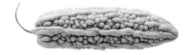

口感較脆，帶有苦中回甘的滋味，適合做沙拉或煮或炒，也可醃漬。

山苦瓜

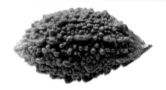

雖然味道最苦，但食療效果也最好，不但富含維生素，其中的苦瓜鹼也具有抗腫瘤的效果，由於體積小，除了一般熱炒或涼拌，也常被加工乾燥，作為泡茶所用。

翠玉苦瓜

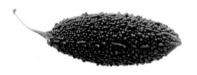

通常越綠的苦瓜越苦，所以此種苦瓜的苦味僅次於山苦瓜，適合偏愛苦瓜滋味的人。

蘋果苦瓜

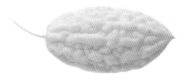

圓圓胖胖、帶有甘爽滋味，曾是「台灣十大經典神農獎」的傑作之一，相當適合拿來涼拌，感受其中特有的甜美。

Let's Cook!

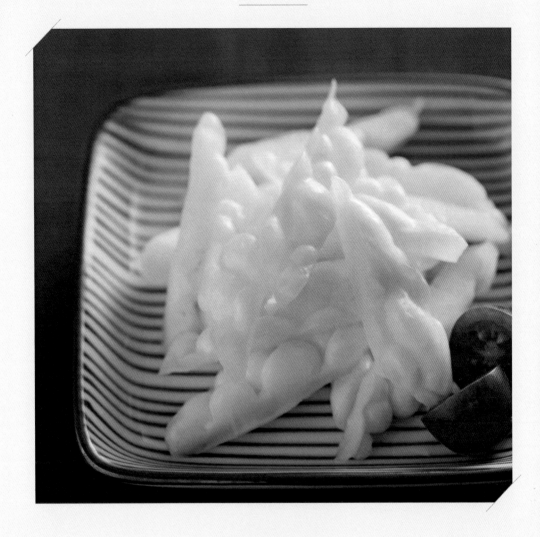

西打苦瓜

材料
蘋果苦瓜100g、西打汽水200cc、
小番茄4顆、話梅2顆

調味料
鹽巴1/2小匙、梅子粉1小匙

作法
1 苦瓜縱切成塊，完全去除籽囊與筋膜後切成斜
　片，汆燙後冰鎮取出、瀝乾。
2 混合苦瓜片與西打汽水，並與其餘材料全部加
　入浸泡一個晚上即可。

Loofah | # 絲瓜 | 瓜果花類

除了能吃，也能做成絲瓜水來消暑、養顏美容；老化的絲瓜整條曬乾，可做成菜瓜布，是利用價值相當高的農作物。而且它的熱量低、營養豐富，內含的水溶性和非水溶性纖維，以及抗氧化成分和葫蘆巴鹼，不但幫助新陳代謝，還有增強免疫力作用。

CHECK!

越重越好
挑選絲瓜時，越重表示含水量越多，品質較好。

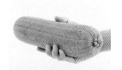

CHECK!

表皮凹凸顆粒明顯
外皮粗糙並保有凹凸紋路、顆粒的絲瓜比較新鮮。

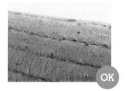

CHECK!

果實飽滿
形體看起來要飽滿，輕輕觸壓時也覺得果實有彈性，這樣肉質會比較鮮嫩。

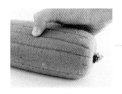

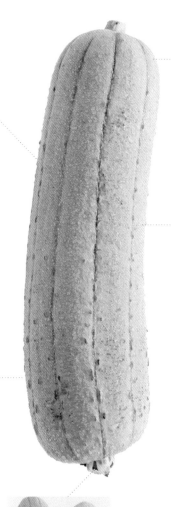

CHECK!

外觀、無傷痕
盡量選擇顏色比較深綠且正常橢圓條狀的絲瓜，顏色太淺綠或太白的絲瓜表示日曬太久，裡面容易纖維化，另外若有擦撞痕跡，內部會比較容易腐爛。

CHECK!

花蒂呈黃綠色
絲瓜尾端的花蒂如果存放時間越長，就會枯萎、脫落，所以若還保有花蒂且不是乾燥變深褐色（如圖左）的絲瓜，表示比較新鮮。

OK　NG

主要產地	盛產季節
嘉義、南投、台南、高雄、屏東	夏、秋；4—9月

前製及料理訣竅

常見切法

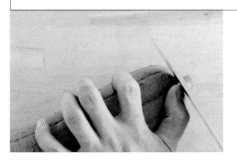 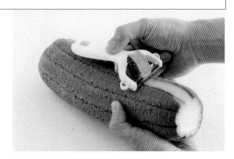

絲瓜皮比較厚，建議可先切去頭尾，從切面處順向削去外皮，相對安全便利。

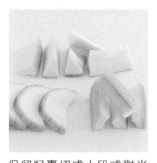 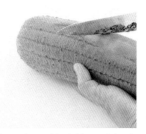 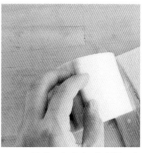

保留籽囊切成小段或對半圓切，即可料理。如覺得礙口，則建議切除籽囊再使用。

如果想要絲瓜料理看起來比較翠綠，可用刀刮去表皮、保留較靠近外圍的綠色瓜肉，這樣的處理手法，烹調起來更脆口且顏色鮮豔。

順刀沿著瓜體滾動削切成薄片，則可用來製作更精緻的料理。

澎湖絲瓜的切法

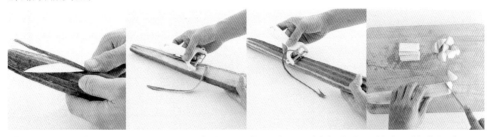

稜角多、外皮較硬的澎湖絲瓜，通常會先用菜刀或刨刀削去稜線再削皮，然後切成小段或滾刀塊烹調。

絲瓜質地平滑，利用少許勾芡的方式，比較容易吸附調味料，也適合與海鮮類一起烹調，可為彼此的鮮甜度加分。

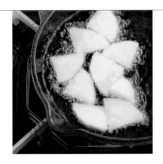

絲瓜烹調容易變黑和品種有關，如果想要避免色澤改變，可以在烹調前先過熱油，或用滾水汆燙一下隨即放入冷水，這樣可以降低變黑的風險。

保存方法

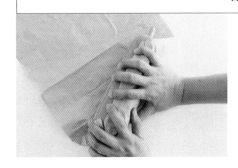

建議用牛皮紙包起來放入冰箱冷藏，以免水分流失，並在一週內盡快取出烹調。

常見
種類

澎湖絲瓜

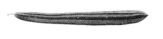

比較彈牙脆口、甘甜，保水度夠，除了蒸、煮、炒，也很適合用來油炸。

長瓜

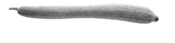

絲瓜的另一品種，籽囊比較少，和一般絲瓜的處理方式相同，味道也差不多。

蘋果絲瓜

矮短肥就是翠綠青皮的蘋果絲瓜的特色，外型非常討喜，皮薄果肉扎實，籽囊小，且不易煮黑，削皮後比傳統絲瓜綠翠，口感也脆口，清甜度更高，市場上目前常見的為黑金剛品種。

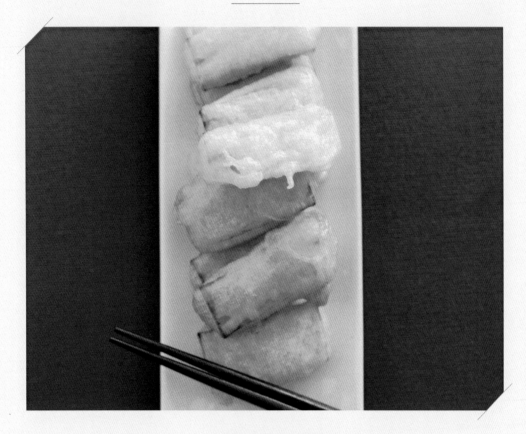

麵托絲瓜

材料

絲瓜1條、市售酥漿粉
100g、沙拉油1大匙、麵
粉適量

調味料

鹽巴1小匙、胡椒1小匙

作法

1 絲瓜洗淨後，去皮去籽，切成細長段備用。

2 利用市售酥漿粉，加入適量的水、鹽巴、胡椒、沙拉油
調合成粉漿（不需要太濃，像是乳液的稠度，加入沙拉
油可以增加酥脆感），並加入鹽巴、胡椒、沙拉油調和。

3 絲瓜表面撒上些許麵粉，沾取粉漿後放入油溫約160度
的油鍋中油炸，直至表皮呈金黃即可撈出瀝油盛盤。

Point!

1 在絲瓜表面沾上一點麵粉，可讓粉漿更容易附著。

2 粉漿內加一點沙拉油，可增加絲瓜的酥脆感。

3 去籽可以減少絲瓜水分，若買到太老的絲瓜，籽的部份
也會比較礙口，去籽後料理口感會更細緻。

越瓜

瓜果花類

傳統市場裡的蔭瓜、醃瓜、鹽瓜仔其實就是由越瓜製作而成。越瓜早期是農家自給自足的種植作物，因富含水分、不利久放，進而衍生乾燥與醬漬品，可生食、涼拌、煮食、炒製，都是很好的料理方式。越瓜也是澎湖望安特產，當地將越瓜製作成「酸瓜」，成為著名的在地特色。

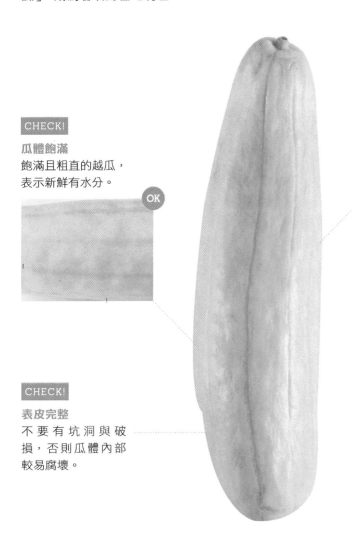

CHECK!

瓜體飽滿
飽滿且粗直的越瓜，
表示新鮮有水分。

OK

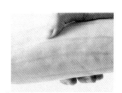

CHECK!

要有一定的硬度
用手輕壓，有一定
的硬度表示夠新鮮。

CHECK!

表皮完整
不要有坑洞與破
損，否則瓜體內部
較易腐壞。

盛產季節	主要產地
夏、秋；6-8月	彰化、雲林、嘉義

前製及料理訣竅

常見切法

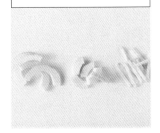

依照喜好與口感,可切絲或切成弧形塊狀熱炒或涼拌。

處理要訣

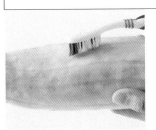

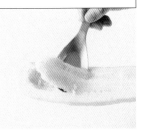

因越瓜表皮有一點溝槽,如果不去皮食用,可拿牙刷或乾淨的布,將溝槽的縫隙仔細清洗乾淨。

越瓜洗淨後,剖半用湯匙去籽,即可進行後續的烹調或醃漬。

保存方法

若不是當天要料理,可以用牛皮紙包裹放在冰箱冷藏,保存2-3天。但為了方便保存,通常都會將其醃漬起來。

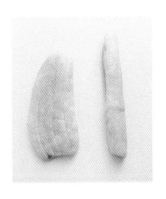

越瓜不去皮,剖半去籽後用鹽巴抹過,以重物壓製一晚快速脫水,隔天再拿到太陽底下曬一天,曬完將鹽分洗淨後如圖,簡單熱炒就很好吃。或是曬完太陽後,在鍋裡放入水、醬油、冰糖、甘草滷到變色,筷子可刺穿後即可裝罐封瓶製成醃瓜。

Let's Cook!

越瓜炒羊肉

材料
鹽漬越瓜80g、羊肉片100g、蒜頭片10g、辣椒片10g、沙拉油50cc

調味料
米酒適量、糖1/2小匙

作法
1. 鹽漬越瓜洗淨後切成粗絲狀,以流動的水沖泡減輕鹹度,瀝乾後備用。
2. 羊肉片以少許米酒略微醃漬備用。
3. 熱鍋內放入沙拉油,爆香蒜頭片、辣椒片,待出味後,加入羊肉片拌炒至八分熟。
4. 接續加入越瓜拌炒,起鍋前拌入米酒,並以糖調味炒香即可。

Chayote | 佛手瓜 | 瓜果花類

青綠色的表皮，加上如十指相對的造型，佛手瓜的名稱由此而來。它含豐富的維生素A、C，以及蛋白質、鈣和礦物質，再加上熱量和鈉含量皆低，可降低血壓以及利尿，相當適合高血壓或心臟病患者食用。

Tips!

整顆都能吃！

1　佛手瓜的葉脈嫩芽就是龍鬚菜，大火快炒非常美味。

2　將佛手瓜刨絲後曬乾，火氣大或牙齦腫痛時可以沖茶喝。

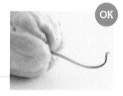

CHECK!

蒂頭需翠綠
蒂頭翠綠和瓜身緊密相連，表示佛手瓜剛採收，新鮮度夠。

CHECK!

表面要光滑
表面光滑的佛手瓜肉質較為細嫩。

CHECK!

絨毛要細軟
如果能觀察到佛手瓜上面的絨毛，挑絨毛細軟的，這代表佛手瓜較嫩。

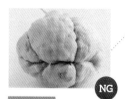

CHECK!

觀察尾端，皺褶不要太多
如圖溝紋較多的佛手瓜，清洗和處理會比較麻煩。

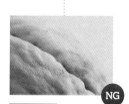

CHECK!

盡量不要有傷疤
有傷疤的佛手瓜肉質一般也較為粗糙。

主要產地
新竹、苗栗、南投、花蓮

盛產季節
果實全年；秋、冬較適合採收

前製及料理訣竅

處理要訣

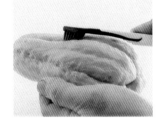

佛手瓜的表面有溝,有時光憑刨刀也未必能把表皮完全去除,務必再用小刀或刷子特別清理乾淨,以免影響了料理口感。

保存方法

在室溫下佛手瓜會繼續熟成,最好裝入紙袋後放冰箱冷藏,可存放約一週。

常見切法

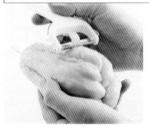

洗淨以刨刀去除外皮;但如果買到鮮嫩的佛手瓜,不去皮也可直接料理。

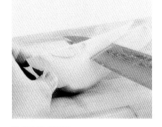

將果核挖出。

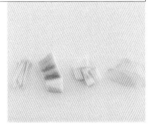

如需涼拌或醃漬,可切成薄片或切塊;也可以切絲快炒。

Let's Cook!

佛手瓜煎蛋

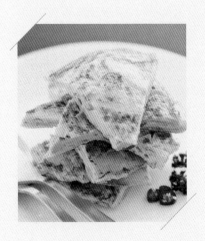

材料
佛手瓜1顆、土雞蛋4顆

調味料
鹽巴2小匙、白胡椒粉2小匙、沙拉油50cc

作法
1 佛手瓜洗淨,消除外皮切半挖除囊,放入滾水中汆燙後取出冷卻,切薄片。
2 蛋打散,加入調味料與佛手瓜片攪打均勻。
3 鍋內放入沙拉油,加入作法2的佛手瓜蛋液,先攪拌蛋液至半凝固狀,再煎製成型即可。

Chestnut | 栗子 | 瓜果花類

栗子富含維生素Ｂ群、礦物質及不飽和脂肪酸，對於腎、膝蓋、關節和脾胃來說，都有很好的保健效果。鬆軟綿密的口感與甘甜的味道，不管入菜或做甜點都很合適。不過需注意的是，雖然吃起來沒有油膩的感覺，但其實栗子的熱量很高，應酌量食用。

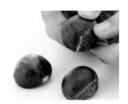

CHECK!

挑選按起來緊實的栗子
如果用手按起來感覺「空空」的，裡面的肉可能已經脫水或乾癟了。要挑選按起來緊實略帶彈性的。

CHECK!

顏色不要太深
顏色太深或太黑的栗子可能已經放久了。呈現正常的咖啡色才是新鮮栗子。

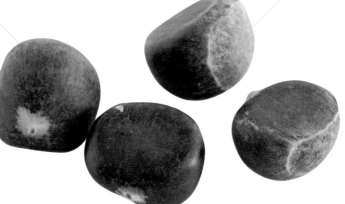

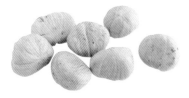

CHECK!

買剝好的栗子要注意是否有味道
市場上也有賣剝好的生栗子，記得聞一聞是否有酸味。另外也可觀察袋子，如果上面水氣過多，很容易變質。

CHECK!

觀察絨毛
栗子的尾端都會帶著絨毛，越多的表示越新鮮。

主要產地
南投、嘉義

盛產季節
秋、冬、春；9—3月

前製及料理訣竅

處理要訣

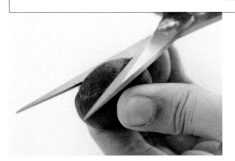

用剪刀在栗子的尾端剪開一小口。

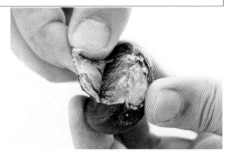

小心地將栗子剝開。

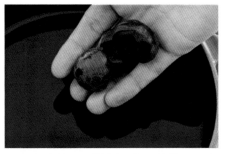

如果真的覺得很難剝,也可先將栗子水煮半小時,讓外殼軟化後,再進行上述程序。

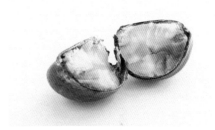

如果沒有一定要保持栗子的外型完整,直接對半剪開、挖取食用即可。

烹調建議

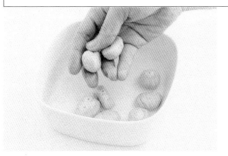

清洗乾栗時可先浸泡5分鐘,一方面讓栗子回軟,也釋出不必要的添加物,再用流動的清水搓洗乾淨後即可使用。

1 將新鮮的帶殼栗子放入烤箱,以180度、烤20-30分鐘,靜置自然冷卻後即可享用。

2 如果要燉煮栗子料理,乾燥的栗子要先泡過水,較容易入味,口感也會較好。

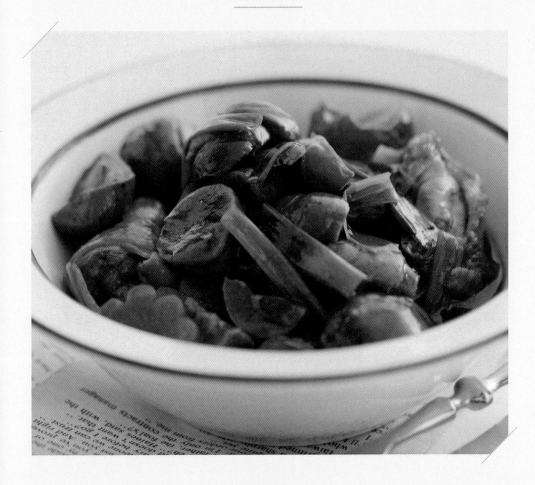

栗子燒雞

材料
去皮栗子10顆、雞腿2支、蒜仁5顆、青蔥1根、紅蘿蔔50g、番茄1個、沙拉油3大匙

調味料
醬油膏3大匙、砂糖2大匙、米酒4大匙、高湯800cc、鹽巴2小匙

作法
1 去皮栗子洗淨、雞腿剁成塊狀、青蔥切段、紅蘿蔔切厚片、番茄切塊備用。
2 炒鍋加入沙拉油,加入雞腿塊翻炒,煎至表面上色,再放入蒜仁煸炒,接續放入砂糖與醬油膏炒至上色,再以米酒嗆鍋,最後加入栗子、紅蘿蔔和高湯燉煮收汁至一半。
3 待湯汁剩下一半,加入番茄、蔥段一起繼續燒煮,煮至栗子與雞腿肉熟爛,最後以鹽巴調味即可。

Edible Corn | 玉米

瓜果花類

玉米原本是印地安人的主食,之後漸漸傳遍全世界,是全球總產量最高的糧食作物。含有碳水化合物、澱粉、蛋白質、脂肪、胡蘿蔔素、維生素A、C、E及鈣,可以保護眼睛、提升抵抗力、延緩老化;加上價格平實、料理方式多元,是很受歡迎的蔬菜之一。

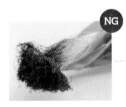

CHECK!

觀察玉米鬚
新鮮的玉米鬚應該帶著光澤的淡黃色,尖端部分看來呈現褐色是正常的。如果感覺很乾燥、甚至有枯黃的狀態,玉米可能已經不新鮮了。

CHECK!

新鮮的玉米粒應該立體而飽滿
立體飽滿的玉米,水分充足,吃起來也會比較甘甜。

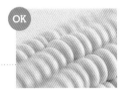

CHECK!

按壓起來要緊實
如果按壓起來覺得很軟、不結實,這顆玉米的生長狀態可能有問題。

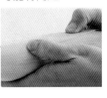

主要產地
雲林、嘉義、台南、高雄、花蓮

盛產季節
全年

整根都能吃!

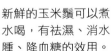

新鮮的玉米鬚可以煮水喝,有祛濕、消水腫、降血糖的效用。

前製及料理訣竅

常見切法

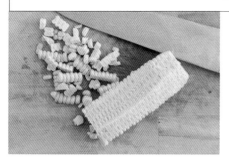

將玉米外層的葉子以及玉米鬚剝除，即可直接將玉米粒切下來使用。

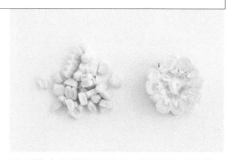

除了整支玉米可直接烤；切粒適合炒食、煮湯；切塊可燉湯、烤、炸。

保存方法

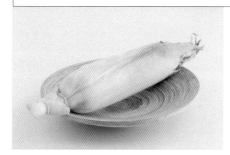

如果是帶葉的玉米，放在通風陰涼處保存可放3至5天。

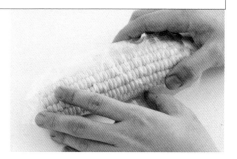

如果葉子已經剝掉了，裝入袋中放冷藏，並儘速食用。

烹調建議

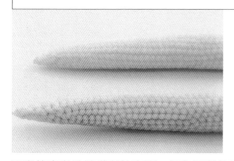

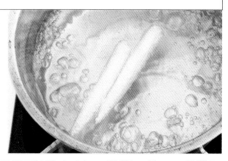

玉米筍烹煮時若僅煮熟表面，很容易變色發黑，因此可於沸水中加一點鹽，煮8-10分鐘至完全熟透，即可保持原本色澤。

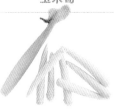

常見
種類

紫玉米

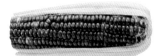

紫玉米含有花青素和多酚化合物，可以抗氧化，有助於人體保健。吃來Q而有嚼勁。

玉米筍

玉米筍即為玉米的幼嫩果穗，玉米味還沒有那麼濃烈，但仍然香甜脆口，無論烤、煮或蒸、炒都很好吃。

白糯米玉米

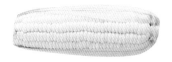

普通玉米突變後再經人工選育而成的新類型，有豐富的營養素和適口性，吃來富有彈性，簡單蒸煮即很香甜。

雙色水果玉米

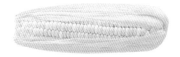

水果玉米嚐起來清香甜美、口感也很細嫩。市面上的水果玉米種類越來越多，有些可以生食，有些仍須煮熟才能食用。

Let's Cook!

奶油玉米

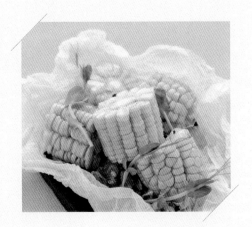

材料
甜玉米1根、奶油20g、鋁箔紙1張

調味料
鹽巴2g、砂糖1小匙、胡椒粉1小匙

作法
1. 甜玉米洗淨，擦乾備用。
2. 鋁箔紙鋪平，放上奶油與玉米，均勻撒上調味料，以鋁箔紙緊密包起，放入150度烤箱烤約40分鐘後即可。

Tomato | # 番茄 | 瓜果花類

無論中西料理都被廣泛應用，番茄特有的茄紅素有很好的抗氧化效果，煮熟的番茄會釋放較大量的茄紅素；若要攝取豐富的維生素，則建議生食。而且秋冬的番茄會比夏季出產的番茄來得美味喔！

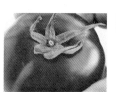

CHECK!

保有果蒂

盡量選擇還帶有綠色果蒂的番茄，表示剛採收不久，比較新鮮。

CHECK!

觸感要飽實

品質好的番茄拿在手裡應該是硬實、飽滿，而且色澤鮮紅、光亮。

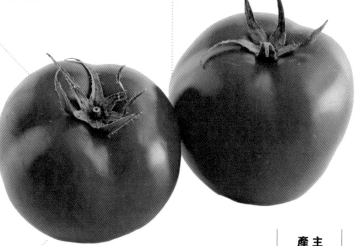

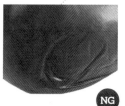

CHECK!

外皮沒有軟爛

外皮若有破損或爛掉的感覺，內部果肉可能也跟著腐壞，最好不要選購。

NG

盛產季節	主要產地
秋、冬、春；11—4月	桃園、新竹、彰化、雲林、南投、台南、高雄、屏東

前製及料理訣竅

如何幫番茄去皮

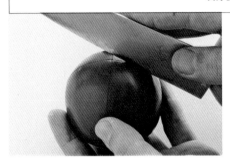

先用刀在底部劃開十字。

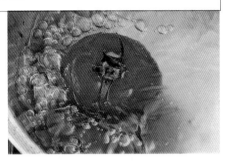

再放入滾水中燙約15秒即可撈起,不要燙太久,否則外皮容易沾黏太多果肉。

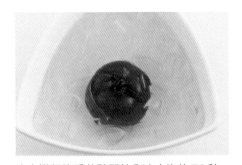

滾水撈起的番茄隨即放入冰水泡約30秒。

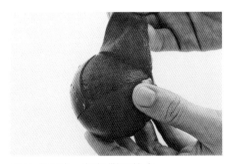

從冰水取出,慢慢撕開外皮。

常見切法

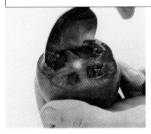

從番茄頂端果蒂切開,再用湯匙挖出果肉,即可鑲入各式食材,演變出不同的創意料理。

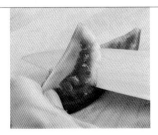

番茄多半搭配籽肉一起料理,但若考慮口感,或僅是配色需求,也可去籽使用。

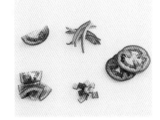

番茄的應用很廣,只要依料理或口感需求決定適合的切法即可。

保存方法

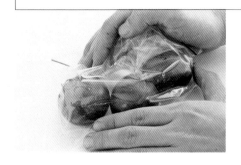

番茄切開後最好全部使用，多餘的整顆番茄再放進保鮮袋、置入冷藏，並盡可能在3~5天內食用完畢。

常見
種類

黃番茄

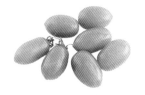

成長期頗耐熱的黃番茄，成為夏季番茄的好選擇，它的味道清甜，做料理或當水果直接吃都很適合。

聖女番茄

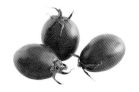

與玉女番茄相似，礦物質與膳食纖維含量比一般番茄高，不過含醣量也較高，食用量要控制，除了當水果吃，也常用來搭配沙拉。

天使番茄

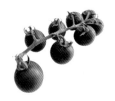

天使番茄是台灣的新品種，成串自然的外型備受青睞，番茄香味十分濃厚，多為帶梗爐烤料理，擺盤應用多元。

綠番茄

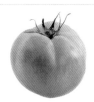

此品種的番茄常讓人以為還沒成熟，其實它天生就長這樣，吃起來微酸中帶甜，適合直接生食或燉煮湯品。

黑柿番茄

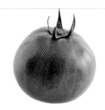

深綠略帶紅色，最常見於番茄炒蛋，熱炒或煮湯也可；台灣南部的番茄沾薑味醬油膏吃法，也多選用此品種。

彩色番茄

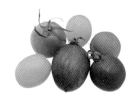

栽培不易相對稀少，香氣都有不同的表現，花青素、胡蘿蔔素、茄紅素、維生素全部具備，美麗又美味，色彩多元絢爛，不過度甜膩，口感很適合用於擺盤與創意料理。

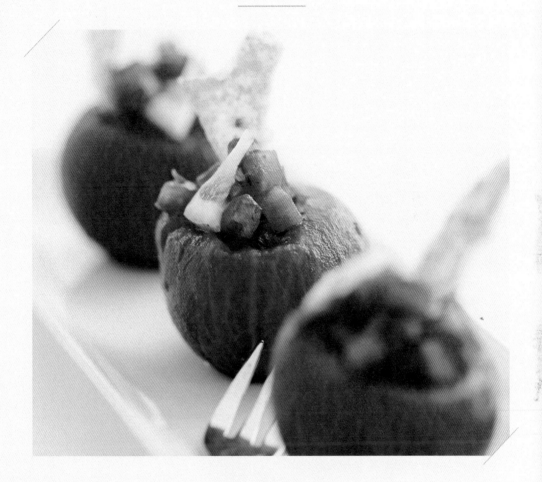

番茄莎莎盅

材料
番茄5顆、香菜碎30g、
玉米片3片、洋蔥碎1大
匙、蒜碎1大匙、辣椒末
1/2小匙

調味料
初榨橄欖油1大匙、檸檬汁
1大匙、鹽巴1/2小匙、胡
椒1/3小匙、砂糖2小匙

作法

1　番茄底部以小刀在表皮上劃出十字，放入滾水汆燙約15
秒後，立刻放入冰水中冰鎮，利用熱脹冷縮的原理，即
可輕鬆剝除番茄外皮。

2　兩顆去皮番茄切開、去籽後切丁，三顆去皮番茄以小湯
匙挖除籽囊成為番茄盅備用。

3　將去皮去籽的番茄丁、洋蔥碎、香菜碎、蒜碎、辣椒末
混合在一起，並加入所有調味料充分拌勻，靜置約10分
鐘後填入番茄盅內，並以玉米片裝飾即可。

Okra | 黃秋葵

瓜果花類

外形獨特、吃起來帶有黏滑口感的秋葵，含鈣量高，營養豐富熱量又低，對皮膚健康、安定腸道黏膜和增強血管彈性都有幫助，最簡單的料理方式就是汆燙搭配醬料，清爽又美味！

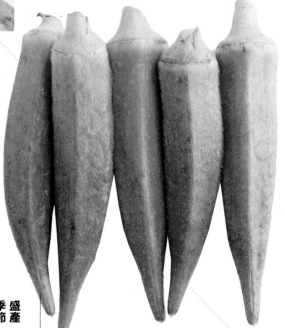

NG

CHECK!

不要枯萎、裂開
枯萎或裂開的秋葵，很可能內部已經腐爛，千萬不要貪便宜而選購。

CHECK!

選擇長度適中
太大的秋葵，吃起來口感會比較老、也比較容易產生苦味，一般選擇長度大約在6公分左右會比較鮮嫩。

主要產地

嘉義、彰化、雲林、屏東

盛產季節

夏、秋；5—9月

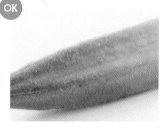

OK

CHECK!

表皮顏色翠綠、有細毛
要選擇形體飽滿且翠綠有明顯細毛的秋葵，若偏黃或有斑點，表示品質不好，不夠新鮮。

前製及料理訣竅

處理要訣

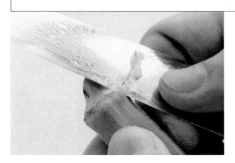

若要整條烹煮，最好先用小刀去除秋葵頭部的稜角邊緣，這樣吃起來口感才不會太粗糙。

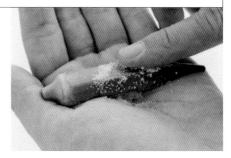

料理前可先用鹽巴搓去表面細毛，才不會影響食用的口感。

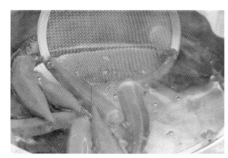

汆燙秋葵時，可在滾水中加入少許鹽以保持翠綠；大約汆燙1~2分鐘即可，偏愛柔軟口感的人可汆燙3~5分鐘。燙好的秋葵要隨即放入冰水中以保持脆口。

保存方法

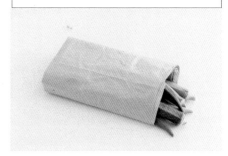

若不打算當天烹調，建議保持乾燥放入牛皮紙袋或用白報紙包住，放入冰箱冷藏，最好2~3天內食用完畢。

紫秋葵

烹煮方式和秋葵一樣，吃起來味道比秋葵稍微清甜，涼拌和煮湯都很適合。

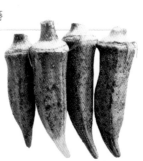

常見種類

常見切法

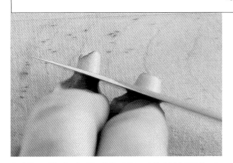 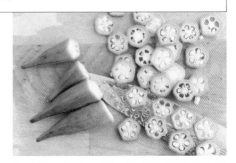

無論要整支食用或切開,料理前可先去除最上方的蒂頭。

秋葵除了整支食用,另外也經常切小圓片來煮湯。

Let's Cook!

高鈣秋葵湯

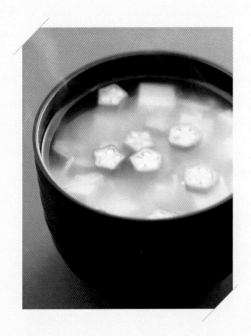

材料
秋葵100g、雞蛋豆腐1/2盒、魩仔魚30g、薑絲10g、高湯100cc

調味料
鹽巴1小匙、胡椒1小匙

作法
1 秋葵切成小片,豆腐切成小丁備用。
2 魩仔魚洗淨,與魚湯、薑絲、豆腐丁一起放入鍋中煮沸,撈除多餘雜質。
3 魚湯煮約5分鐘後出味,再放入秋葵片煮約3分鐘後至秋葵軟化,以鹽巴、胡椒調味即可。

木鱉果

Gac Fruit

瓜果花類

比番茄高出70倍茄紅素的超級果實，是大家對木鱉果的印象，它不是水果，而是需要煮熟食用的蔬菜。為台灣原生作物，果形貌似帶著軟刺的橄欖球，俗名刺苦瓜，常見青果與紅通通的熟果，青果帶著些許苦味，可像一般瓜果類的料理方式處理，熟果則增添了色澤與香氣，適合燉煮湯品或運用其果汁做烹調變化。

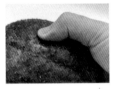

CHECK!

按壓軟度
偏軟的熟果，表示已經熟透，需要儘早食用。

CHECK!

軟刺乾硬
乾硬的軟刺出現表示存放許久，也須儘早食用。

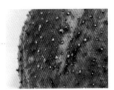

CHECK!

挖取果肉即可料理
去除種子後，挖出果肉即可料理使用。

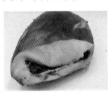

CHECK!

假種皮子囊
紅色的假種皮可以用來製作果汁，但仍建議加熱食用，且留意種子不可食用。

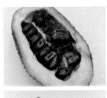

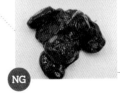

NG

主要產地
雲林、嘉義、台東

盛產季節
夏、秋、冬；6—12月

檳榔花

Areca Flower

瓜果花類

檳榔樹未結成檳榔前所生的花，同檳榔心（半天筍）一樣，含有微量的檳榔鹼，且性屬涼性，只能適度食用，否則體質敏感者會有拉肚子、嘔吐、心跳變快等症狀，建議一次不超過250克，含有豐富的纖維素與礦物質，吃來口感清脆，可和麻油拌著肉絲熱炒或簡單涼拌。

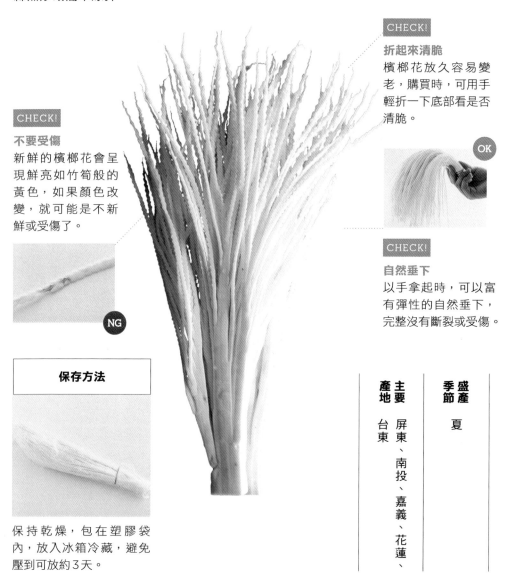

CHECK!

折起來清脆
檳榔花放久容易變老，購買時，可用手輕折一下底部看是否清脆。

OK

CHECK!

不要受傷
新鮮的檳榔花會呈現鮮亮如竹筍般的黃色，如果顏色改變，就可能是不新鮮或受傷了。

NG

CHECK!

自然垂下
以手拿起時，可以富有彈性的自然垂下，完整沒有斷裂或受傷。

保存方法

保持乾燥，包在塑膠袋內，放入冰箱冷藏，避免壓到可放約3天。

主要產地	盛產季節
屏東、南投、嘉義、花蓮、台東	夏

前製及料理訣竅

烹調建議

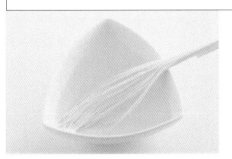

買回來的檳榔花，以清水洗淨即可。

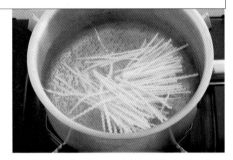

無論炒食或涼拌，建議先以熱水煮約5分鐘，可避免氧化變色，也可減少植物鹼。

常見切法

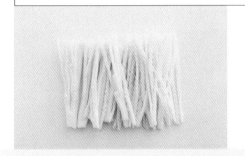

切段的檳榔花，無論熱炒、涼拌都適合。

Let's Cook!

泰式涼拌檳榔花

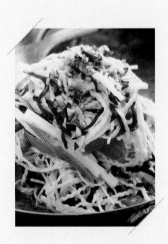

材料
檳榔花150g、紅蘿蔔30g、木耳30g

調味料
香菜末10g、辣椒末10g、蒜末10g、檸檬汁30cc、魚露20cc、椰糖10g

作法
1 取一碗混合所有調味料成為醬汁。
2 煮一鍋沸水，放入一撮鹽巴，加入檳榔花滾煮5分鐘，再加入紅蘿蔔與木耳絲燙煮1分鐘後取出，瀝乾冷卻。
3 取2/3醬汁拌和冷卻後的檳榔花，盛盤後再淋上剩餘1/3醬汁即可。

綠金針

瓜果花類

綠金針就是金針花未開的花苞，帶有淡淡的優雅香氣，吃來脆而甘甜。含有維生素A、B、C、β-胡蘿蔔素以及鐵、鈣、磷。以炒食料理可以增添菜餚的香氣，並幫助養分釋出。新鮮金針含有「秋水仙鹼」，須徹底煮熟，同時應避免大量食用。

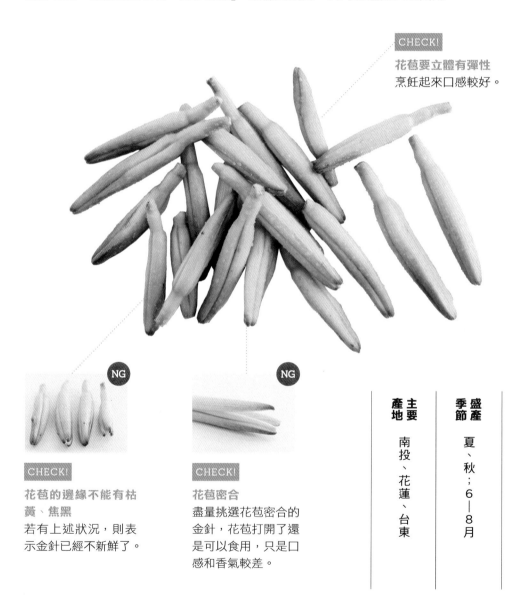

CHECK!

花苞要立體有彈性
烹飪起來口感較好。

NG

CHECK!

花苞的邊緣不能有枯黃、焦黑
若有上述狀況，則表示金針已經不新鮮了。

NG

CHECK!

花苞密合
盡量挑選花苞密合的金針，花苞打開了還是可以食用，只是口感和香氣較差。

主要產地	盛產季節
南投、花蓮、台東	夏、秋；6—8月

318

前製及料理訣竅

保存方法	處理要訣

新鮮金針保存不易，買回來後需放入袋中立刻冷藏，並盡早食用。乾燥金針放在密封袋內，於陰涼處或冰箱內可保存約一年。

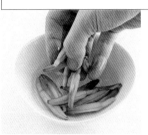

新鮮金針含有「秋水仙鹼」，清洗時，應在流動的水下抓洗乾淨後，再泡水15-30分鐘，並徹底煮熟，避免大量食用。

常見種類

乾燥金針

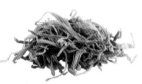

乾燥金針在挑選上需留心，過於鮮亮的金針有可能是二氧化硫過度漂白。最好挑選呈現自然褐色的金針，確保乾燥、沒有奇怪的味道，並帶有淡淡香氣，才是好的金針。乾燥金針使用前建議先泡水至少2個小時，以避免有殘留二氧化硫的疑慮，後續烹飪較為安全。

碧玉筍

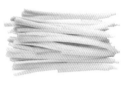

金針母株割取後經遮光處理長出的幼嫩莖葉，由於生產方式類似韭黃，也有人稱其為萱黃。外觀看起來像蔥或蒜苗，質地脆嫩、爽口。清炒、涼拌、煮湯、做沙拉都很適合。

Let's Cook!

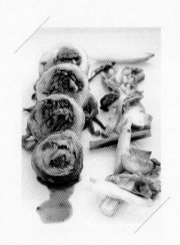

金針雞肉捲

材料
乾燥金針60g、洋蔥絲1/4顆、蒜頭碎1大匙、去骨雞腿肉1片、橄欖油2大匙、高湯50cc、醬油1大匙、棉線1長段

調味料
鹽巴2小匙、胡椒2小匙、米酒1大匙

作法

1　金針花加水泡開取出瀝乾、去骨雞腿肉以調味料醃漬備用。

2　乾鍋放入橄欖油，炒香洋蔥絲、蒜頭碎至香軟，加入金針拌炒，並加入高湯收汁入味，以醬油調味後取出冷卻。

3　將去骨雞腿肉平鋪，放上金針餡料後捲起，以棉線綑綁固定，放入烤箱中以170度烤約25分鐘後取出，放置約5分鐘後切片，享用時可以搭配清炒季節蔬菜。

Cauliflower | 花椰菜 | 瓜果花類

白色浪漫的外表下，花球為主要食用部分，表面呈現顆粒狀，肉質細膩，是未分化的組織，與青花菜所食用的「花蕾」不相同。秋冬為花椰菜最佳賞味期，白花椰菜擁有高量的維生素C、鉀與類黃酮，有助於預防高血壓，且熱量很低，是近年來的減脂聖品之一。

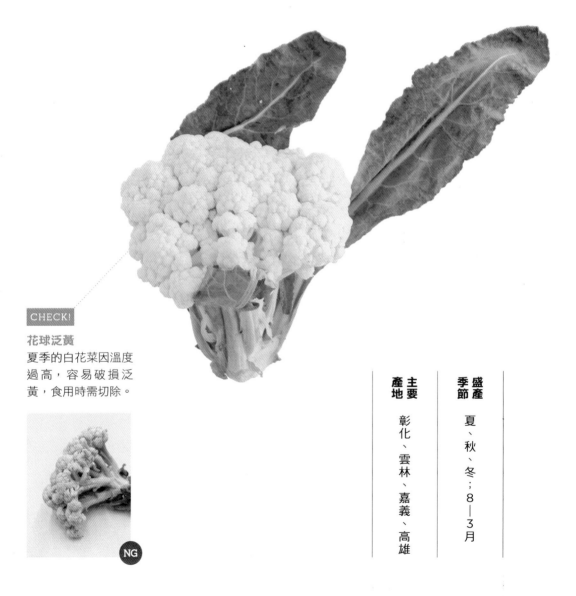

CHECK!

花球泛黃
夏季的白花菜因溫度過高，容易破損泛黃，食用時需切除。

NG

盛產
季節
夏、秋、冬；8—3月

主要
產地
彰化、雲林、嘉義、高雄

前製及料理訣竅

處理要訣

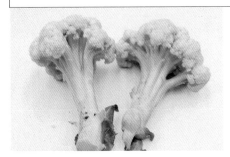

花椰菜梗容易殘留泥沙與菜蟲,要仔細清洗乾淨。

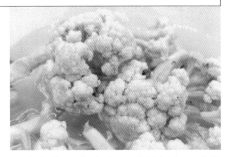

切小朵後浸泡鹽水10分鐘以上,去除污垢與菜蟲。

常見切法

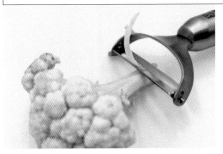

以削皮器去除外皮纖維,吃起來更嫩口。

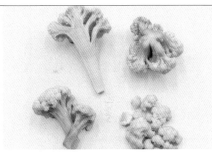

白花菜運用多元,整朵帶梗可以燒燉食用,切半或花球適合快炒、汆燙、切下白色花球部分蒸熟,即是近年來很流行的「花椰菜米」。

Let's Cook!

焗烤鰻魚白花椰

材料
白花椰菜1/2顆

鰻魚焗烤醬汁
鰻魚20g、蒜頭10g、橄欖油80g、味噌20g、砂糖20g、香油10g、無鹽奶油30g、鹽巴3g

作法
1 花椰菜充分洗淨後,去除菜梗外層厚皮,切成塊狀。
2 鰻魚焗烤醬汁所有材料混合均勻,適量塗抹在作法1的花椰菜表面。
3 將裹上醬汁的花椰菜放入烤箱,170度烘烤25分鐘後取出。
4 最後撒上一些芽菜苗作為點綴即可。

進口白花椰菜

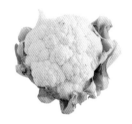

比台灣本土白花椰菜脆硬，烹調不易變軟，適合切小塊用來搭配燉湯或燉飯。

羅馬花椰菜

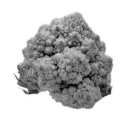

特有的幾何外型，別稱「鑽石花椰菜」、「寶塔花椰菜」，口感爽脆且略帶堅果香氣，風味較青花菜甘甜，結構緊實也便於切割烹煮，清炒、爐烤、湯品都很推薦。

進口黃金花椰菜

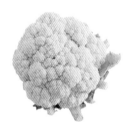

口感比較鮮脆，燉煮炒炸皆宜；由於顏色亮麗，也有人拿來當做花材擺飾。

進口蘋果綠花椰菜

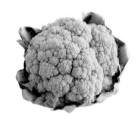

花蕾處的口感比青花菜綿密，但整體口感還是比較清脆，燉煮炒炸皆宜。

進口紫花椰菜

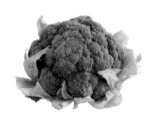

就像玫瑰花一樣，有不同顏色的品種，味道上倒是沒有很明顯的差異，要燉煮久一點會比較軟嫩，但會褪去原本的亮紫色。

Broccoli | 青花菜

瓜果花類

具抗癌、抗氧化等保健效果的青花菜，雖然也俗稱綠花椰菜、西蘭花，但與花椰菜其實是兩種不同的蔬菜，都屬於十字花科蕓薹屬，卻是由甘藍變種而來。無論清炒或搭配其他食材一起料理，都相當美味。

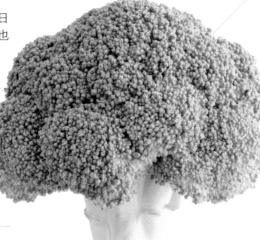

CHECK!
顏色越深越好
顏色越濃綠，表示日照充足，營養價值也越高。

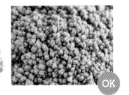

CHECK!
花蕾越細越好
花蕾越細而且沒有變黃或黑點，表示鮮度較佳。

青花筍

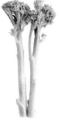

長得比青花菜瘦長，算青花菜的近親，是來自日本的改良品種；口感比青花菜脆，也較甘甜，汆燙沾醬油就很好吃，或者也可清炒或搭配其他食材。

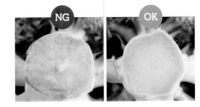

CHECK!
菜莖底部要鮮綠
新鮮青花菜的菜莖底部應該是淡綠色帶白，不會有變黃、發黑或太乾燥的狀況。

主要產地 嘉義、彰化、雲林

盛產季節 秋、冬、春；11—4月

前製及料理訣竅

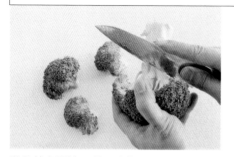

從分莖處開始一朵一朵切開。

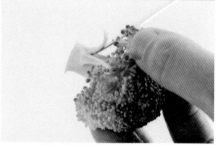

將切開後的一朵朵小青花菜去除外皮纖維，這樣吃起來口感會較嫩；但如果講究健康，可以不用削外皮，保有其纖維和抗癌成分。

烹調建議

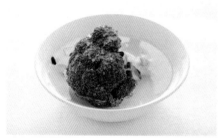

汆燙後泡冰水或鹽水，顏色會更鮮綠。

保存方法

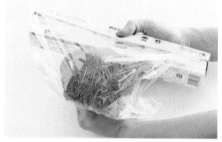

若沒有打算當天烹調，建議將還沒水洗過的青花菜，用保鮮膜包好放入冷藏，可保存大約 3~5 天。

Tips!

／整根青花菜都可以用喔！

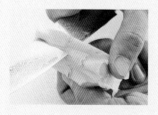

上半身
上半部的花蕾和莖可以朵朵切開，汆燙、煮湯或炒或炸。

下半身
下半段的莖部，可用刀削除外表凹凸，再切細成片狀或條狀，以涼拌或醃製的方式，做成類似菜心的開胃小菜。

Let's Cook!

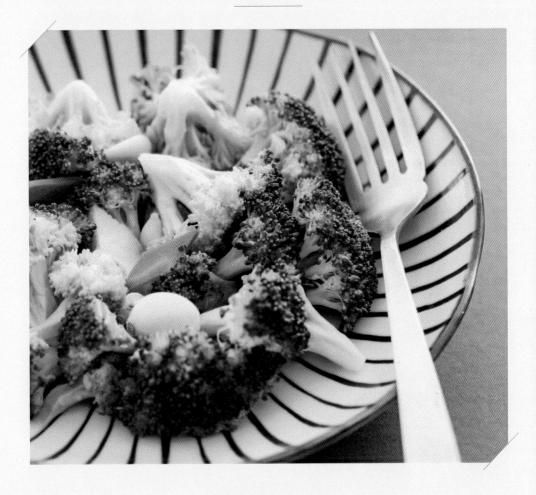

原燒青花菜

材料
青花菜1顆、紅蘿蔔
20g、蒜頭3顆

調味料
高湯200cc、橄欖油
30cc、鹽巴2小匙

作法
1　青花菜洗淨，切成小朵狀，並
　　消除厚實外皮，紅蘿蔔切片備
　　用。
2　鍋內放入橄欖油與蒜頭，待蒜
　　味出現後，放入洗淨的青花菜
　　拌炒，再加入高湯煮滾，蓋上
　　鍋蓋轉小火燜煮5分鐘，開蓋
　　後加鹽調味即可。

Point!

青花菜有很豐富的
抗癌花青素，要避免
過度的高溫與水解，
所以火不宜用太大，
以防營養流失喔。

豆類

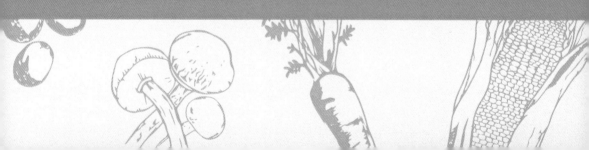

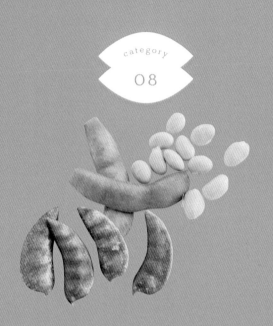

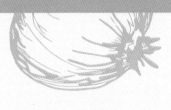

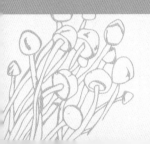

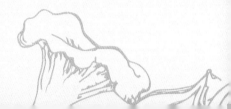

Common Bean

四季豆
（敏豆）

豆類

一年四季都有，因而得名。其富含蛋白質與纖維，對細胞生長很有幫助，只要透過簡單的料理手法就很好吃。不過要注意的是，豆類多數含有皂素，因此盡量不要生食，建議以熟食享用，比較健康安全。

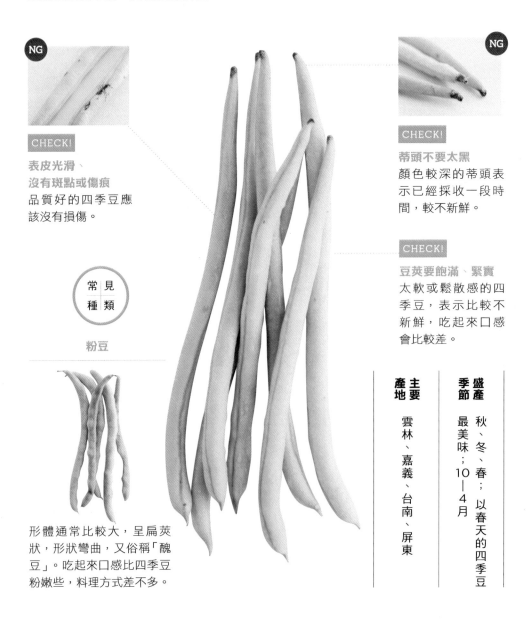

NG

CHECK!
表皮光滑、沒有斑點或傷痕
品質好的四季豆應該沒有損傷。

常見種類

粉豆

形體通常比較大，呈扁莢狀，形狀彎曲，又俗稱「醜豆」。吃起來口感比四季豆粉嫩些，料理方式差不多。

NG

CHECK!
蒂頭不要太黑
顏色較深的蒂頭表示已經採收一段時間，較不新鮮。

CHECK!
豆莢要飽滿、緊實
太軟或鬆散感的四季豆，表示比較不新鮮，吃起來口感會比較差。

盛產季節
秋、冬、春；以春天的四季豆最美味；10—4月

主要產地
雲林、嘉義、台南、屏東

前製及料理訣竅

處理要訣

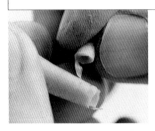

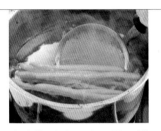

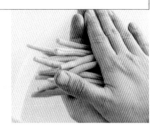

料理四季豆前,需先將兩側有粗纖維的筋膜剝除。

清洗乾淨後可先汆燙,撈起後冰鎮1~2分鐘,即可保持脆度,再開始料理。

通常四季豆都是去蒂頭後再料理、食用,建議先整根加鹽一起搓洗,以確保乾淨、保留甜度;但也不要浸泡,以免甜味流失。

常見切法

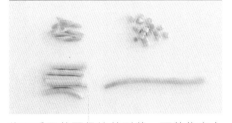

炸四季豆若要保持其形狀,可整條裹上粉漿再炸;若是搭配其他食材熱炒,可切成小段或細丁或斜薄片;涼拌沙拉則適合切斜片。

保存方法

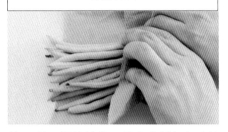

讓四季豆保持乾燥,用牛皮紙包起來放入冷藏,最好在5天內食用完畢,以保有鮮度和口感。

Let's Cook!

乾煸四季豆

材料

四季豆200g、絞肉末30g、蒜末15g、薑末15g、蝦米末10g、冬菜末15g、蔥花30g、油鍋1鍋

-

調味料

薄鹽醬油30cc、鹽巴1小匙、砂糖2小匙、胡椒10g、高湯50cc、白醋15cc、香油15cc

作法

1 四季豆去除粗厚纖維,洗淨後擦乾,放入160度油鍋內炸至乾扁,取出前以大火逼油,瀝乾油分。(炸的時候,最好蓋蓋子,因為會有油爆)。

2 倒出鍋內的炸油,利用鍋底餘油,爆香蒜末、薑末、蝦米末、冬菜末與肉末,仔細煸炒至所有材料出現香氣,放入炸好的四季豆拌炒,加入醬油與高湯,並以鹽巴、胡椒、砂糖調味後待其收汁。起鍋前再以白醋嗆鍋,加入蔥花與香油拌勻即可。

Snow Pea ｜ 荷蘭豆 ｜ 豆類

豌豆分為硬莢與軟莢，硬莢只取其果實，即為常見的青豆仁；而改良後的扁形豌豆就是荷蘭豆，質地細膩、清脆，含有維生素C、β-胡蘿蔔素、膳食纖維、鐵質等，可做為優質蛋白質的補充來源。

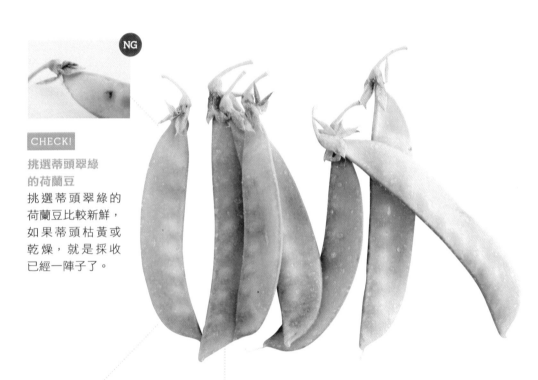

CHECK!
挑選蒂頭翠綠的荷蘭豆
挑選蒂頭翠綠的荷蘭豆比較新鮮，如果蒂頭枯黃或乾燥，就是採收已經一陣子了。

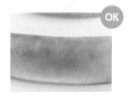

CHECK!
挑選豆莢平整、硬的荷蘭豆
如果豆莢摸起來軟軟的，就是放久了，吃起來口感就不那麼好了。

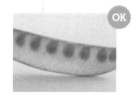

CHECK!
豆仁的部分大小均勻、不要過大
可以透光看一下豆莢，豆仁大小均勻且不要過大的荷蘭豆比較好吃。過大的豆仁口感較老。

主要產地
彰化、南投、雲林

盛產季節
冬、春；11—3月

前製及料理訣竅

處理要訣

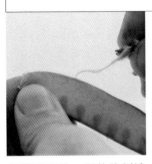

從蒂頭開始，順著將側邊的粗絲去除。

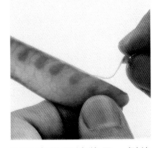

反過來從尾端將另一側的粗絲也去除。

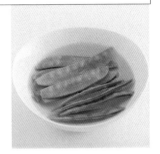

荷蘭豆容易帶泥沙，清洗時須特別搓洗乾淨，泡水5-10分鐘後再使用。

常見切法

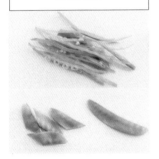

因應料理需求，可切絲或切半使用。

保存方法

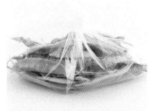

將荷蘭豆裝入袋中放入冷藏，約可保存3~5天。

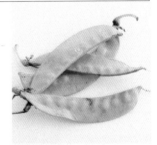

過度冷藏或放太久會不新鮮，須儘快食用。

Let's Cook!

荷蘭豆濃湯

材料

荷蘭豆300g、洋蔥50g、培根30g、奶油20g

調味料

牛奶200cc、高湯400cc、胡椒粉2小匙、鹽巴2小匙

作法

1 荷蘭豆洗淨、燙熟，取出冰鎮；洋蔥、培根切碎，備用。

2 熱鍋融化奶油，放入洋蔥與培根碎炒香，倒入高湯與牛奶燉煮至軟化。

3 冷卻作法2的高湯，加入冰鎮後的荷蘭豆，以果汁機攪打成漿湯，再次倒回鍋中加熱並加入鹽、胡椒粉調味，以牛奶調整適當濃度即可。

豇豆

Asparagus Bean

（菜豆、長豆）

豆類

就是大家俗稱的「菜豆」或「長豆」，富含優質植物蛋白，是吃素者的好選擇，維生素A、C、鐵、鋅、鈣的含量也高，對成長孩童與孕婦都有幫助，無論燜煮炒炸都很適合；另也會被曬乾成豆仔乾，或以鹽醃漬做成酸豆角。

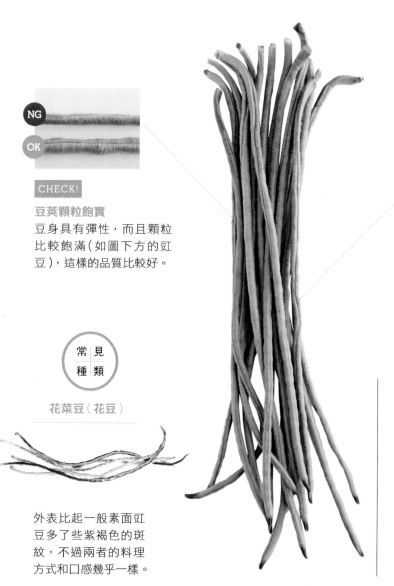

NG
OK

CHECK!

豆莢顆粒飽實
豆身具有彈性，而且顆粒比較飽滿（如圖下方的豇豆），這樣的品質比較好。

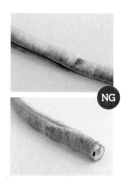

NG

CHECK!

表皮光滑、沒有損傷
外表沒有蟲蛀或壓損的品質較佳，若有損傷，豆莢內的豆子也會比較容易腐壞。

常見種類

花菜豆（花豆）

外表比起一般素面豇豆多了些紫褐色的斑紋，不過兩者的料理方式和口感幾乎一樣。

主要產地
彰化、雲林、高雄、屏東

盛產季節
夏、秋；4—9月

前製及料理訣竅

處理要訣

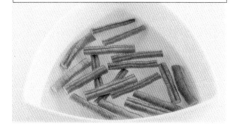

通常豇豆都是去蒂頭後再料理、食用，建議先整根搭配鹽一起搓洗，以確保乾淨；如果要保持脆度，清洗乾淨後可先汆燙，並放入冰水冰鎮1~2分鐘，再開始料理。

常見切法

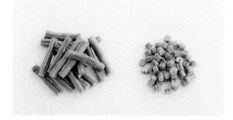

豇豆去除蒂頭和尾端後，多半會折成一段一段的，在折開的過程中，若莢筋纖維較粗，可順勢撕除；也可切成小丁狀炒製使用。

保存方法

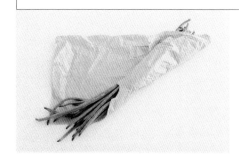

將新鮮豇豆保持乾燥，用牛皮紙包起來放入冷藏，以免水分蒸發、豆莢變老，最好在5天內食用完畢。

Let's Cook!

傳統菜豆飯

材料
菜豆100g、乾香菇3朵、豆干2塊、紅蔥頭1顆、豬油50g、蝦米10g、白米100g、高湯120cc

調味料
薄鹽醬油30cc、鹽巴5g、胡椒30g

作法
1 菜豆洗淨切成約3公分段、白米泡水約30分鐘後瀝乾、乾香菇泡水軟化後切絲、豆干切片、紅蔥頭切碎備用。
2 乾鍋放入豬油，爆香蝦米、乾香菇與紅蔥頭炒至香氣出現。加入菜豆與豆干拌炒後，再加入白米翻炒一下，隨即加入高湯與所有調味料拌和。
3 最後將鍋內所有材料倒入煮飯鍋中，將飯煮熟即可。

Sugar Snap Pea

甜豆

豆類

豌豆的改良種之一，莢身翠綠圓潤較厚實，滋味甜美。甜豆含有維生素Ａ、鈣、蛋白質、胡蘿蔔素，以及各種氨基酸，除了能幫助身體新陳代謝，也可以延緩老化。不論涮食、煮湯、快炒都很合適。

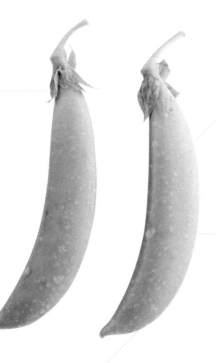

CHECK!

蒂頭不能乾燥

如果蒂頭是乾燥的，則表示採收已久，新鮮度不足。

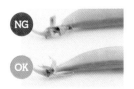

CHECK!

豆莢硬實

如果甜豆的豆莢觸感偏軟，就表示冰太久，已經不新鮮了。

CHECK!

豆莢不能太扁

如果豆莢太扁，就表示水分已經蒸散，吃起來也不新鮮了。

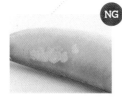

CHECK!

豆莢上面不能有風傷

有風傷的豆莢在種植過程中品質已經受損，不建議購買。

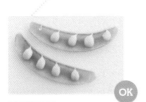

CHECK!

豆仁必須飽滿

可將豆莢透光觀察，如果豆仁飽滿，就是好吃的甜豆。

主要產地	盛產季節
雲林、南投、台中	冬、春；11—3月

前製及料理訣竅

處理要訣

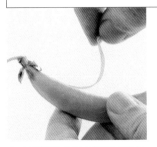

處理甜豆需先撕開豆莢的尾端，把粗的纖維撕下來。

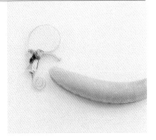

之後再摘除蒂頭。

烹調建議

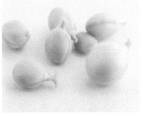

甜豆仁可取出煮湯，豆莢則可另外清炒做成配菜。

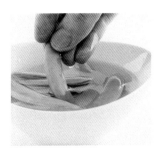

甜豆容易沾附粉塵，需仔細搓洗乾淨。

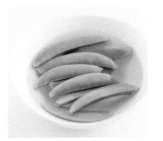

泡水約5分鐘，即可進行後續料理程序。

保存方法

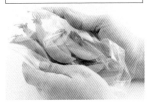

裝入袋中放入冷藏，約可保存3天。

材料
甜豆300g、雞心20顆、小玉米筍2根、蒜頭4顆、去籽辣椒1條、橄欖油30cc

醃料
鹽巴1小匙、胡椒1小匙、米酒15cc、香油15cc

調味料
鹽巴1小匙、胡椒1小匙、高湯50cc、太白粉水適量

Let's Cook!

甜豆炒雞心

作法

1 甜豆洗淨後去除粗厚纖維，小玉米筍切斜片，蒜頭、去籽辣椒切片備用。

2 雞心縱切，去除血塊後，以醃料醃製。

3 乾鍋加入橄欖油，爆香蒜片、辣椒片，加入雞心拌炒，再加入甜豆與小玉米筍炒香，加入高湯與調味料，最後再以太白粉水勾薄芡即可。

皇帝豆

Lima Bean

（萊豆）

豆類

皇帝豆的個頭很大，吃來口感綿密鬆軟，很能吸附食材的味道。富含蛋白質、纖維質、維生素B、醣類、鐵、鈣、磷、鉀；營養成份非常豐富。有益於改善水腫、骨質疏鬆症、補血等，也是素食者很好的天然營養補充品。但如果有痛風現象者，少吃為宜。

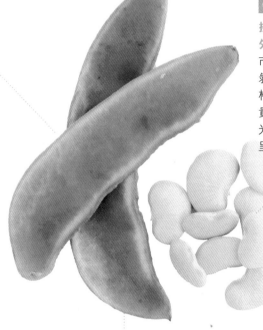

CHECK!
豆莢形狀完整挺直
豆莢的外型應該是完整、翠綠、挺直的，這樣才是好吃的皇帝豆。

CHECK!
挑選帶有光澤、外型完整的皇帝豆
市場上也有賣已經剝好的皇帝豆，價格會比帶著豆莢的貴。挑選時以帶有光澤，形狀完整，呈現淡綠色者為佳。

常見種類

鵲豆

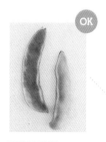

鵲豆又稱肉豆，有紅、白兩色，因價格便宜，從前經濟貧苦時，常以鵲豆作為蛋白質補充來源。

CHECK!
豆莢按起來必須是硬的
如果豆莢觸感偏軟，那皇帝豆就已經不新鮮，滋味大打折扣。

主要產地
屏東、高雄、嘉義

盛產季節
冬、春、夏；11—5月

前製及料理訣竅

烹調建議

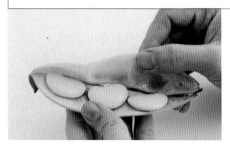 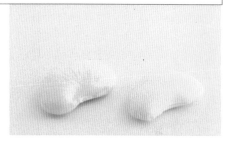

將皇帝豆的豆莢剝開，即可取出裡面的豆仁。

如果給老人或小孩食用，可把豆仁上面的膜去除，比較好入口。如果沒有這個顧慮，建議保留這層膜，可以補充纖維質。

保存方法

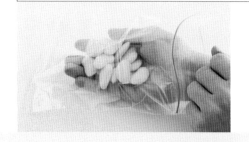

將皇帝豆用封口袋包起來冷藏，因為香味很容易散失，需盡快食用。

Let's Cook!

皇帝豆滷麵筋球

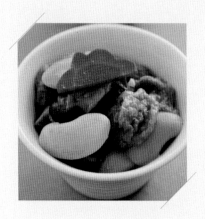

材料
皇帝豆100g、麵筋球30g、紅蘿蔔20g、鮮香菇2朵、高湯250cc

調味料
醬油膏3大匙、味醂2大匙

作法
1 皇帝豆、麵筋球洗淨，紅蘿蔔切片、鮮香菇切片備用。
2 鍋內放入高湯與調味料煮開，加入所有材料與麵筋球，以小火滷製15分鐘即可。

Winged Bean

翼豆

豆類

又稱四角豆、楊桃豆。是原住民常食的野菜，但在一般的市場上卻不多見。其蛋白質成份較大豆、黃豆更高，吃起來清脆爽口，無論煮湯或熱炒都很適合。植株上的莖、葉、花、種子、豆莢都有食用價值。

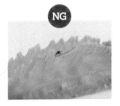

CHECK!
葉面不要腐爛
運送過程邊緣容易腐爛發黑，葉面腐爛的翼豆容易脫水，吃來口感不佳。

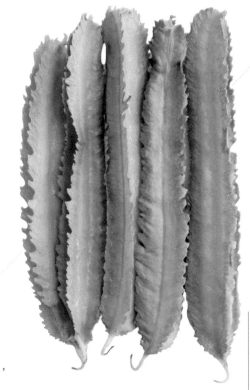

CHECK!
形狀完整
不要有水傷或壓到，吃起來口感較好。

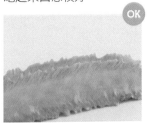

主要
產地
花蓮、台東

盛產
季節
秋、冬；10—2月

前製及料理訣竅

常見切法	烹調建議	保存方法

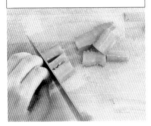

清洗乾淨後,切段即可。

因豆莢較厚,火候較難拿捏,通常可用顏色來判斷。生的翼豆是青綠色,煮熟後會轉成深綠色,這時即可準備起鍋。

包入白報紙或牛皮紙袋,放入冰箱冷藏,兩到三天食用完畢。

Let's Cook!

豆豉炒翼豆

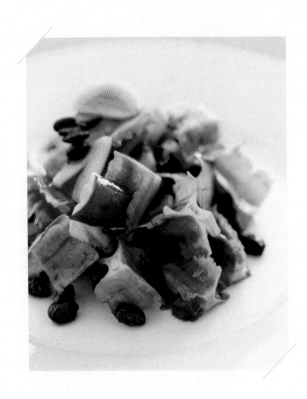

材料
翼豆 10 條、豆豉 10g、蒜頭 1 顆、嫩薑 20g、辣椒 1條、沙拉油 30g

調味料
米酒 2大匙、砂糖 2小匙、高湯 50cc

作法
1 翼豆洗淨,切小段。
2 豆豉泡水,蒜頭、嫩薑、辣椒切小丁粒備用。
3 乾鍋加入沙拉油,放入作法 2的料爆香,煸炒至香味散出後,加入米酒嗆鍋。
4 加入翼豆與高湯拌炒,蓋上鍋蓋轉小火燜煮約3分鐘,收汁即可。

毛豆

Edamame | 豆類

毛豆其實就是「尚青」的大豆，在約八分熟的時候採收，所以維持了青綠外貌。因豆莢上有細細的絨毛，因此得名。含有維生素B、C、蛋白質、礦物質、醣類以及氨基酸，食物纖維也很豐富。台灣毛豆的外銷產值屢創新高，尤其冷凍毛豆產品在日本的市佔率將近五成，優質的研發品種加上完善的產業體系，可說是農產品中的「綠金」。

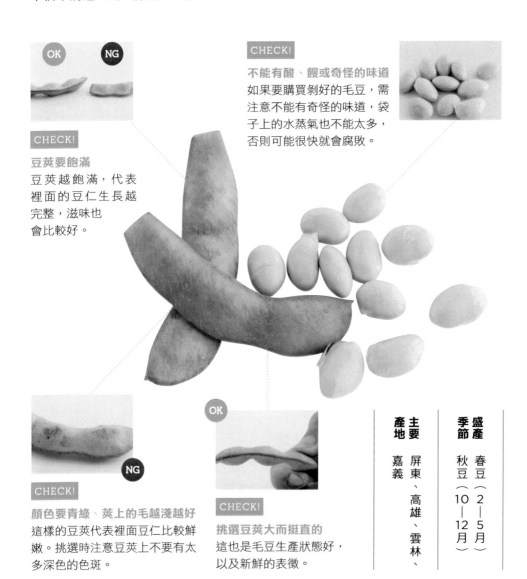

CHECK!
豆莢要飽滿
豆莢越飽滿，代表裡面的豆仁生長越完整，滋味也會比較好。

CHECK!
不能有酸、餿或奇怪的味道
如果要購買剝好的毛豆，需注意不能有奇怪的味道，袋子上的水蒸氣也不能太多，否則可能很快就會腐敗。

CHECK!
顏色要青綠、莢上的毛越淺越好
這樣的豆莢代表裡面豆仁比較鮮嫩。挑選時注意豆莢上不要有太多深色的色斑。

CHECK!
挑選豆莢大而挺直的
這也是毛豆生產狀態好，以及新鮮的表徵。

主要產地
屏東、高雄、雲林、嘉義

盛產季節
春豆（2─5月）
秋豆（10─12月）

340

前製及料理訣竅

烹調建議		保存方法

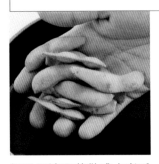 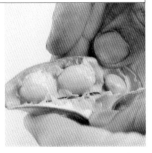 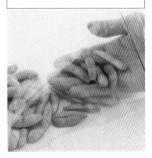

如果要連豆莢做成水煮毛豆，將豆莢輕輕漂洗乾淨後，再加入鹽水中煮熟即可。

如果要使用豆仁，可將豆莢的一小角剪開，比較好剝開；或先將毛豆氽燙過，待豆莢軟化會更好剝。

將毛豆裝入袋中放入冷藏，約可保存3至5天。

Let's Cook!

毛豆豆腐

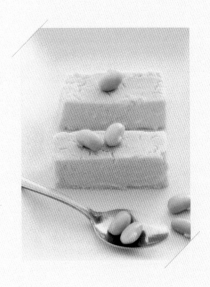

材料
毛豆250g、嫩豆腐1塊、太白粉60g、牛奶30cc

調味料
鹽巴1小匙、胡椒2小匙

作法
1　毛豆洗淨後放入熱水氽燙熟透，剝除厚層外皮。
2　將熟毛豆、嫩豆腐、牛奶、太白粉與調味料一起放入果汁機內攪打成糊，需打到非常細緻，吃起來口感才會綿密。
3　準備一深盤，鋪上一層耐熱保鮮膜，倒出作法2的毛豆糊，放入蒸鍋內以中小火蒸25分鐘後取出冷卻，切開即可食用。

菇類

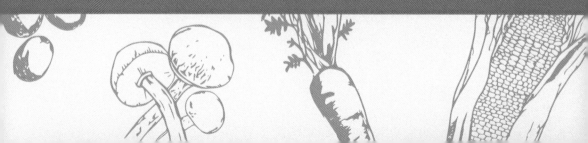

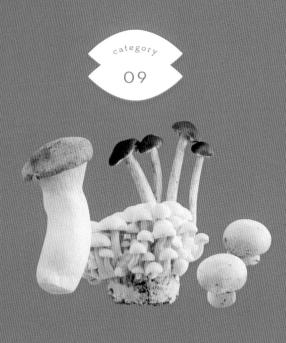

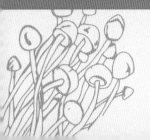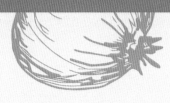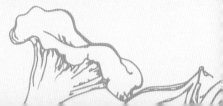

Black
Fungus

黑木耳

菇類

木耳富含多醣體，水溶性纖維及非水溶性纖維、蛋白質、維生素 B、C、鐵、鈣；可以幫助消脂、補血、預防心血管疾病、改善排泄、排毒等。也因其吃來滑中帶脆，又沒有明顯的味道，可說是最不「搶戲」又能增添營養及口感的食材。

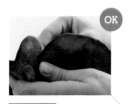

OK

CHECK!

CHECK!

表面需烏黑光澤
如果木耳的表面看來有些黯淡，那就是不新鮮了。

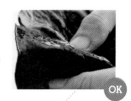

OK

木耳的耳瓣要微捲
這樣的木耳吃起來比較飽滿、脆口。

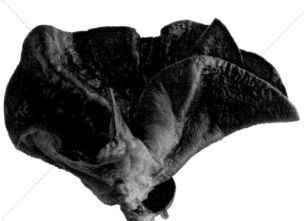

OK

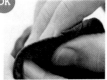

CHECK!

木耳的大小要適中，質地要肥厚
最好是挑選單片的木耳。選購時可以用手捏捏看，肥厚的木耳吃來口感更好。

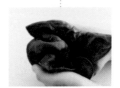

CHECK!

按壓之後要能迅速恢復彈性
捏過之後的木耳能很快恢復原狀，代表木耳含水量少，彈性足夠。

主要
產地

嘉義、南投

盛產
季節

全年，春秋兩季是盛產期

前製及料理訣竅

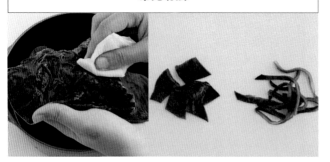

常見切法

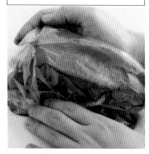

保存方法

先在流動水中把木耳清洗乾淨，或以濕紙巾輕輕將表面髒污去除。

把木耳的蒂頭切除後，依需要切成不同形狀。

放入袋中，冷藏約可保存3-5天；如果是乾燥木耳，放陰涼通風處即可。

Let's Cook!

黑木耳烏龍麵

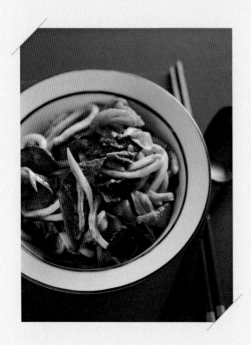

材料
黑木耳30g、番茄1顆、蒜頭1顆、蒜苗10g、鍋燒麵100g、番茄醬50g、醬油2大匙、素高湯200cc

調味料
鹽巴1小匙、胡椒1小匙、沙拉油1大匙、香油1大匙

作法

1 將木耳、蒜頭、蒜苗切片，番茄切塊備用。

2 熱鍋加入沙拉油與香油，放入蒜片爆香，依序加入番茄塊與蒜苗炒香，再加入番茄醬與醬油爆炒，香氣散出後，加入素高湯與木耳熬煮，待湯汁入味後，加入鍋燒麵收汁入味，再以鹽巴、胡椒、香油調味即可。

White Fungus | 白木耳

菇類

又稱銀耳、雪耳，富含植物性膠原蛋白、胺基酸、鈣、磷、鉀等成分。能養顏美容、潤肺滋陰、補腦強心。對支氣管、心血管、腸胃、皮膚都有助益。相傳慈禧太后每天早上都要喝一碗白木耳湯，以延年益壽、常保青春。在烹調時，只要將白木耳煮爛，用果汁機打成泥，即成平民燕窩了。

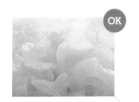

CHECK!
選擇色澤米黃
顏色過白的白木耳可能經過二氧化硫漂白，最好選擇顏色天然、略帶米黃，朵面大而完整。

CHECK!
按壓後能迅速恢復彈性
如木耳按捏後能很快恢復原狀，代表含水量少、彈性足夠。

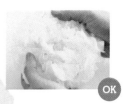

常見 種類

乾燥白木耳

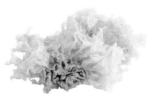

乾燥白木耳洗淨之後，泡水發開約30分鐘即可使用。選購時注意不要挑選太白的乾燥白木耳，如此可能買到被漂白過的商品，造成健康疑慮。也不能有刺鼻或刺激性的味道。

主要產地
台中、南投

盛產季節
全年皆有，夏秋兩季是盛產期

前製及料理訣竅

處理要訣	常見切法

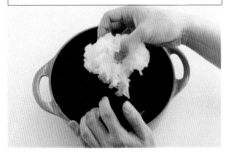

使用前充分泡發,除去蒂頭後,將耳葉充分洗淨。

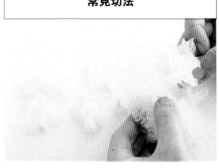

清洗乾淨後,可用手剝成所需大小,其口感潤澤,適合用來做成甜湯使用。

Let's Cook!

麻醬白木耳

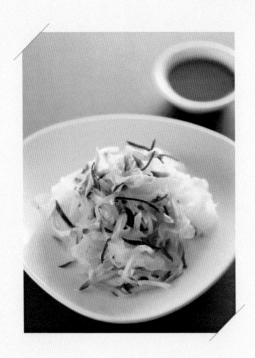

材料
新鮮白木耳50g、小黃瓜1/2條、雞胸肉60g、辣椒1條、芝麻醬50g

調味料
鹽巴1小匙、米酒1小匙

作法
1 雞胸肉以鹽巴、米酒醃漬10分鐘後,放入溫度約85度的熱水中,小火微煮10分鐘後取出,冷卻後剝成細絲。
2 新鮮白木耳剝成小片、小黃瓜切成細絲、紅辣椒去籽也切成絲,放入滾水中燙約30秒後撈出冷卻。
3 芝麻醬依濃稠度,可增添檸檬汁或開水調和。
4 將作法1的雞肉絲與作法2的材料混合,淋上芝麻醬調味即可。

King Oyster Mushroom

杏鮑菇

菇類

菇柄肥厚，吃起來Q彈有韌性，口感如同鮑魚，香氣淡雅，近年來成為菇類中的主流，廣受喜愛。富含蛋白質、寡糖、維生素與礦物質，且熱量、膽固醇含量又很低，很適合想要享受美食、擁有飽足感，又不想有過多負擔的人食用。

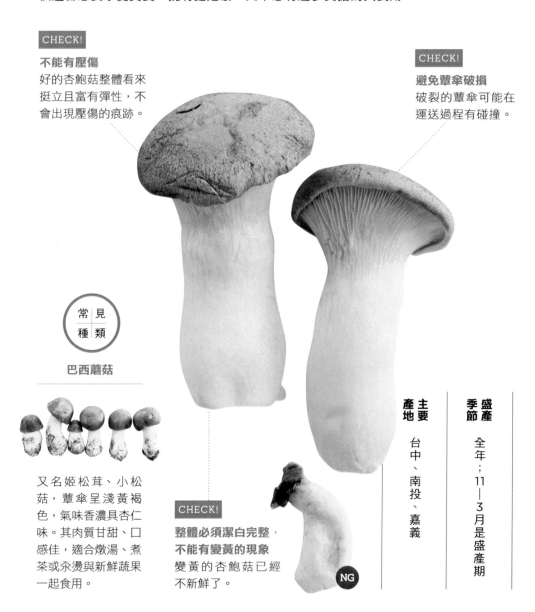

CHECK!

不能有壓傷
好的杏鮑菇整體看來
挺立且富有彈性，不
會出現壓傷的痕跡。

CHECK!

避免蕈傘破損
破裂的蕈傘可能在
運送過程有碰撞。

常見
種類

巴西蘑菇

又名姬松茸、小松菇，蕈傘呈淺黃褐色，氣味香濃具杏仁味。其肉質甘甜、口感佳，適合燉湯、煮茶或汆燙與新鮮蔬果一起食用。

CHECK!

整體必須潔白完整，不能有變黃的現象
變黃的杏鮑菇已經
不新鮮了。

NG

主要產地
台中、南投、嘉義

盛產季節
全年；11—3月是盛產期

前製及料理訣竅

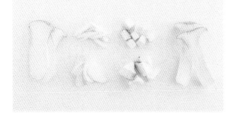

杏鮑菇多採瓶栽方式，只要略加漂洗，即可依料理需要，切成各種方式。如果要做焗烤類料理，挑選葷傘張開的，烤起來比較漂亮。如果要切丁或滾刀切，挑葷傘包覆型的較為合適。

保存方法

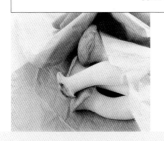

裝入紙袋中再放冷藏，注意需將整個杏鮑菇都包起來，以免吸附異味。建議3至5天內食用完畢。另外需注意避開冰箱出風口，以免凍傷。

烹調建議

杏鮑菇的口感韌而有彈性，汆燙、燒烤、煮湯、快炒、油炸都很適合。

Let's Cook!

三杯杏鮑菇

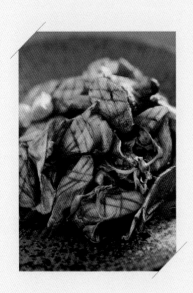

材料
杏鮑菇200g、薑片20g、辣椒10g、九層塔30g

調味料
醬油膏4大匙、米酒4大匙、麻油4大匙、開水40cc、糖1小匙

作法

1 杏鮑菇擦乾淨，切成斜厚片，並在表面劃上花刀，放入高溫油鍋內炸至金黃後取出，瀝油備用。

2 乾鍋燒熱，放入薑片煎出香味，再放入少許麻油爆香，接續放入糖、醬油膏等所有調味料，煮至香味散出，成為三杯醬汁，放入作法1的杏鮑菇與九層塔，燒至入味收汁，起鍋前再淋上些許麻油即可。

金針菇

菇類

金針菇含有豐富的膳食纖維、蛋白質、鐵、鈣、鎂、鉀以及維生素 B 和 C，營養價值極高，熱量又低。再加上栽培技術的成熟，一年四季都可以穩定的價格供貨。金針菇本身沒有特別的味道，快炒脆口，煮久了則相對黏滑，可說是「百搭」食材。

CHECK!

蕈傘不能有壓過的痕跡
這代表運送過程中有壓傷，買回去很容易腐爛，最好能避免。

CHECK!

包裝上不能有過多的水蒸氣
包裝上若水氣過多，會加速金針菇腐爛，不建議挑選。

CHECK!

蕈傘不能有變黃或出水的現象
這樣的金針菇已經開始變質、不新鮮了。

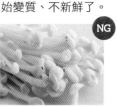

NG

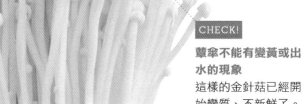

OK

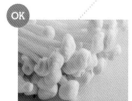

CHECK!

表面不要有太多的介質碎片
如果蕈傘上有太多的介質碎片，表示該生產中心的品管可能有問題，不宜購買。

主要產地	盛產季節
台中、南投、苗栗	全年

前製及料理訣竅

常見切法

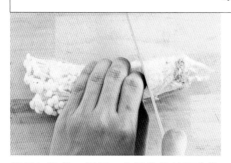

連同包裝袋一起切，金針菇比較不會散掉，後續的處理也較方便。

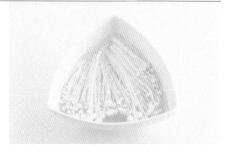

將金針菇下面的介質，也就是底部3公分的部位切除，之後泡水5分鐘，去除介質剩餘的碎屑，即可進行烹煮。

烹調建議

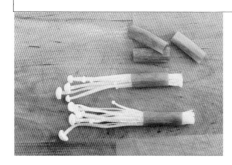

為使金針菇煮湯或火鍋時不要散掉，可將金針菇穿入蔥內再烹煮。穿蔥時根部先不要切掉，以一小束直接穿過即可。

常見
種類

保存方法

整包放入冷藏。如果是已經拆開的金針菇，用保鮮膜將整把金針菇包起來，再放入冷藏。包的時候注意盡量不要壓到頭部。可保存2至3天。

黃金菇（金茸菇）

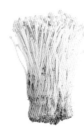

外表和金針菇相似，顏色偏黃，富含豐富的蛋白質、維生素及微量元素，是集美味與健康於一身的好食材。

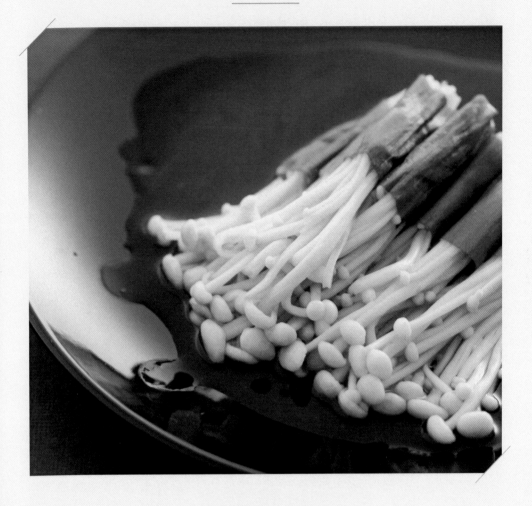

琉璃金針菇

材料
金針菇1把、青蔥2支、高湯200cc、太白粉水適量

材料
鹽巴2小匙、香油5cc

作法

1　金針菇整把洗淨沖水（不切除底部），蔥洗淨，蔥管部份切約3公分段。

2　小心取適量金針菇穿過蔥段，重複動作完成多個金針菇束，最後再將金針菇底部切除。

3　煮滾高湯，放入金針菇束煮熟，加入調味料，並以太白粉水勾芡成琉璃芡即可。（琉璃芡是薄薄的芡汁，切忌不能太過濃稠。）

Shiitake Mushroom

香菇

菇類

香菇含有豐富的纖維、蛋白質、B群以及多醣體，對於提升人體的免疫力以及改善消化能力很有幫助。不論炒、炸或燉湯都很合適。就算是滋味相對淡薄的素食料理，只要加入適量的香菇提味，也能展現出濃郁的好味道。

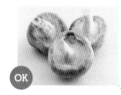

CHECK!
蕈傘的包裹要緊實
緊實的才是好吃且新鮮的香菇。

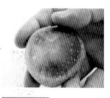

CHECK!
蕈傘的表面要挺而飽滿
這代表香菇剛剛採收，新鮮度OK。

CHECK!
蕈傘裡面的折痕要明顯
當香菇夠新鮮，裡面的折痕就會立體而明顯。

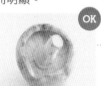

CHECK!
蕈傘的表面有斑無妨
傘上有斑無妨，只要沒有碰傷或變黃、出水的現象，都可以食用。

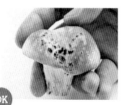

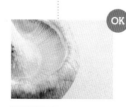

CHECK!
蕈傘本身要肥厚
蕈傘肥厚，香菇的滋味會比較濃郁。

主要產地	盛產季節
桃園、新竹、台中、南投、嘉義、恆春半島、	全年；3—10月是盛產期

前製及料理訣竅

常見切法

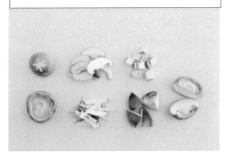

現在的香菇多為人工無菌栽培，買回來只要略加漂洗，依料理所需切成適當的形狀。

烹調建議

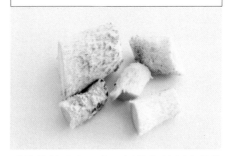

香菇的蒂頭留下來可以做為熬製高湯的材料，同時也廣泛運用於素食料理或加工成素肉乾。

保存方法

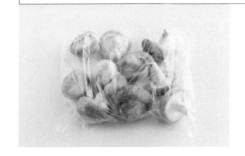

將新鮮香菇裝入封口袋中、再放入冷藏；3至5天內食用完畢即可。

 常見種類 | 見類

乾燥花菇

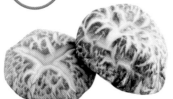

乾燥花菇的香氣比新鮮香菇更為濃烈，只要用水泡開約半小時即可，泡花菇的水還可以留做湯底之用。然而在挑選時須注意，乾燥花菇的蕈傘需完整，顏色不能有灰敗或變色的現象，味道需香濃無雜味或霉味為佳。

Let's Cook!

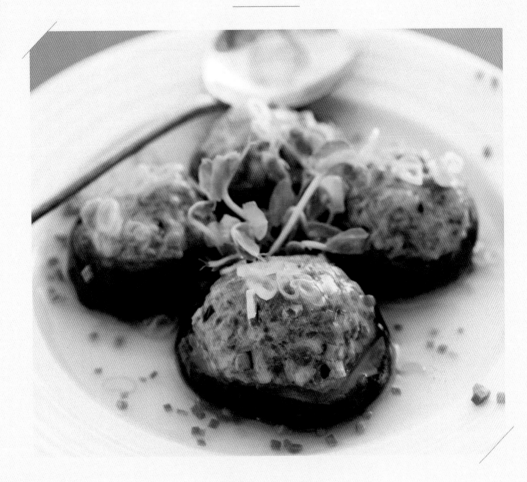

香菇鑲肉

材料
香菇8顆、細絞肉80g、紅
蘿蔔20g、中芹菜20g、
乾香菇1朵、蔥10g、蛋白1
顆、太白粉15g

調味料
鹽巴2小匙、胡椒2小匙、
香油1大匙、米酒1大匙

作法
1 香菇洗淨,去除蒂頭,備用。
2 紅蘿蔔、中芹菜、蔥皆切成碎末,乾香菇泡水後也切碎
 備用。
3 取一鋼盆,將絞肉與作法2的材料、蛋白、調味料均勻混
 合,並攪打餡料使口感更彈牙。
4 香菇葷傘部份朝上,撒上些許太白粉,再填入作法3的餡
 料,全部的香菇準備好後,放入蒸鍋內蒸6分鐘後取出。
5 倒出蒸香菇剩下的湯汁,以太白粉水勾芡,加上香油成
 為芡汁,最後淋在香菇上即可。

Brown Beech Mushroom

鴻禧菇

菇類

鴻禧菇是由日本引進的菇類品種，含有豐富的多醣體，纖維質、蛋白質以及維生素B群，再加上熱量頗低，能夠提升免疫力、抗氧化、增加飽足感，並幫助排泄順暢。吃來細嫩又脆口，不論炒食、煮湯或做成炸物都很合適。

主要 產地	盛產 季節
台中、彰化	全年

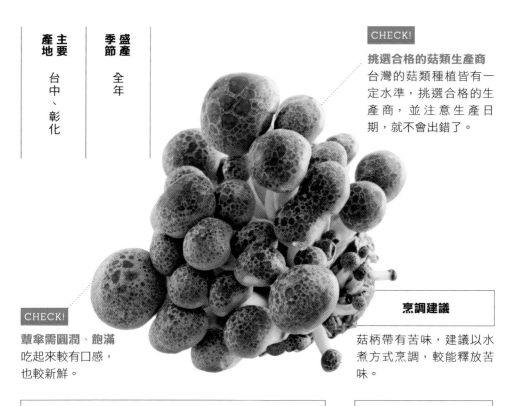

CHECK!

挑選合格的菇類生產商
台灣的菇類種植皆有一定水準，挑選合格的生產商，並注意生產日期，就不會出錯了。

CHECK!

蕈傘需圓潤、飽滿
吃起來較有口感，也較新鮮。

烹調建議

菇柄帶有苦味，建議以水煮方式烹調，較能釋放苦味。

常見切法

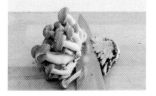

將根部全部切除。

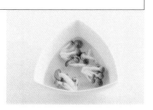

剝成合適大小，並泡水清洗。

保存方法

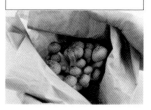

用紙袋將鴻禧菇包好後，放入冷藏，約可放一週。

White Beech Mushroom

美白菇
(雪白菇)

菇類

美白菇是現在流行的菇類品種之一，富含氨基酸、多醣體、膳食纖維。外型潔白晶亮，口感Q彈，吃來略帶甜味，無論熱炒或火鍋都很適合。

主要產地	盛產季節
台中、彰化	全年

CHECK!
整體看來需呈現透亮的色澤，略帶黃色是OK的
如果帶著淺淺的黃色也是正常現象，但若整體泛黃或有出水現象，就已經不新鮮了。

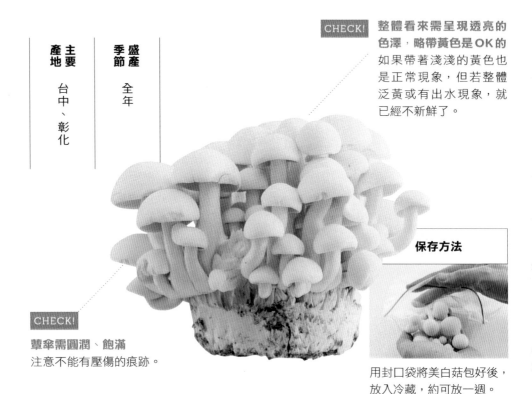

CHECK!
蕈傘需圓潤、飽滿
注意不能有壓傷的痕跡。

保存方法

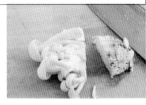

用封口袋將美白菇包好後，放入冷藏，約可放一週。

烹調建議

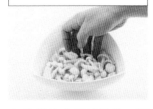

在流動的水下清洗後，即可快炒、煮火鍋或切碎做為餡料。

常見切法

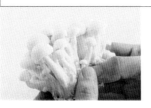

用手剝除所需大小與份量。

用刀切除底下介質。

Oyster Mushroom | 秀珍菇

菇類

口感細膩、味道清甜，是很常見的食用菇類。含多醣體、纖維、蛋白質及 B 群，可以增強抵抗力，和多數菇類一樣，有著高營養、低熱量的優點。秀珍菇的成長速度很快，有些時候會在蕈傘和蕈柄的交界處長出一絲絲的菌絲，這不會影響品質，只是儘速食用為宜。

產地 主要	季節 盛產
南投 台中、彰化、	全年

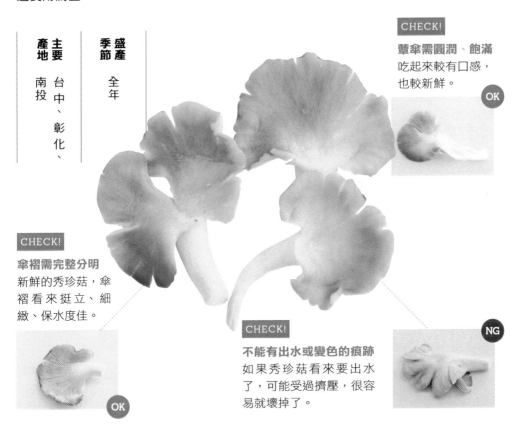

CHECK!
蕈傘需圓潤、飽滿
吃起來較有口感，也較新鮮。
OK

CHECK!
傘褶需完整分明
新鮮的秀珍菇，傘褶看來挺立、細緻、保水度佳。
OK

CHECK!
不能有出水或變色的痕跡
如果秀珍菇看來要出水了，可能受過擠壓，很容易就壞掉了。
NG

常見切法

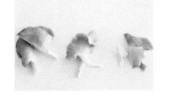

可對半切、切成小片或直接整朵使用，依照料理方式決定合適的大小。

保存方法

裝入封口袋再放入冷藏，建議需儘速食用並避開冰箱出風口。

Golden Oyster Mushroom

珊瑚菇

菇類

珊瑚菇也是香氣濃郁的菇類之一，吃來口感軟嫩，滋味鮮美。富含氨基酸、多醣體、纖維質與蛋白質，適合需要補充元氣的人食用。

主要產地	盛產季節
台中、彰化	全年

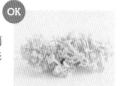

CHECK!

外型完整，沒有破碎或壓傷
珊瑚菇的蕈傘比較小，相形之下更容易有壓傷的狀況，購買或保存都需特別注意。

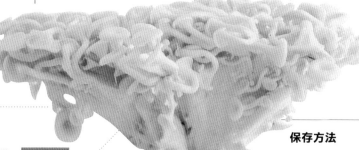

CHECK!

注意是否有合格標章
認明合格標章，是選購菇類時的好方法。

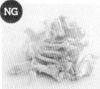

NG

CHECK!

蕈柄不能過黃或出水
除了蕈傘之外，其他部分應該是泛著淡淡的黃色，如果太黃或出水就是已經不新鮮了。

保存方法

用封口袋將珊瑚菇包好後，放入冷藏，約可放一週。特別要注意不要壓壞了，否則會縮短保鮮時間。

常見切法

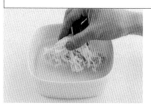

在流動水中略微漂洗。

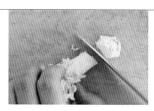

用手剝成合適大小之後，將根部切除。

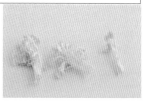

再依料理需求切成合適大小或直接使用。

Beech Mushroom | 精靈菇 | 菇類

瘦而長，看來有幾分靈氣的精靈菇，相對於其他菇類，滋味較清淡。口感方面，蕈傘滑潤，蕈柄的部分脆而爽口。外型秀麗，擺在鍋中或料理上，是很好的裝飾，就算久煮也不會失去口感。含有蛋白質、硒、礦物質、食物纖維，是兼具口感與營養的菇種。

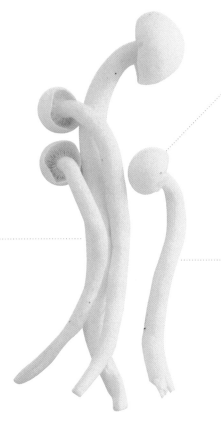

CHECK!

形體完整、端正
菇的外型看起來要完整、扎實。

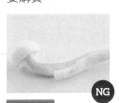

NG

CHECK!

不能有壓傷或者變黃、出水的現象
有這些現象就表示不新鮮了，建議不要購買。

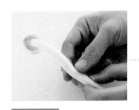

CHECK!

菇柄按起來需略帶彈性，不能過軟
要是按起來感覺很軟，或者一壓就變黃，那就是不新鮮，口感不佳。

NG

CHECK!

注意菇柄不能有斷裂的現象
這可能導因於運送或保存方式不佳，買回去很容易就壞掉了。

保存方法

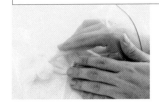

用封口袋將精靈菇包好後，放入冷藏，約可放一週。

主要產地	盛產季節
台中、彰化	全年

360

茶樹菇

Southern
Poplar
Mushroom

菇類

茶樹菇與柳松菇長得很相似，但色澤、氣味和口感則有所不同。茶樹菇香氣較明顯特殊，燉湯能增添湯頭的滋味，吃起來也更有嚼勁。含有蛋白質、氨基酸、B群、鈣、鐵等礦物元素。

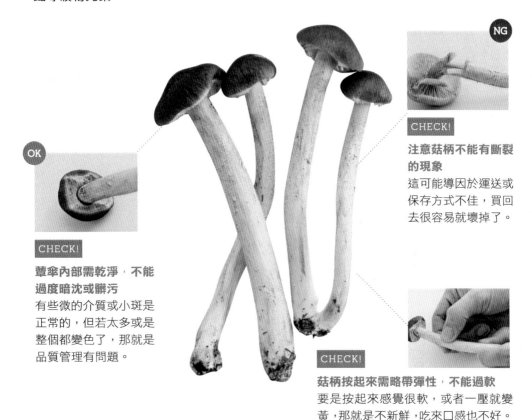

NG

CHECK!

注意菇柄不能有斷裂的現象
這可能導因於運送或保存方式不佳，買回去很容易就壞掉了。

OK

CHECK!

蕈傘內部需乾淨，不能過度暗沈或髒污
有些微的介質或小斑是正常的，但若太多或是整個都變色了，那就是品質管理有問題。

CHECK!

菇柄按起來需略帶彈性，不能過軟
要是按起來感覺很軟，或者一壓就變黃，那就是不新鮮，吃來口感也不好。

主要產地	盛產季節	保存方法
大溪	全年	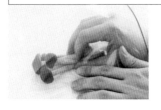 用封口袋將茶樹菇包好後，放入冷藏，約可放一週，小心不要壓傷了。

Lion's Mane Mushroom | 猴頭菇 | 菇類

猴頭菇富含蛋白質、多醣體以及多種氨基酸，口感軟嫩細滑，久煮也不會散開，市面上常見有新鮮與乾燥兩種，適合與各種珍貴食材一起煲湯，能充分吸收各色材料的好滋味。對於素食者來說，可做為高級肉類的替代品。

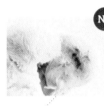

NG

CHECK!
觀察外型，以渾圓飽滿為宜
挑選時以個頭渾圓飽滿者為優，吃起來的口感會比較好。

CHECK!
蕈傘不能變黑
有變黑現象，代表猴頭菇已經變質了。

OK

CHECK!
蕈傘需介於白色至澄黃之間，同時需注意不能有壓傷的狀況
新鮮的猴頭菇應呈現淡淡的黃色。

常見切法	保存方法	主要產地	盛產季節

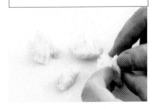

洗淨後，用手剝成所需大小，如此即可減少刀切時所可能產生的擠壓。

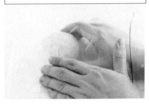

裝入封口袋或保鮮盒並放入冷藏。約可保存3至5天。

主要產地：宜蘭、嘉義、高雄、南投

盛產季節：全年；12—3月是盛產

Straw Mushroom

草菇

菇類

草菇的原產地在中國，因為生長在稻草上而得名。富含蛋白質、氨基酸、維生素B、C、醣類、鈣質等。濃郁的香氣、滑而脆的口感，再加上外型討喜可愛，使它成為宴席上或者是素食料理中常見的食材。不過草菇不耐久放，稍微過熱蕈傘就會張開，很容易就變質了，購買時須特別留意新鮮度。

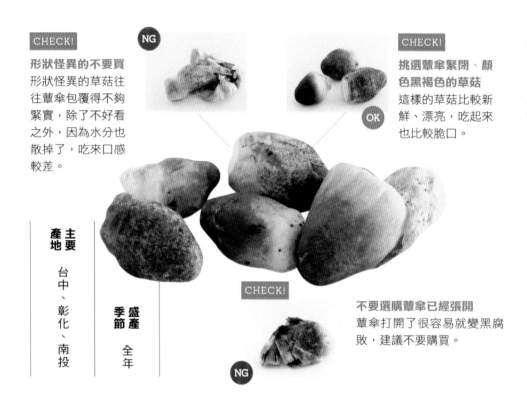

CHECK!

形狀怪異的不要買
形狀怪異的草菇往往蕈傘包覆得不夠緊實，除了不好看之外，因為水分也散掉了，吃來口感較差。

CHECK!

挑選蕈傘緊閉、顏色黑褐色的草菇
這樣的草菇比較新鮮、漂亮，吃起來也比較脆口。

主要產地 台中、彰化、南投

盛產季節 全年

CHECK!

不要選購蕈傘已經張開
蕈傘打開了很容易就變黑腐敗，建議不要購買。

常見切法

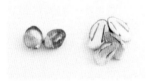

洗淨後，可依烹飪方式切半或整顆使用。

保存方法

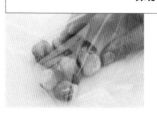

將草菇裝入袋中冷藏，1至2天內就要食用完畢。如果不得已要放2天以上，可以先汆燙後再冷凍，即可存放3至5天。

Button Mushroom | 蘑菇 | 菇類

蘑菇又稱為洋菇，外型圓潤可愛，含有豐富的氨基酸、蛋白質、維生素B、C、D，以及多醣體；再加上香氣濃郁，口感兼具滑嫩與厚實，適合各種烹飪方式，是相當受歡迎的菇類品種。

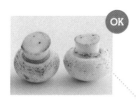
OK

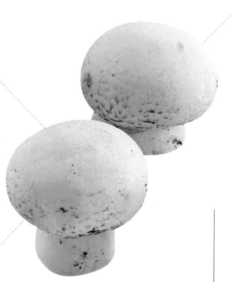

CHECK!
觀察根部，需平整不能有傷或裂痕
現在所買到的蘑菇多採人工摘種，品質一般都不會太差，如果根部感覺不平整或有受傷的狀況，最好不要購買。

CHECK!
外觀以米白色為宜
新鮮好吃的蘑菇，應該呈米白色，表面如果有瘀傷或變黃、變褐、出水，就是不新鮮了。

CHECK!
挑選蕈傘完整，包覆扎實的蘑菇
如果蕈傘太鬆散或有破碎、外傷的現象，蘑菇本身的香味容易散去，而且也已經不新鮮了。

主要產地	盛產季節
苗栗、台中、台南	全年

保存方法

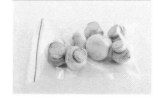

將蘑菇裝入袋中冷藏，並盡快食用。

常見切法

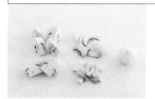

以沾濕的毛巾輕輕拭去沾附的培養土，即可切成各種形狀製作料理。

Let's Cook!

辣炒香料蘑菇

材料
蘑菇15顆、蒜頭2顆、小番茄4顆、乾辣椒10g、酸豆5g、黑橄欖4顆、橄欖油50cc

調味料
鹽巴2小匙、黑胡椒2小匙、迷迭香5g、檸檬汁5cc

作法
1 蘑菇擦拭乾淨後切半、蒜頭拍碎、小番茄切半、黑橄欖切厚片備用。
2 乾鍋內加入橄欖油，燒熱後放入蘑菇、蒜頭、迷迭香炒至金黃，轉小火再加入乾辣椒炒至辣味出現後，加入小番茄、黑橄欖、酸豆拌炒，並以鹽巴、黑胡椒、檸檬汁調味即可。

Let's Cook!

百菇養生鍋

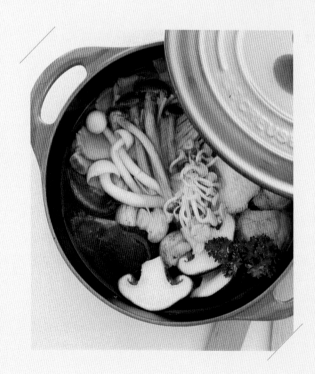

材料
高湯2000cc、乾香菇6朵、杏鮑菇2根、鮮香菇2朵、精靈菇6朵、蘑菇6朵、茶樹菇6朵、猴頭菇2顆、金針菇1/2把、珊瑚菇1/4把、小豆苗30g、番茄1顆

作法
1 高湯與乾香菇一起熬煮約30分鐘後，成為湯底備用。
2 所有菇類切成適當形狀放入高湯內一起燉煮，再依個人喜好加入番茄、小豆苗等喜歡的蔬菜煮成鍋物即可。

鮑魚菇

菇類

因肉質口感吃起來似鮑魚，因而得名，也稱平菇，且因為幼小時黝黑可愛，所以又有黑美人之稱。風味獨特、口感特殊，很受國人喜歡，素食店常善用其口感做成素排。內有豐富的蛋白質、多醣體、胺基酸與維生素，很適合成長中的孩子、孕婦與長輩們補充蛋白質使用。

OK
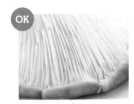

CHECK!

蕈傘完整有彈性
蕈傘內摺不要壓到，要呈現如照片般完整有彈性，口感與新鮮度都會比較好。

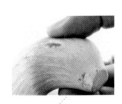

CHECK!

根部尖挺
新鮮度跟飽水度都較佳。

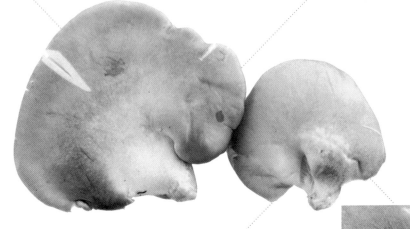

NG

主要產地	盛產季節
苗栗、台中、台南	全年

CHECK!

聞起來不要有異味
菇類放久容易有酸味或霉味，挑選時可用鼻子細聞，並選袋子乾燥不要有水氣的，代表保存較好。

CHECK!

蕈傘不要壓到
不新鮮或壓到的鮑魚菇，會呈現如照片般比較深的暗沉色，表示不新鮮，吃來容易有霉味或酸味。

前製及料理訣竅

常見切法

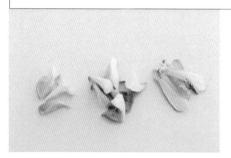 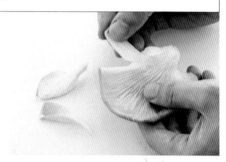

只要依料理與口感需求切成合適形狀即可。

也可輕輕的順著蕈傘用手剝開。

保存方法

保持乾燥，放入乾的塑膠袋內，冰入冰箱冷藏避免壓到，可放2-3天。

Let's Cook!

香蕈瘦肉粥

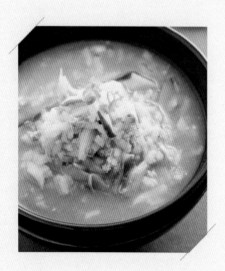

材料
白米30g、豬絞肉20g、舞菇30g、鮑魚菇30g、高湯600cc

調味料
素蠔油1湯匙、鹽巴1/2小匙、胡椒粉1/2小匙

作法
高湯與白米一起小火燉煮30分鐘（需注意攪拌，防止黏鍋，也可直接以高湯加白飯煮開），直至米飯熟透後，加入絞肉開蓋煮熟，再放入撕過的菌菇絲續煮，等待所有材料軟化後，加入調味料拌和，並撒上蔥花即可。

Maitake Mushroom | 舞菇

舞菇在日本稱為「舞茸」，是相當受歡迎的食材，從前多從國外進口，近年台灣也研發生產。具有獨特的香氣，無論快炒、煮湯、火鍋、油炸都適合。含豐富的維生素、礦物質與胺基酸，若買乾舞菇，可泡軟使用，坊間還有純淨栽培，料理前不需清洗的方便選擇。

CHECK!

不選根部透明樣
不新鮮的舞菇，放久後根部與蕈傘會呈半透明，此時即不建議購買。

OK

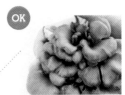

CHECK!

蕈傘完整
可觀察舞菇的外觀，蕈傘完整且看起來飽滿，表示較新鮮有水分，口感也會比較好。

NG

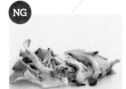

CHECK!

不要壓傷
菇類很容易壓傷，購買時可特別留意有無壓傷痕跡。若有被撕開或擠壓，建議當天食用完。

主要產地	盛產季節
台中	全年

常見切法	保存方法

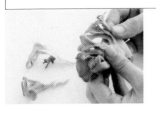

可輕輕的用手剝開，避免刀切時將舞菇壓傷。

用紙袋或封口袋將舞菇包好，放到冰箱冷藏，且要防止壓到，可放 4～5 天。

Hatakeshimeji Mushroom

美姬菇

菇類

近年在生鮮市場上很出色的蕈類，長度、大小都比鴻禧菇更具份量，久煮不爛且耐放，富含氨基酸，風味可與松本茸比擬，沒有菇腥味，纖維還是地瓜五倍，且價格平實，曾是眾多媽媽的搶購對象，無論乾煎、爐烤、油炸都十分得宜。

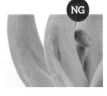

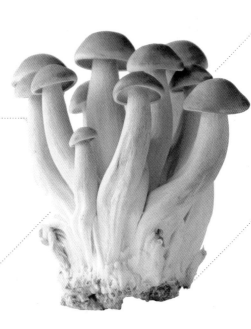

CHECK!

挑選菇傘硬挺
平滑細緻的絨毛，菇傘硬挺代表新鮮。

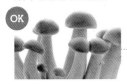

CHECK!

不要選到凍傷
存放溫度太低會造成凍傷。

CHECK!

莖部破損的挑掉
避免擠壓破損，影響風味。

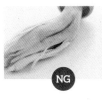

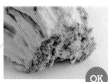

CHECK!

蒂頭應乾淨無雜質
蒂頭乾淨不含雜質為首選。

主要產地	盛產季節
屏東	全年

常見切法

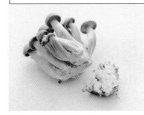

切掉蒂頭，輕輕撥開即可使用。

波特菇

菇類

碩大的波特菇，又稱龍葵菇或皇帝菇，是目前最大的耕種菇類，新鮮菇面會由白轉黃，再轉褐色，厚實組織且富含水分，巴掌大的體型，蛋白質與膳食纖維含量高，脂肪含量低，飽足感滿分，也被戲稱為素食牛排，香氣濃郁芬芳，但一定要留意挑選。

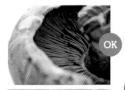

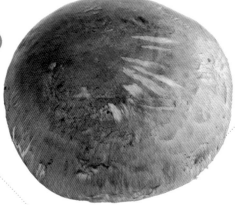

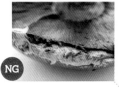

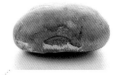

CHECK!

菇要厚實
渾厚圓潤的波特菇最適合挑選，乾煎、烤製都超美味。

CHECK!

整齊的菌傘為優
直挺的菌傘是新鮮的表徵，避免擠壓、潮濕、保存不良所造成的潰傷。

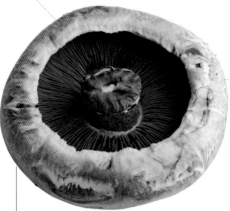

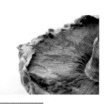

CHECK!

注意挑選不壓壞
絕對要避免波特菇菌傘壓壞、不完整，高量營養腐敗的臭味十分濃烈。

主要產地	盛產季節
進口居多	全年

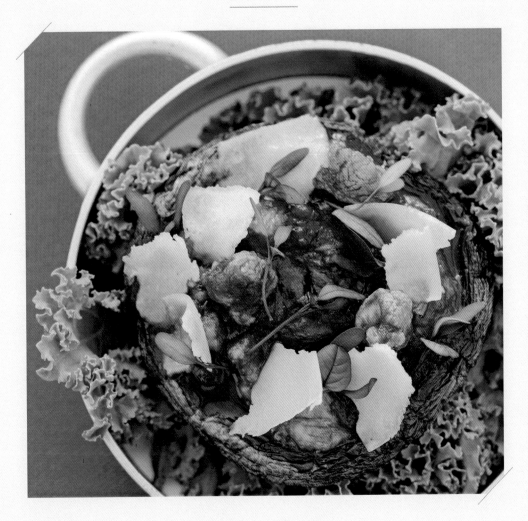

波特菇花園

材料
波特菇1朵、雞胸肉丁50g、洋蔥碎30g、
番茄丁1/2顆、番茄醬60g、高湯100cc、
帕瑪森起司削片適量、橄欖油適量

調味料
義式香料粉2g、鹽巴、胡椒適量

作法
1 波特菇以乾淨濕布將表面清潔後，淋上少許橄欖油、放入160度烤箱烤10分鐘。
2 起鍋加入洋蔥碎、番茄丁炒軟，再加入番茄醬、雞胸肉丁、高湯、調味料一起燒煮收汁，最後澆淋在烤好的波特菇上，再放上帕瑪森起司片即可。

松本茸

菇類

拿來與日本最貴香蕈「松茸」媲美的松本茸,據說難以栽培數量少,所以造就高價,雖仍不如真正松茸那樣的奇幻美味,但實屬高分蕈菇,含有豐富松茸醇,使松本茸的香氣勝過多數菇類,且粗壯厚實的身軀,也令口感驚豔。

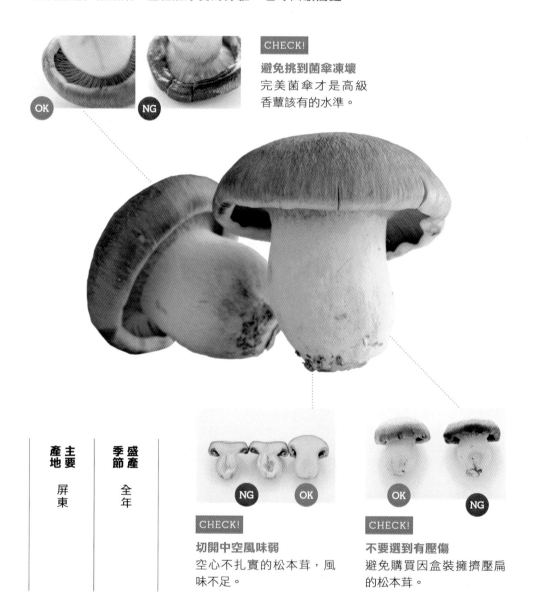

CHECK!
避免挑到菌傘凍壞
完美菌傘才是高級
香蕈該有的水準。

產地主要	季節盛產
屏東	全年

CHECK!
切開中空風味弱
空心不扎實的松本茸,風味不足。

CHECK!
不要選到有壓傷
避免購買因盒裝擁擠壓扁的松本茸。

前製及料理訣竅

常見切法

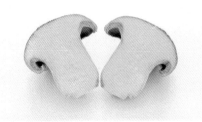

去除蒂頭切厚片即可,也可以整根小火慢烤享受原始風味。

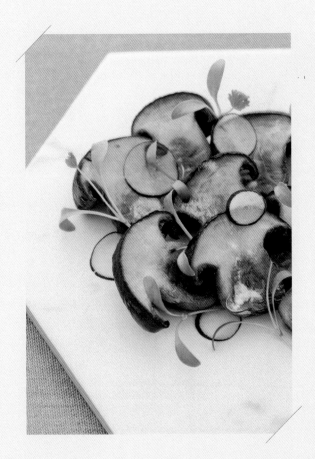

Let's Cook!

鹽烤松本茸

材料
松本茸8顆

調味料
香油、海鹽適量

作法
1 松茸不碰水,以乾淨濕布將表面清潔乾淨後切半。
2 放入無油平底鍋小火慢烤,每3分鐘翻一次面,反覆6-8次。
3 取出後在表面塗上香油,撒上海鹽即可。

Oyster Mushroom

黑蠔菇

菇類

細緻滑嫩別稱黑美人菇，是來自日本的新品種，充滿大地滋味且平價，菇帽帶點蛤蜊鮮甜，還帶點兒牛肉香氣，口感細膩紮實，且有菇菇好朋友的美稱，能夠征服許多不敢吃菇的朋友。

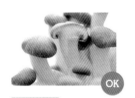

CHECK!

扎實且綿密
菇身扎實且綿密是選購新鮮菇類很重要的條件。

CHECK!

不要凍傷
過度存放會釋放水分，美味度下降。

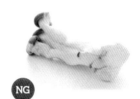

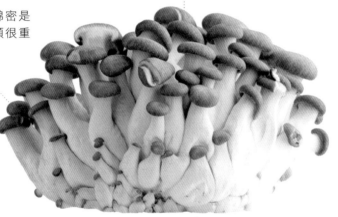

產地 主要	季節 盛產
雲林、屏東	全年

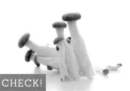

CHECK!

料理時剝開即可使用
以濕毛巾擦拭乾淨後即可料理，避免過度水分，不建議沖泡洗淨。

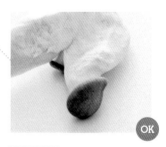

CHECK!

表面像雞肉絲
細緻的質地，就像滑嫩的雞胸肉。

霜降平菇

Pleurotus Ostreatus

菇類

傘頂面有著漂亮的霜降狀花紋而得其名，是日本平菇與西洋平菇的結合，容易烹調入味，肉質厚且多汁，富含多醣體與膳食纖維，很適合長輩與孩童食用。

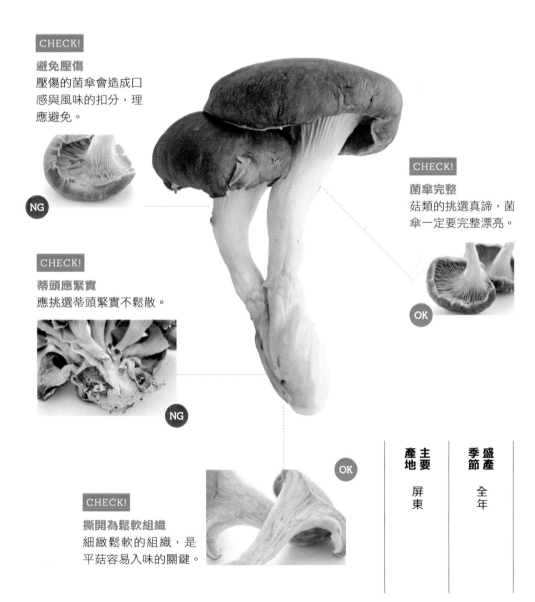

CHECK!

避免壓傷
壓傷的菌傘會造成口感與風味的扣分，理應避免。

NG

CHECK!

菌傘完整
菇類的挑選真諦，菌傘一定要完整漂亮。

OK

CHECK!

蒂頭應緊實
應挑選蒂頭緊實不鬆散。

NG

OK

CHECK!

撕開為鬆軟組織
細緻鬆軟的組織，是平菇容易入味的關鍵。

主要產地	盛產季節
屏東	全年

拼音索引

拼音索引

INDEX

拼音索引

餐桌上的蔬菜百科 2021暢銷增訂版

作者	潘瑋翔
攝影	王正毅
美術設計	黃祺芸
社長	張淑貞
總編輯	許貝羚
特約編輯	馮忠恬、魏汝蔚、夏君佩
行銷企劃	洪雅珊
特別感謝	兆豐蔬果行

發行人	何飛鵬
事業群總經理	李淑霞
出版	城邦文化事業股份有限公司　麥浩斯出版
地址	115 台北市南港區昆陽街 16 號 7 樓
電話	02-2500-7578
傳真	02-2500-1915
購書專線	0800-020-299

發行	英屬蓋曼群島商家庭傳媒股份有限公司城邦分公司
地址	115 台北市南港區昆陽街 16 號 5 樓
電話	02-2500-0888
讀者服務電話	0800-020-299（9:30AM-12:00PM；01:30PM-05:00PM）
讀者服務傳真	02-2517-0999
讀這服務信箱	csc@cite.com.tw
劃撥帳號	19833516
戶名	英屬蓋曼群島商家庭傳媒股份有限公司城邦分公司

香港發行	城邦〈香港〉出版集團有限公司
地址	香港灣仔駱克道193號東超商業中心1樓
電話	852-2508-6231
傳真	852-2578-9337
Email	hkcite@biznetvigator.com
馬新發行	城邦〈馬新〉出版集團Cite(M) Sdn Bhd
地址	41, Jalan Radin Anum, Bandar Baru Sri Petaling, 57000 Kuala Lumpur, Malaysia.
電話	603-9057-8822
傳真	603-9057-6622

製版印刷	凱林印刷事業股份有限公司
總經銷	聯合發行股份有限公司
地址	新北市新店區寶橋路235巷6弄6號2樓
電話	02-2917-8022
傳真	02-2915-6275

版次	二版 3 刷 2024 年 7 月
定價	新台幣 550 元 / 港幣 183 元

國家圖書館出版品預行編目（CIP）資料

餐桌上的蔬菜百科〔2021暢銷增訂版〕/ 潘
瑋翔著. -- 二版. -- 臺北市：城邦文化事業
股份有限公司麥浩斯出版：英屬蓋曼群島
商家庭傳媒股份有限公司城邦分公司發行,
2021.09
　面；　公分
ISBN 978-986-408-674-0(平裝)

1.食物 2.果菜類 3.食譜

411.3　　　　　　　　　　110005297